치료사례로 보는 역체요법
도수치료 방식

치료사례로 보는 역체요법 도수치료 방식

발행일	2019년 1월 10일

지은이	정 춘 광, 김 정 애		
펴낸이	손 형 국		
펴낸곳	(주)북랩		
편집인	선일영	편집	오경진, 권혁신, 최승현, 최예은, 김경무
디자인	이현수, 김민하, 한수희, 김윤주, 허지혜	제작	박기성, 황동현, 구성우, 정성배
마케팅	김회란, 박진관, 조하라		
출판등록	2004. 12. 1(제2012-000051호)		
주소	서울시 금천구 가산디지털 1로 168, 우림라이온스밸리 B동 B113, 114호		
홈페이지	www.book.co.kr		
전화번호	(02)2026-5777	팩스	(02)2026-5747

ISBN	979-11-6299-147-3 14510 (종이책)	979-11-6299-148-0 15510 (전자책)
	979-11-6299-144-2 14510 (세트)	

이 도서의 국립중앙도서관 출판예정도서목록(CIP)은 서지정보유통지원시스템 홈페이지(http://seoji.nl.go.kr)와
국가자료공동목록시스템(http://www.nl.go.kr/kolisnet)에서 이용하실 수 있습니다.
(CIP제어번호: CIP2019000471)

(주)북랩 성공출판의 파트너

북랩 홈페이지와 패밀리 사이트에서 다양한 출판 솔루션을 만나 보세요!

홈페이지 book.co.kr • **블로그** blog.naver.com/essaybook • **원고모집** book@book.co.kr

잘못된 습관은 뼈를 옮기고
잘못 옮겨간 뼈는 역체요법을 통해 제자리로!

몸의 교정 및 통증제거 요법

정춘광, 김정애 지음

치료사례로 보는 역체요법

도수치료 방식 下

북랩 **book** Lab

목차

Part 3.   대책과 자율교정

Part 1. 몸의 교정 규범 도수치료

Part 2.   역체요법이란 무엇인가

1. 목고개가 오른쪽으로 운동이 안 되고 목이 아플 때의 자율교정운동 요법 · 2. 변형된 신체의 질서(골격)를 역으로 바꾸어야 할 자세, 동작 및 사례 · 3. 생활구조와 신체의 움직임 · 4. 배를 깔고 엎드리는 자세에서의 무게중심변형 · 5. 일상생활에서 척추가 습관적인 자세에 들어가게 되는 경우 및 요추 5번이 전방 쪽으로 들어가는 자세 · 6. 역체요법을 통해 알 수 있는 신체의 변형 · 7. 역체요법 진단법 · 8. 요통과 허리디스크

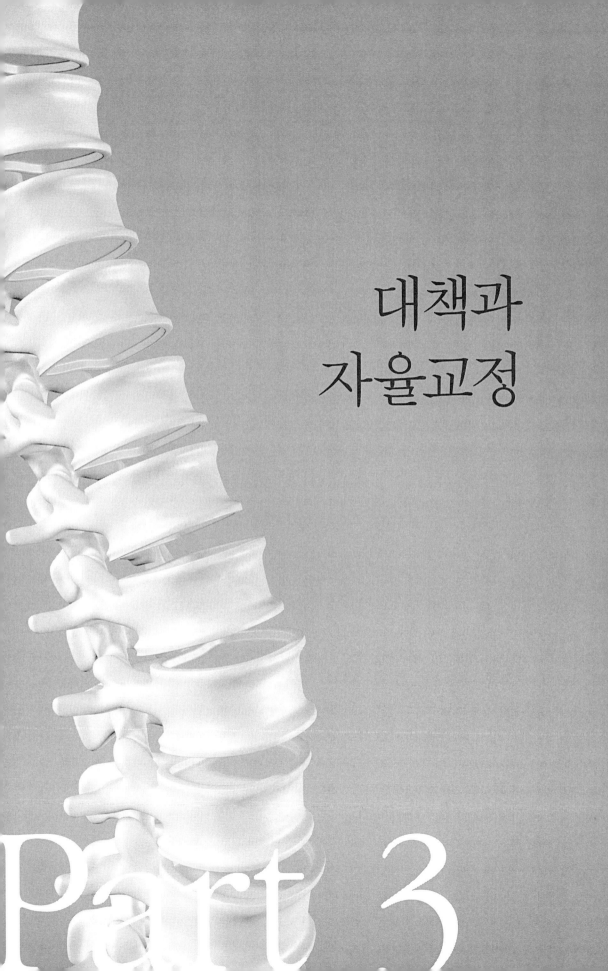

대책과
자율교정

Part 3

　　　　　　만약 내가 어제까지 아무런 이상이 없었는데 또 어제가 아니더라도 며칠 전까지 아무런 이상이 없었는데 오늘 이상하게 목을 수그리고 있는데 목이 무겁고 통증이 온다. 그리고 목고개를 쳐들거나 목고개를 뒤로 젖히니까 목이 뻣뻣하면서 고개를 뒤로 젖히는 운동이 거북살스럽고, 또 어깨선으로 통증이 뻗친다.

　위의 상황과 갑자기 내가 이러한 상황을 맞이했다. 그런데 어제, 그리고 아래부터 이러한 상황을 맞이했는데, 그렇다고, 어째 병원으로 쪼르러 달려가기는 그렇고 그냥 머뭇거리고 있다.

　이 상황이 어제 아래 일어났고, 그리고 목고개를 바르게 하고 있을 때는 별다른 통증이 없고 목고개를 수그려서 조금 있으면 통증이 나타나는 상황이다.

　이런 상황이라면, 어제 아래까지 목뼈의 후방관절이 인대, 신경, 근육을 밀고나올 만큼 물려져 나오지 않았다는 것이다. 그리고 설령 한두 달 전, 또는 그 보다 훨씬 전부터 증상이 시작이 되었다 치더라도 물러난 뼈가 제자리로 돌아갈 수 있는 운동을 해 주면 통증은 완화되고 꾸준히 운동을 해 주고 하면 통증에서 벗어날 수가 있다.

　만약 어제 아래부터 그랬다면 문제는 간단하다.

우선, 목고개를 수그리고 조금 있으면 통증이 온다는 것은 목뼈가 뒤로 튀어나온 현상이다.

목을 수그리면 목뼈가 뒤로 튀어나오는 움직임이 일어나는데, 목을 수그리고 있으면 통증이 온다는 것은 목뼈가 뒤로 튀어나올(휨) 때 통증이 오는 상황이 되는 것이다. 어쩌면, 이제 막 목뼈가 뒤로 탈골(길항력 벗어남)을 시작하려고 하는 순간일 수도 있고, 이미 목뼈(척추)가 뒤로 휘어 있어, 목고개를 수그리면 목뼈가 더 뒤로 튀어나오는 움직임이 일어나니까 통증이 나타난다고 볼 수도 있는 것이다.

만약 이런 상황(목고개를 수그리고 있으면 목뼈가 뒤로 튀어나올 때)이라면, 고개를 수그리면 목뼈가 뒤로 튀어나오기 때문에 그 반대로 목고개를 뒤로 몇 번 젖혀주면 된다. 우선 목고개를 뒤로 3~5회 젖혀서 통증의 변화를 확인해 보는 것이 좋다. 만약 목뼈가 뒤로 물려져 나와서 통증이 오는 상황이라면 목고개를 뒤로 몇 번 젖혀주면 통증이 가라앉는다. 그러니까, 목고개를 앞으로 수그려 있으면 통증이 오는, 즉 목뼈가 뒤로 물려져 나올 때 통증이 오는 것이므로 뒤로 물려져 나오는 뼈를 제자리로 돌아가게 하면 된다. 그것은, 목고개를 수그리고 있으면 목뼈가 뒤로 물려져 나오는 운동이 일어나지만 반대로 목고개를 뒤로 젖혀주면 목뼈가 앞(전방)으로 휘는 운동이 일어나므로, 이때 고개를 뒤로 젖혀주면 물려져 나오려고 하는 뼈가 안으로 들어가게 하는 동작에 의해서 뼈가 도로 제자리로 돌아가는 것이다. 그러면 물려져 나오므로 해서 통증이 오던 것이, 뼈가 제자리로 돌아가므로 해서 통증이 사라지게 되는 것이다.

운동은 가슴을 쭉 펴고 목고개를 뒤로 3~5회 정도 젖혀 본다. 만약 통증이 나타난 지 얼마 안 된 상황이라면, 목고개를 뒤로 젖혀주면 통증의 변화가 온다. 이렇게 통증이 줄어들어가는 것을 확인한 다음, 운동은 한 번 할 때 3~5회 정도 목고개를 뒤로 젖혀주는 운동을 하고, 하루에 2~3회 정도 해 본다. 그래서 통증이 없어지면 2~3일 정도 해 주고 그 다음에는 통증이 날 때마다 해준다.

만약 목이 아픈지가 오래되고 목고개를 뒤로 젖히면 어깨나 팔로 통증이 심하게 내려가는 사람은 며칠이 걸리더라도 꾸준히 운동을 해 본다. 상태가 심한 사람은 처음에는 목고개를 뒤로 젖히면 어깨, 팔뚝, 손가락까지 통증이나 서림이 내려가지만 꾸준히 목고개를 뒤로 젖혀주는 운동을 하루에 2~3회 정도 해 주면, 처음에는 목고개도 뒤로 잘 안 넘어가고, 통증이 손가락까지 뻗치던 것이 차차 목고개를 뒤로 젖히는 운동장애도 덜 오고, 어깨로 팔로 뻗치던 신경장애나 저림의 강도가 약해진다.

만약 이렇게 운동을 해서 통증이 조금이라도 나아지는 느낌이 있으면 낮을 때까지 끝까지 밀고 가야 한다. 중간에 그만 두면 안 된다. 운동방향이 맞으면, 처음 며칠간은 전혀 반응이 없는 경우도 있지만은 계속 하고 있으면 점차적으로 조금씩 변화의 느낌이 온다. 그러면 확신을 갖고 계속 운동을 밀고 나가면 통증이 줄어들게 되고, 통증이 많이 완화되면 운동 회수를 하루에 한번 정도만 한다든지 하고, 더 통증이 없어지면 통증이 나타날 때마다 운동을 해 주는 것이 좋다.

만약에 다 낮은데도 계속 뒤로 젖혀주는 운동을 하면, 역 현상이 올 수 있다. 즉 뒤로 튀어나왔던 뼈가 전만으로 휠 수도 있다는 것이다. 그러므로 통증이 없어지면 매일 할 필요는 없고, 간혹 통증이 나타날 때마다 운동을 해 주어 버리면 더 이상 뒤로 튀어나오지는 않는다. 통증이 나타날 때마다 운동을 하는 것은 뼈가 뒤로 물러져 나오려고 할 때마다 도로 집어넣는 경우가 되므로 뼈는 항상 제자리에 있게 된다.

1. 자율교정

목고개를 약간 수그리고 목의 아픈 부위를 손으로 만져보면 통증이 있는 부위를 찾을 수도 있고, 또 손으로 만져보면 아프면서 유달리 돌출한 부위가 있을 수 있다. 단, 목뼈의 제일 하부(경추 7번)는 원래 많이 돌출해 있는 부분이므로, 이 뼈의 바로 위 뼈부터 위로 더듬어서 심하게 돌출한 뼈가 있는지 찾아보는 것이 좋다. 그리고 목뼈의 3번은 월래 앞(전방)으로 제일 많이 들어간 만곡을 가지고 있는 위치이므로, 목뼈가 후방으로 잘 튀어나오는 부분은 목뼈의 5, 6번이 잘 튀어나오고 또 머리를 떠받치고 있는 목뼈의 환추(경추 1, 2)가 뒤(후방)로 잘 돌출한다.

목고개를 수그리고 일을 하고 있을 때 후두골 바로 밑이나 목과 두개골이 접하고 있는 부위의 중앙이나 중앙에서 시작해서 좌측이나 우측의 귀 밑으로 돌아서 통증이 나타나면, 목뼈의 1, 2번이 돌출했다고 판단하면 된다. 그리고 이 부분이 심하게 돌출을 하면 후두골쪽으로도 통증이 뻗쳐올라 갈 수도 있다. 그리고 이 부분의 뼈가 어느쪽으로 틀어졌느냐에 따라서, 틀어진 방향쪽으로 통증이 나타나고, 틀어진 방향쪽의 측두에 두통이 나타날 수가 있고 뼈가 뒤로 많이 돌출을 하면 앞이마나 목뼈가 틀어진쪽의 이마에 통증이 나타날 수 있고 또 정수리부위 통증이 나타나는 경우도 있다.

목뼈 1, 2번 부위의 위치는 침구경혈의 아문혈(瘂門穴)이고 목뼈 1, 2번이 뒤로 튀어나와서 통증이 오고 또 튀어나오면서 왼쪽이나 오른쪽 중 어느 한쪽으로 틀어지면, 아문혈과 천주(天柱), 풍지(風池), 천용, 풍부 등의 위치에 통증이 나타날 수가 있다.

이 부분이 뒤로 돌출을 한 후방전위가 되면, 이 부분에 손을 되고 목고개를 수그리면 뼈가 심하게 튀어나옴을 확인할 수가 있다.

그리고 이 부분의 뼈가 튀어나와서 통증이 오면 목고개를 뒤로 젖히면 이 부분의 뼈가 맞닿는 느낌과 고개를 뒤로 젖힐 때 통증이 나타나고 또 통증이 아픈 쪽 옆으로 돌아서 뻗치기도 한다. 그러니까 경추 1, 2번이 뒤로 튀어나와서 목에 통증이 오게 되는 경우는 목고개를 뒤로 젖히면 이 부분에 운동제한(목고개를 뒤로 젖힐 때 잘 안 넘어가는 현상)이 오고 동시에 뼈가 맞닿는 느낌이나 통증이 아픈 쪽으로 뻗쳐 돌아가는 느낌이 온다는 것이다. 그리고 물어뜯는 듯한 통증이 간간히 나타나고 또 꼭꼭 아리는 통증이 나타날 수도 있다. 그리고 기분 나쁜 듯한, 뭐라고 딱히 표현을 할 수 없는 그런 느낌이 나타나기도 한다.

지금까지 설명한 부분은 경추 1, 2(환추)가 뒤로 튀어나왔을 때 나타나는 현상을 설명을 한 것이다.

또, 목뼈가 후방으로 잘 튀어나오는 부위는 경추 4, 5, 6, 7번 부위가 뒤로 잘 튀어나온다. 이 부분도 목에 손을 대고 목고개를 수그려 보면 돌출한 부분은 도드라져 있는 것을 확인할 수가 있다. 단, 경추 7번은 원래 많이 도드라져 있는 부위이므로 이것을 참고삼아서 판별을 해야 한다. 경추하부의 후방전위가 잘 되는 부위는 경추 4, 5, 6번 부위가 뒤로 잘 튀어나온다.

이 부분의 목뼈가 뒤로 튀어나오면, 목고개를 수그리고 있으면 목고개가 무거운 현상이 생기고, 또 목고개를 뒤로 젖히면 목뼈가 맞닿는 느낌과 목고개를 뒤로 젖히는 운동이 잘 안 될 수가 있고, 목고개를 뒤로 젖히면 목에서 어깨 쪽으로 통증이나 신경이 뻗치는 느낌이 나타날 수가 있다. 그리고 목뼈 4, 5, 6번 중에서 뒤(후)로 튀어나와서 통증이 오게 되면 견갑골과 척추사이에 통증이 나타날 수가 있고 증상이 심해지면 어깨가 심하게 아리고, 팔뚝, 손가락까지 통증, 저림, 마비가 내려가기도 한다. 증상이 심할 때는, 앞에서도 설명을 했지만 어깨나 팔뚝이 떨어져 나가는 것 같은 통증을 경험 하게 되고 숟가락질 도 못하고 밤에 잠을 한숨도 못자는 고통을 경험할 수도 있다.

이렇게 목뼈가 뒤(후방)로 틀어지고 또 어느 한쪽으로 틀어져 한쪽면으로 통증이 나타나는 경우가 대 부분이다. 그리고 통증이 나타나는 쪽이 척추가 틀어진 쪽이 된다. 척추신경장애는 척추가 틀어진쪽으로 나타난다.

목뼈의 틀어진 방향이 앞에서 설명한대로 뒤로 튀어나오는 경우도 있고 또 그 반대인 앞(전방)으로 함몰되는 경우도 있다. 목뼈가 함몰되면, 목뼈의 1, 2번 부위 같은 경우 손을 대 보면 뼈가 함몰되어 있는 상태를 확인할 수가 있다. 손을 대 보면 지나치게, 뼈가 거의 촉지(觸指)가 안 될 정도로 깊이 파묻혀 있는것을 볼 수 있다. 뼈가 이렇게 함몰되면, 목고개를 수그릴 때 주로 운동장애가 오는데, 목고개를 수그리면 이상이 있는 그 부위나 목의 옆선(목줄기)으로 내려가면서 땅기는 현상이 나타나기도 한다. 그리고 잠을 자고 일어난 아침에 더 목이 뻣뻣하면서 굳어지는 현상이 나타나기도 하고 통증도 금방 잠을 깨고 일어난 아침이 더 많이 나타나기도 한다. 그리고 일어나서 이리저리 좀 움직이고 나면 목이 좀 부드러워지는 현상이 나타나기도 한다. 그리고 목의 하부에서 앞(전방)으로 휘면 쇄골이 앞으로 튀어나오기도 하고 통증이 앞가슴이나 겨드랑이 쪽으로 돌아서 나타나기도 한다.

그리고 경추가 전방으로 전위가 되면, 후방으로 전위가 된 것처럼 격심한 통증이 나타나는 경우보다는 팔이나 손의 저림이나 전기현상이 많이 나타난다. 그리고 누워 있을 때는 통증이 안 나타나는 경우도 있고, 또 그 반대현상도 있다. 그러나 목뼈가 후방으로 전위가 되면 누워 있어도 통증의 변화는 없고 증상이 심하게 되면 안절부절 못하게 격심하게 통증이 오는 경우가 많다. 이런 부분에 대해서는 앞에서도 계속적으로 설명을 해오고 있으므로 이 책을 잘 정독을 해야 한다. 그리고 반복해서 설명을 하는 부분이 많은데, 그것은 책을 펼쳤을 때 느낌이 가는 부분이 쉽게 나올 수 있도록, 중요하다고 생각되는 부분은 반복해서 언급을 하고 있다. 그래서 우연히 책을 펼쳤을 때 느낌을 받고, 깊은 관심을 갖고 책을 읽게 하기 위해서였다.

2. 경추후방전위 자율교정

목고개를 수그려서 조금만 책을 보고 있었도 목의 윗부분 후두골 밑에가 아프고 때로는 꼭꼭 쑤시기도 하고 또 때로는 뜨끔뜨끔 물어뜯는다. 그런데 또 목이 아파서 목고개를 치켜들면 괜찮아진다. 손을 뒷목의 후두골 밑 목뼈에 대 보면 목뼈의 돌기가 툭 붉거져 나와 있다. 그리고 이런 현상이 생긴 지가 불과 며칠 안 되었다. 그전에는 아무 이상이 없었다.

목고개를 수그려서 책을 보고 있다든지 또 목고개를 수그려서 조그만 일을 하고 있으면 목고개가 찝찝해서 손으로 자주 만지게 된다. 그랬더니 두개골밑 목뼈의 제일 윗부분에 목뼈가 유달리 툭 불거져 나와 있는 것이다. 그리고 그 뼈의 주변이, 목고개를 수그리고 있으면 무언가 모르게 찝찝하고, 뭐라 딱히 표현을 할 수 없는 그런 기분 나쁜 느낌이 드는 것이다. 그런데, 목고개를 수그리고 있으면 그러하지만, 봉증이 와서 목고개를 치켜세우면 또 견딜 만하고 통증이 가신다.

이런 상황이고, 또 목고개를 수그리지 않으면 통증을 못 느낄 때가 많다. 그러니, 이런 상황에서 일일이 병원에만 갈 수도 없고, 고개만 수그리고 있으면 통증이 오는 상황이고, 목을 바르게 하고 있으면 통증이 없으니 병이라고 생각하기도 그렇고, 그렇다고 목고개를 반듯하게 세우고만 살 수 없는 것이고,

내가 이런 상황이라면, 부연하면 이 상황은 분명 목뼈 1, 2번이 합쳐진 환추가 목고개를 수그리면 뒤로 빠져나와 생기는 현상이다. 그리고 이런 상황은 목고개를 약간 수그리고 그 부위를 만져보면 목뼈(경추)가 유달리 튀어나와 마치 조약돌처럼 만져진다.

이런 상태라면 스스로 해 볼 만 한 방법이 있다.

그런데, 여기서 환자 본인이 분명히 인식을 해야 할 부분이 있다. 그것은, 환자가 목뼈가 튀어나와 내가 그러한 통증이 오는 구나! 하고 분명하게 인식을 해야 하는 것이다. 그래야만, 스스로 자율운동을 하든지 또는 튀어나온 뼈를 밀어 넣는 자율교정을 하든지 해 볼 확신이 생길 수가 있는 것이다. 이러한 상황을 인식을 못하면, 환자 본인이 내가 어떤 상황에 놓여서 지금 이 같은 통증이 오는지를 알 수 없기 때문이다.

이 인식방법에서, 첫째로, 환자인 내가 한 번 깊이 생각을 해 볼 수 있는 것은, 내가 목고개를 바로 세우고 있을 때는 통증을 못 느끼거나 또는 통증을 덜 느끼는 상태에 있다는 것이다.

그럼, '목고개를 곧게 세우고 있을 때는 통증이 없는데 왜 목고개를 수그리고 책을 보고 있으면 통증이 나타는 것일까? 하는 것, 이 상태라면, 즉 이렇게 나타나는 증상이라면 목고개를 수그리지 않으면 병이 아니라는 것과 목고개만 수그리지만 않으면 통증을 못 느끼는, 어느 한 현상을 생각을 해 볼 수 있다는 것이다.

즉, 생각을 해 볼 수 있다는 것이, 왜 목고개를 수그리고 조금 있으면 목에 통증이 나타나느냐 하는 것이다.

목고개를 수그리는 것, 이때 생각을 해야 하는 것이 이 현상을 나타나게 하는 핵심

인데, 이것이 무엇인가 하면, 한 번 더 언급을 하려면 바로 목고개를 수그리는 것이다. 그리고 목고개를 수그릴 때 이 현상을 초래하는 것이다.

　목고개를 곧게 세우고 있다가 목고개를 수그리는 것, 이 핵심에 목에 통증을 나타나게 하는 현상이 있고, 이것을 환자 본인이 인식을 해야 할 가장 중요한 부분이 되는 것이다. 그리고 그 핵심에는 목고개를 곧게 하고 있다가, 목고개를 수그리는 것은 목의 자세 변화라는, 목고개를 곧게 세우고 있을 때와 목고개를 수그릴 때의 신체(목뼈)의 자세 변화를 인식하는 것, 이것이 가장 중요한 핵심이 되고, 자세 변화를 인식하고, 자세가 변할 때 신체(목뼈)는 어떻게 변화는지 이것을 인식해야 스스로 어떻게 자세를 취하고 운동을 해야 할지 알 수 있는 것이다.

　그런데, 어쩌면 왠간하면 누구든지 이 부분은 인식을 할 수 있는 부분이다.

　목고개를 곧게 세우고 있다가 목고개를 수그리면, 목뼈(척추)는 어떤 움직임이 일어나는 지, 즉 신체(목)를 수그리면 목의 자세가 어떻게 된다는 것, 이것은 누구나 다 알 수 있는 일이다. 목고개를 앞으로 수그리면 목은 뒤로 휘고, 목이 휘면서 목 속의 척추는 어떻게 움직이는지,

　그렇다. 목고개를 수그리면 목 속의 척추(목뼈)는 뒤로 물러나는 운동이 일어난다. 이것이 목에 통증이 나타나는 환자 본인이 인식을 해야 하는 것이다.

　그러니까, 목고개를 곧게 세우고 있을 때는 목에 통증이 없는데 목고개를 수그리고 조금 있으면 목에 통증이 나타나는 것이다. 그럼 이것은 무엇을 의미 하는 것이냐? 즉, 이러한 것이다. 목고개를 수그리면 목뼈(경추)는 뒤로 물러나는(휘는) 운동이 일어나는데, 이때, 즉 목뼈가 뒤로 휠 때 통증이 나타나는 것이 되는 셈이다. 실제, 본인이 목에다 손을 대고 목고개를 수그리면 목뼈가 뒤로 튀어나오는 것을 알 수 있는 것이고,

　그러나 누구나 다 목고개를 수그리면 목뼈는 뒤로 물러나는 운동이 일어난다. 그러나 모든 사람이 목고개를 수그린다고 해서 목에 통증이 오는 것은 아니다.

　목에 통증이 지금 왔거나 또는 어제부터 왔거나, 아니면 오랜 전부터 와서 목의 통증

이 만성이 되었거나, 통증이 오는 사람은, 목뼈 7마디가 서로 후방돌기의 정렬 상태를 유지하는 관절(화) 상태를 유지 못하는 상태에 있기 때문에 통증이 온다는 것이다.

뼈는 서로 잇대는 관절이 있고, 이 잇대는 관절화 상태를 유지하면서 운동의 범위를 확보하고 있는 것이다. 뼈가 관절화 상태를 유지하지 못하고 탈골하면 통증을 일으키고 증상이 오래되면 신경장애를 일으켜 통증, 마비, 저림 현상을 초래하게 되는 것이다.

뼈의 관절을 잇대어서 서로 정렬 상태를 유지 시켜주는 것이 길항력이라고 한다. 그런데 통증이 오는 사람은 이 길항력을 벗어났다고 보면 된다.

이 길항력 역할을 하는 힘줄, 인대, 근육이 뼈의 길항력 역할을 하고, 특히 신체가 굴신이나 배굴을 할 때 뼈를 제자리로 돌아오게 하는 것이 힘줄이다. 힘줄이 관절을 잡고 있어, 뼈가 제자리를 벗어나려고 하면 당겨서 제자리로 돌려놓는 역할을 한다.

그러면, 목고개를 수그렸다 목고개를 세우면, 힘줄이 뼈를 제자리로 돌려놓는데 왜 통증이 오느냐하면, 힘줄이 무력해져서 그런 것이다. 그리고 그 힘줄을 무력하게 만드는 것이 자세나 동작, 충격이라는 변수가 있는 것이다.

목고개를 수그리고 있으면 목에 통증이 온다. 이것은 뼈가 서로 잇대어 관절화를 유지하고 있는 관절화 상태를 벗어난 것이다. 즉 뼈가 탈골(휨)을 한 것이다. 즉 힘줄이 제 역할을 못하게 된 상태인 것이다. 그리고 힘줄이 제 역할을 못하게 되는 이유는, 충격도 있겠지만, 오랫동안 어떤 자세를 편중해서 할 때 힘줄은 뼈를 당기다가 또 당기다가, 나중에는 뼈를 놓게 된다. 즉 힘줄이 무력해진 것이다. 그렇게 되면 뼈는 굽게 된다.

목고개를 수그리고 한참 동안 있으면, 목뼈는 뒤로 물러나는 움직임이 시작된다. 그리고 한참 있으면, 뼈가 제자리를 벗어나는 탈골 상태로 간다. 이때, 목이 무겁거나 통증이 오기 시작하는 것이다.

힘줄이 더 무력해진 사람은 목고개를 수그려서 제5분을 못 넘기는 사람도 있다. 이런 사람들은 이미 뼈가 정렬 상태를 많이 벗어난 사람이다.

처음, 목뼈가 정렬 상태(관절화)를 벗어나기 시작하는 사람은 어제까지 멀쩡했는데, 오늘 자고 나니까 목이 안 돌아간다든지, 또 어제까지 아무렇지도 않았는데 오늘부터 갑자기 목고개를 수그려서 책을 좀 읽고 있으니까 목이 무겁고 통증이 오기 시작하는 사람이다. 이런 사람들은 즉시 허리를 펴고, 가슴을 펴서 목고개를 뒤로 몇 번 젖혀주는 운동을 하면 깨끗하게 통증이 없어진다. 목을 뒤로 젖혀 줄 때는 가슴(흉곽)까지 휘게 뒤로 젖혀주어야 한다. 그리고 이 설명은 목뼈(경추)가 뒤(후방)를 튀어나오는 것을 설명하는 것이다.

목뼈가 이렇게 뒤(후방)로 튀어나오면, 처음에는 목고개를 수그려서 조금 있으면 목이 무겁거나 통증이 오고, 그래서 목고개를 치켜들면 목이 뻣뻣하고, 뒤로 젖히는 운동이 잘 안 되는 현상이오다가, 상태가 좀 심해지면 목고개를 뒤로 젖히면 목뼈가 서로 맞닿는 느낌과 목고개를 뒤로 젖힐 때 어깨선으로 통증이나 신경이 뻗치는 경험을 한다.

목고개를 뒤로 젖힐 때 어깨선으로 통증이 뻗치는 현상이 나타나게 되는 것은 목뼈의 하부, 경추 4, 5, 6, 7, 흉추 1, 2 등이 후방으로 돌출하면, 목고개를 뒤로 젖힐 때 어깨선으로 통증이 뻗치는 현상이 나타난다. 그리고 상태가 심해져 경추 4, 5, 6, 7 등 중 어느 한 두 마디가 후방으로 심하게 휘어(탈구) 급성이 되면, 어깨, 팔뚝, 팔꿈치. 그리고 주행신경을 따라서 손목이나 손가락까지 통증이 내려가고, 특히 목뼈의 하부가 후방으로 탈골되어 급성으로 통증이 오게 되면 어깨나 팔이 떨어져 나가는 것 같은 격심한 통증을 겪게 되는 예가 있다. 그리고 견갑골과 척추 사이에 통증이 수반하는 경우도 많고, 그리고 이렇게 통증이 격심하게 오면 한 자리에서 가만히 있지를 못한다. 이리저리 안절부절 못하는 것이다.

앞에서도 말했지만 이렇게 격심하게 통증이 오는 경우는 경추 하부가 뒤(후방)로 휘었을 때 나타난다.

그리고 이런 사람들은 대개 특정한 자세를 취한 사람들 중에 많이 나타나는 것을 볼 수 있다.

그리고 이렇게 뼈가 후방으로 튀어나왔을 때는 격심하게 통증이 오는 것과 달리 뼈가 앞(전방)으로 휘었을 때는 격심하게 통증이 오는 경우는 드문 편이다.

그리고 뼈가 뒤(후방)로 튀어나온 것을 확증할 때는, 내가 목뼈를 뒤로 튀어나오게 하는 자세나 운동, 충격 등이 있었는지 정황들을 추적을 해야 한다.

앞에서도 설명을 했지만, 책을 많이 봐 왔다든지, 또는 직업상으로 목고개를 수그려서 한 일을 오랫동안 했다든지, 그리고 앞에서 설명한 목뼈가 뒤로 튀어나오면 나타나는 통증 상태(목고개를 수그려서 좀 있으면 통증이 나타나는 예), 그리고 목고개를 뒤로 젖힐 때 운동장애가오고, 그런데 목고개를 앞으로 수그리는 순간에는 목고개 잘 안 수그려진다든지, 또는 목고개를 수그리면 목줄기가 당기고, 목이 뻣뻣하다든지, 이런 상태가 없는 것. 목을 수그리는 순간에 통증이 오거나 운동장애가 오면 목뼈가 앞(전방)으로 휘었을 때 나타나는 현상이기 때문이다.

그럼, 오늘 막 통증이 나타나기 시작했거나 또는 며칠, 또는 더 오래되어 이미 만성이 되어서도 후방전위 현상의 자율운동이나 자율교정은 똑같이 한다. 다만, 통증이 나타난지가 그리 오래 되지 않은 사람은 빨리 통증이 제거 되고, 만약 오래 되어 만성이 되었더라도, 이 방법을 하면 더 악화되는 것을 막고 또 꾸준히 하면 통증도 많이 제거 된다.

3. 자율교정방법

우선 왼손이든 오른손이든 집게손가락이나 중지, 또는 두 손가락을 합쳐서 힘을 쓰도 좋다. 이 들 손가락으로 목뼈의 차돌처럼 불거져 나온 돌기에 손가락을 대고 목고개를 뒤로 젖히면서 목뼈에 댄 손가락으로 지긋하게 밀어 넣어본다.

실제, 목뼈가 뒤로 많이 튀어나와 있으면 들떠 있던 뼈가 밀려들어가는 느낌이 든다.

들떠 있던 뼈가 밀려들어갈 때는 뼈가 휘면서 밀려들어가든지, 튀어나와 있던 뼈가 약간씩 밀려들어가는 느낌이 손에 느껴진다. 그런 밀려들어가는 느낌 상태로 3~5회 손가락에 힘을 쓰서 밀어 넣어본다. 그리고 통증의 반응을 본다. 이때, 튀어나왔던 뼈가 좀 들어갔다는 느낌이 들고 그 부위가 시원한 느낌이 들고 통증이 좀 가라앉는 느낌이 든다.

이렇게 튀어나왔던 뼈를 밀어 넣어 더니 시원한 느낌과 통증이 가라앉는 효과가 나타났다면 그 상태로 통증이 사라질 때까지 한다. 즉 목고개를 수그리고 있어도 통증이 안 나타날 때까지 그 방법을 해 보는 것이다.

처음에는 하루에 2~3회 정도 그 방법으로 뼈를 밀어 넣고, 통증이 많이 줄어들거나 통증이 사라지면 통증이 나타날 때마다 뼈를 밀어 넣어준다.

이렇게 해서 뼈가 제자리로 들어가고 통증도 자주 안 나타나면 얼마간의 시간이 지나면 뼈가 제자리를 잡아 목고개를 수그리고 일을 해도 통증이 안 나타나게 된다. 만약 통증이 안 나타나다 통증이 나타나면 통증이 나타날 때마다 그 방법으로 뼈를 밀어 넣어주면 된다.

자율교정이지만, 스스로 그렇게 해서 통증을 제거할 수만 있다면, 목고개를 수그려서 책을 읽던 또 목고개를 수그려서 컴퓨터나, 직업적으로 목고개를 수그려서 일을 하는 사람이면 아주 요긴한 방법이 될 수 있다.

그런데, 여기서 중요하게 인식을 해야 할 부분은, 목뼈가 뒤로 튀어나와서 그렇다는 것을 스스로 알고 또 인식을 할 수 있어야 하는 것이다.

목고개만 수그리고 있으면 목에 통증이 와 목고개를 수그리고 있을 수가 없는데, 이 상황을 목뼈가 뒤로 튀어나와서 그렇게 된다는 것을 알기가 쉽지는 않다. 그리고 목뼈가 튀어나왔다는 것을 스스로 판별하기도 쉽지는 않다.

그러므로 목고개를 수그리고 있으면 목고개가 아픈 것이 목뼈가 튀어나와서 그렇다는 것을 확신을 가지기 위해서는 여러 정황들을 거쳐야 확실하게 내가 목뼈가 뒤로 튀어나와서 그렇구나 하고 인식을 하게 되고, 그렇게 확신을 가지면 지금 설명하는 방법으로 뼈를 밀어 넣는 자율교정을 하면 된다.

뼈가 튀어나와서 그렇다는 것을 확신을 가지기에는 여러 정황들이 소개되어야 한다. 그 중, 앞에서 설명한 뼈를 밀어 넣으니까 통증이 가라앉고 그 부위가 시원해지는 느낌이 하나의 정황이 된다. 그리고 그 다음으로 목뼈가 뒤로 튀어나오게 만든 자신의 일들을 생각해내어야 하고, 그리고 운동 상태와 촉진(觸診), 손으로 만져보니까 아픈 부위의 목뼈가 유달리 툭 튀어나왔다는 것을 느껴야 한다. 뼈가 튀어나왔는지 찾는 것은 아픈 부위를 손으로 만져보면 되는 것이고,

뼈가 튀어나오게 된 자세가 있었는가는 목고개를 많이 수그린 일이 있는지를 생각을 해 봐야 한다. 즉 책을 많이 봤다든지, 직업적으로 목고개를 수그리고 한 일을 오랫동안 했다든지, 또는 지금도 하고 있다든지, 그리고 운동 상태는 앞에서 설명한, 목뼈가 후방으로 전위되면 나타나는 운동 상태를 참작하면 된다.

운동 상태는, 목뼈가 뒤로 튀어나오면, 목고개를 수그려서 책을 '한참' 읽고 있으면 목이 무거워 온다든지, 기타 컴퓨터 등 목고개를 수그려서 좀 있으면 목고개가 무겁거나 통증이 와서 목고개를 들면 '뻣뻣하면'서, 목고개를 들 때 불편하고, 목고개를 뒤로 젖히는 운동이 잘 안 되는 현상이 온다. 그리고 상태가 좀 심하면, 목고개를 뒤로 젖힐 때 목뼈가 서로 맞닿는 느낌과 더 뒤로 젖혀보면 '어깨 쪽'으로 신경선이나 통증이 뻗쳐가는 현상이 나타난다.

主意: 목뼈가 뒤(후방)로 전위가 되면 목고개를 뒤로 젖힐 때 운동장애가 오고, 또 어

깨선으로 통증이 내려간다고 했는데 간혹, 목뼈가 앞(전방)으로 휘어도 목고개를 뒤로 젖힐 때 통증을 수반하는 경우가 있다.

그런데, 확실하게 후방으로 전위가 된 상태는 목고개를 앞으로 수그릴 때는 아무런 이상이 없고, 뒤로 젖힐 때만, 목고개를 뒤로 젖히면 뒤로 넘기가 힘들고 통증이 수반 하는 경우이다.

그리고 확실하게 목뼈가 전방으로 전위가 되면, 목고개를 앞으로 수그릴 때 목의 옆선이나 목의 줄기가 당긴다든지 한다. 그리고 목고개를 수그릴 때 목이 뻣뻣하면서 수그리는 운동이 잘 안 되고 통증을 수반 한다. 그리고 또 한 가지 특징은, 아침에 잠을 자고 일어나면 목이 더 뻣뻣하고 통증이 더 심한 경우가 있다. 목뼈가 전방전위가 되었다고 다 아침에 잠을 자고 일어났을 때가 더 심한 것은 아니지만, 목뼈가 전방으로 전위 된 사람들의 대부분은 밤새 잠을 자고 일어난 아침이 증상이 더 심하고 목고개가 더 뻣뻣하면서 운동장애가 더 심해지는 현상이 있다. 그리고 일어나서 한 참 몸을 움직이고 나면 목이 부드러워지는 특징이 있다.

그리고 또 한 가지, 목고개를 앞으로 수그려도 아프고, 목고개를 뒤로 젖혀도 아픈 사람도 있는데, 이러한 경우는 대개가 목뼈가 전방으로 전위되었을 때 일어나는 현상이다. 목뼈가 전방으로 전위된 사람이 목고개를 뒤로 젖힐 때 나타나는 통증은 마치 바늘로 찌르는 듯한 통증을 경험한다. 즉 목뼈가 전방으로 전위된 사람이 목고개를 뒤로 젖힐 때 나타나는 통증은 가시(뼈의 날카로운 극)가 찌르는 듯한, 뼈가 맞닿는 느낌이 든다.

그러나 목뼈의 전위 상태의 판별에서, 전방전위 상태를 판별할 때 주안점을 주고 판별할 것은, 일단 목고개를 앞(전방)으로 수그릴 때의 운동 상태에 주안점을 둬야 한다. 그리고 목고개를 뒤로 젖힐 때 나타나는 통증은 제쳐두고, 그 사람이 목뼈가 전방으로 되게 되었던 여러 요인들을 찾아내야 한다.

그런 요인들 중에는 차를 타고 가다 뒤에서 받은 일이 있는지, 베개를 지나치게 낮게 베고 자는 자세를 오랫동안 해 왔는지 또는 목침 같은 것을 사용 목뼈의 전방만곡 상태를 더 심화시키게 된 상황이 있는지, 엎드려서 노트북 같은 것을 하면서 목고개를 치켜든 자세를 많이 했는지, 컴퓨터를 할 때 의자를 지나치게 낮게 해 가지고 화면을 위로 보는 자세를 오랫동안 해 왔는지, 직업적으로 목고개가 뒤로 꺾어질 수 있는 자세인 천장을 쳐다보고 일을 하는 도배공 또는 천장에 택스를 붙이는 일을 하는 목공들처럼 높은 곳을 목고개를 꺾어서 쳐다보는 일을 한 일 등. 환자로부터 이러한 자세를 찾아내어, 목뼈가 앞(전방)으로 휠 수 있는 자세를 찾아내어야 한다.

그리고 또 한 가지, 환자를 반듯하게 눕게 해서 시술자가 환자의 목고개를 들어본다. 환자의 목의 상위 후두부분을 잡고 들어보면 목이 뻣뻣하면서 목고개 잘 들리지 않는다. 즉 반듯하게 누워 있는 환자의 목의 상위부분을 드는 것은, 목고개를 수그리는 자세와 같은 운동이 된다. 즉 목고개가 전방으로 전위가 되면 목고개를 앞으로 수그리는 운동이 잘 안 되는 것과 같은 이치인 것이다.

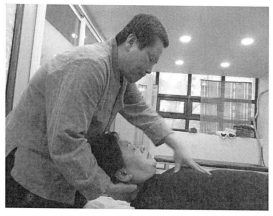

목을 드는 요령. 오른손으로 환자의 뒷목을 잡고 왼손 엄지손가락을 가슴의 흉골 위치에 대고 왼손으로 환자의 몸을 고정하고 오른손으로 뒷목을 들어 올려 본다. 또 다른 방법으로 시술자가 두손으로 환자의 뒷목을 잡고 목을 지긋하게 들어 올려 환자의 목의 경화硬化(유연성) 상태를 확인한다.

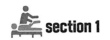

목뼈(경추)의 하부 후방전위 자율교정

목뼈의 하부라 하면, 목과 어깨의 가로선이 같은 부분을 말한다. 이 부분이 목뼈 7번이고 그 위가 6, 5번이 된다. 이 부분의 뼈가 뒤(후방)로 튀어나왔을 때 자율교정방법을 알아보자.

1. 증상

먼저, 내가 책, 컴퓨터, 작업현장 등에서 목을 수그리는 동작을 하고 있는데 목의 하부가 무겁고 통증이 오기 시작한다.

목뼈의 후방전위(뼈가 뒤로 튀어나오는 것)의 특징은 목고개를 수그려서 좀 있으면 목이 무겁거나 통증이 오고, 그래서 목고개를 뒤로 젖히려고 하면, 목이 뻣뻣하면서 목고개를 뒤로 젖히는 동작이 잘 안 될 수가 있다. 그리고 어떤 경우는 목고개를 뒤로 젖히려고 하면, 목뼈의 하부 이상이 있는 부분이 서로 맞닿는 느낌이 들기도 한다. 그리고 또 어깨선으로 통증이나 신성이 뻗치는 느낌이 드는 예도 있다.

만약 내가 목고개를 수그려서 책을 읽고 있는데 이런 현상이 나타나면, 그리고 이런 현상이 나타난 지도 며칠 안 되었고, 그리고 실성 이런 현상이 나타난 지가 오래 되어서도, 여기서 제시하는 운동이나 요법을 한 번 해 보시기 바란다.

만약에 앞에서 설명한대로, 나의 목뼈가 후방으로 전위가 되어서 통증이 오기 시작한다면 그렇게 하면 자율적으로 통증을 잡을 수도 있고, 또 목뼈가 계속 뒤로 튀어나오는 것을 예방할 수 있다.

그리고 목고개를 수그리고 있으니까 통증이 오듯이, 전에는 통증이 없었다. 요사이 통증이 나타나기 시작했거나 그렇지 않더라도 처음에는 목에 그런 통증이 없었다. 언제부터인가, 목고개를 수그리고 있으면 통증이 나타난 것이다.

목고개를 수그릴 때의 상태는, 목을 세우고 있을 때는 목뼈(경추)가 곧게 돼 있는 상태로 보고, 목고개를 수그릴 때는 목뼈가 뒤로 휘(튀어나옴)는 상태가 된다. 즉 목고개를 수그릴 때 목뼈는 뒤로 휘는 운동이 일어난다.

이때, 통증이 나타난다는 것은 목뼈의 후방돌기의 정렬 상태가 어긋나면(凹凸 현상)서 통증이 오게 되는 것이다. 즉 척추의 후방돌기의 관절화가 어긋나면서 통증이 오게 되는 것이다. 그리고 척추의 후방 돌기의 정렬 상태가 어긋나는 변형 현상은, 척추마디가 뒤(후방)로도 튀어나고, 또 앞(전방)으로도 휨(함몰)이 될 수도 있다.

일단, 여기서 설명하는 것은 목뼈(경추)의 하부 7, 6, 5 등이 뒤로 튀어나왔을 때의 운동법이나 또 스스로 튀어나온 뼈를 밀어 넣는 교정법을 설명하는 것이다.

그, 목뼈의 후방전위(뒤로 튀어나옴) 현상이 목고개를 수그려서 한참 동안 있으면 목덜미가 무겁거나 불편, 통증이 등이 와서 목고개를 들어주어야 하는 현상을 말한다.

2. 방법

우선, 지금 내가 목고개를 수그려서 책을 읽거나 목고개를 수그려서 한참 있는데 목이 무겁거나 통증이 나타나면, 고개를 들어서 목고개를 뒤로 지긋하게 젖혀준다.

목고개를 뒤로 젖힐 때는 상체를 펴고 가슴까지 활짝 펴서 등뼈까지 휘도록 뒤로 젖혀주는, 운동을 하는 것이 좋다.

운동은, 목고개를 뒤로 젖혀 목뼈가 서로 맞닿는 느낌이나 또 목고개를 뒤로 휘어서, 목뼈가 앞으로 휘어들어가는 느낌이 올 정도로 목고개를 뒤로 젖혀, 거기서 목고개를 뒤로 젖혀 휜다.

우선, 그런 식으로 3~4회 정도 목고개를 뒤로 젖혀서 휘어준다. 그리고 목고개를 수그려 본다. 이때, 목고개를 수그리고 있으면, 통증이 나타나는 시간이 조금 전 보다 오래가는지 관찰을 한다. 설령 조금 전 하고 갔더라도, 다시 한 번 더 목고개를 뒤로 젖혀주는 운동을 해 본다.

목고개를 수그려서 있으면 통증이 오는 현상이 그저께부터 왔든지 아니면 오래 되었더라도 목뼈가 뒤로 튀어나온 현상일 때는 목고개를 뒤로 젖혀주는 운동을 해 본다.

한 번, 두 번, 또 하루, 이틀, 운동을 해서 효과가 없더라도 며칠 하면서 관찰을 한다. 운동을 하고 나서 조금이라도, 목고개를 수그려 있는 것이 편하거나 또는 목고개를 수그려서 있으면 나타나는 통증이 다른 때보다 오래 있다가 나타나는지 등 목의 통증이 변화가 있는지 잘 관찰해 본다.

만약 통증이 줄어든다면 운동을 규칙을 정해서 한다.

운동은, 하루에 오전, 오후로 두 번 정도 하고 한 번 운동을 할 때 3~5회 정도 해준다. 증상이 심한 사람은 1회 정도 더 해 주는 것도 좋다. 그리고 계속 책을 보거나 고개를 수그리고 일을 하는 사람이 고개를 수그리고 있을 때마다 통증이 나타나면, 통증이 나타날 때마다 목고개를 뒤로 젖혀주는 운동을 한다.

그렇게 운동을 시작하고부터 처음에는 목고개를 수그리고 있으면 금방 통증이 나타나곤 했던 것이 나중에는 통증이 덜해지면, 운동회수를 하루에 두 번 정도 규칙을 정해서 하고, 통증이 많이 없어지고 통증이 안 나타나면, 통증이 나타날 때 그때마다 해 주면 된다.

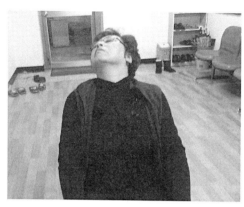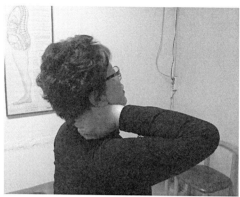

목뼈가 튀어나온 부분에 엄지손가락이나, 손가락으로 누르면서 목고개를 뒤로 젖혀주는 운동을 하면서 목이 중심이 잡힌 상태에서 운동을 하므로 안정되게 운동을 할 수 있다.

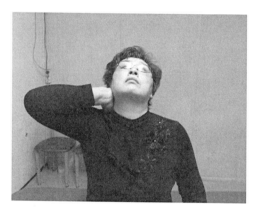

목을 뒤로 젖혀주는 운동을 할 때 가슴을 짝 펴고 목의 하부부터 등까지 뒤로 휘어주는 운동이 되게 하는 것이 효과적이다.

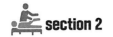

section 2
경추 후방전위 및 우측전위 자율교정

1. 증상

목뼈(경추)은 변형은, 전방으로 전위가 되고 후방으로도 전위가 되지만, 또 좌우 측면으로도 휜다.

대개 목이 아프면 목뼈 1, 2(환추)부위든 또 목뼈의 하부 4, 5, 6, 7번 부위 등 목의 가운데에만 통증이 나타나는 것은 아니고, 우측이든 좌측이든 어느 한쪽으로 통증이 온다. 즉 목뼈의 변형으로 목뼈가 있는 중심부위에도 통증이 오지만, 목뼈의 변형으로 인하여 오른쪽 어깨나 오른쪽 팔 등 오른쪽으로 통증이 오기도 하고, 왼쪽 어깨, 왼쪽 팔, 손가락 등으로 통증이나 저림, 마비가 온다는 것이다.

만약 목뼈의 변형으로 인하여 어느 한쪽 어깨나 팔로 통증이 오는 측방으로 휘는 변형이 왔다면, 운동 시 측방으로도 운동을 해야 한다는 것이다. 만약 목뼈가 뒤로 튀어나왔는데 오른쪽으로도 통증이 온다면, 이 현상은 목뼈의 후방전위와 우측전위가 되는 것이다.

만약 이러한 상황이라면, 목뼈가 오른쪽으로 휜 부분에 대한 운동을 먼저 하고, 그다음 후방으로 휜 부분에 대한 운동을 해야 한다는 것이다. 그리고 척추(요추 및 경추)는 대부분 척추가 앞이나 뒤로 전위가 되면서 오른쪽이나 왼쪽으로 틀어지는 측방전위가 된다. 그러니까 목뼈 든 허리뼈 든 척추가 앞(전방전위)으로 전위가 되든지 또는 뒤(후방)로 전위가 되면 오른쪽이나 왼쪽 등 어느 한쪽으로 통증이 온다는 것이다. 그리고 많은 사람들이 그렇게 통증을 겪었거나 겪고 있다.

가끔, 허리 같은 경우 척추변형으로 인하여 한쪽 다리를 오래 앓다가 보면 통증이 반대쪽 다리로 넘어가는 현상을 보기도 하지만, 원인은 처음 통증이 왔던 쪽으로 척추가 휘었다는 것이다. 그러므로 운동을 하든, 교정을 하든 그 기준은 처음 통증이 시작된 쪽부터 뼈의 휨을 판단하고 교정을 해야 한다.

2. 방법

만약 목뼈가 뒤로 튀어나오고 오른쪽으로 휘어서 오른쪽으로 통증이 온다면, 뼈가 오른쪽으로 휜 것부터 왼쪽으로 보내는 운동을 먼저 하고, 그 다음 뒤로 튀어나온 부분에 대해서 운동을 해야 하는 것이다. 경추나 요추가 오른쪽이나 왼쪽으로 휜 것을 판단하는 것은, 척추변형으로 오는 신경장애는 척추가 휜 쪽으로 오므로, 오른쪽이든 왼쪽이든 아픈 쪽이 척추가 휜 쪽이 되는 것이다. 그러므로 목의 오른쪽으로 통증이 오거나 오른쪽 어깨나 팔 등으로 통증이 온다면, 척추가 오른쪽으로 틀어졌다고 판단하면 되는 것이다.

그리고 목뼈의 자율운동은 목뼈 상위 부위 경추 1, 2(환추)나 하위 부위 경추 4, 5, 6, 7번 부위 등 운동은 같은 방식으로 한다.

운동에 앞서, 부연 설명할 것은 앞에서도 계속 설명하고 있지만, 목고개를 '수그리면' 목뼈는 뒤로 휘는 운동이 일어난다. 그러면, 책을 많이 봐왔다든지 또는 목고개를 수그려서 하는 일을 오랫동안 해서 목뼈가 뒤로 튀어나와서 통증에 이르는 상황이 되었다면, 목고개를 뒤로 젖혀주는 운동을 하면 된다. 이 부분은 앞에서도 계속 해서 설명을 한 부분이고,

그러면, 옆으로 휜 것은 어떻게 운동을 할 것인가.

척추가 옆으로 휜 것을 판단하는 것은 허리든 목이든 통증이 나타나는 쪽이 휜 쪽

이라고 설명을 했다.

　그러면 목뼈가 오른쪽이든 왼쪽이든 옆으로 휘는 것은 왜 일까? 이것부터 알고 측면
운동을 하기로 하자.

　먼저, 요추나 경추가 측면으로 휘게 되는 여러 경우들을 앞부분에서 계속 설명을 해
왔으므로 여기서는 목뼈(경추)가 옆으로 휘게 되는 이유를 설명을 하고 교정운동에 들
어가도록 하겠다.

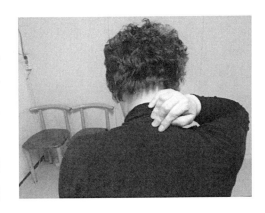

　앞부분에서 목고개를 수그리면 목뼈
는 뒤로 튀어나오는 운동이 일어난다고
설명을 했다. 그것은 누구나 목에 손을
대고 목고개를 수그리면 목뼈가 뒤로 튀
어나오는 것을 알 수 있다.

　그러면, 목뼈가 옆으로 휘게 되는 이
유를 몇 가지 설명을 해 보겠다. 목뼈의
좌우의 옆 라인이 휘는 것은, 운동역학하고 밀접한 관계가 있다.

　여기서 말하는 운동역학이라는 것은 앞에서 설명한, 목고개를 수그리면 목뼈는 반
대로 뒤로 휘는 운동이 일어나는 것을 말하는 것이다. 물론 목뼈가 휜다는 것은 목뼈
전체가 휜다는 것은 아니고, 병증이 되는 목뼈의 한두 마디가 후방이나 전방으로 튀어
나오는 것을 말한다. 목뼈가 뒤로 튀어나올 때는 목고개를 수그릴 때이고, 목뼈가 앞
으로 함몰되는 상황은 목고개를 뒤로 젖히는 운동이 일어날 때 목뼈가 앞(전방)으로 휘
게 되는 것이다. 그리고 목뼈가 앞으로 휘게 되는 자세는, 목고개가 뒤로 젖혀지는 상
태를 맞이할 때 일어날 수 있는 일이고, 목뼈가 앞으로 휘는 자세 중 몇 가지 설명을
한다면, 차를 타고 가다가 뒤에서 차가들이 받을 때 목고개가 뒤로 꺾어지는 충격을
받을 수가 있고, 또는 직업적인 자세로 인하여 목고개를 자주 뒤로 젖히는 동작이 일
어날 때 목뼈는 앞으로 휠 수 있다. 그리고 베게를 지나치게 낮게 베, 목고개가 뒤로
꺾여 턱이 들리는 자세로 잠을 자는 자세를 오랫동안 해 왔다면 그것도 목고개가 뒤

로 꺾어져 목뼈가 전방으로 휘는 원인이 될 수 있다. 그리고 목의 전만만곡에다 베개나 나무목침 같은 것을 딱 맞아 들어가게 베개사용을 오랫동안 해 와도 목뼈가 전방으로 힐 수가 있다. 또 엎드려서 노트북을 볼 때 모니터를 위로 치 본다든지, 의자에 앉아서 컴퓨터를 할 때 의자 높이가 너무 낮게 하면 모니터를 위로 치보게 돼 그것도 목뼈가 전만으로 전위가 되게 하는 요인이 될 수 있다. 또 도배공이나 목공 등 천장을 쳐다보고 일을 하는 자세를 가지는 사람이나, 고개를 위로 쳐다보고 일을 해야 하는 상황을 오래가지면 목뼈가 전만으로 휘는 자세가 될 수 있다.

목뼈가 앞(전방) 과 뒤(후방)로 뼈가 탈골 되는 설명은 이쯤하고, 그러면 목뼈가 옆(측방)으로 휘게 하는 자세는 무엇이 있느냐? 에 대해서 설명을 하도록 하겠다.

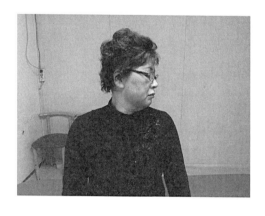

앞에서 목고개를 수그리면 목뼈가 뒤로 휘는 운동이 일어나고 목고개를 뒤로 젖히면 목뼈가 앞(전방)으로 함몰되는 움직임이 일어난다고 했다.

여기서, 목고개를 앞으로 수그리고 뒤로 젖힐 때 목뼈의 움직임이 일어나듯이 목고개를 옆으로 돌아볼 때도 목뼈의 움직임이 일어난다.

이 부분도 목뼈에 손을 대고 목고개를 오른쪽으로 돌아보든지 왼쪽으로 돌아보면 목뼈의 움직이는 것을 손으로 촉지 할 수가 있다.

만약 시선을 왼쪽으로 돌아보면 목의 근육들 흉쇄유돌근, 넓은목근, 등세모근 등이 시선을 따라서 역으로 회전을 한다. 즉 시선을 왼쪽으로 쳐다보면 아시다시피 턱이 왼쪽으로 돌아가는데, 이때 목을 세우고 있는 목의 뒤 근육들은 턱이 움직이는 반대 방향으로 돌아간다.

TV를 볼 때 오른쪽으로 비켜 앉아서 보면 턱이 왼쪽으로 돌아가게 되고 그러면 목뼈는 오른쪽으로 옮겨가는 운동이 일어난다.

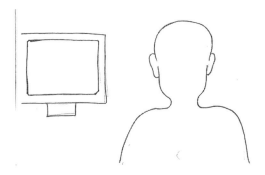

정수리 부분이 왼쪽으로 기울어지면 목이 오른쪽으로 배가 불러지는(휘는)상태가 되고 그렇게 되면 목뼈가 오른쪽으로 물러나는 움직임이 일어난다.

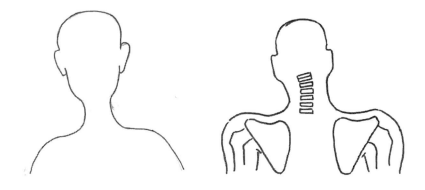

특히 목 뒤의 근육들이 턱이 옆으로 돌아갈 때 뼈를 움직이게 하는데, 턱이 왼쪽으로 돌아가면 목뒤의 근육들은 오른쪽으로 비틀리는 회전이 일어나고, 이때 뼈를 달고 가는 움식임이 일이난다. 그러니까 시선을 왼쪽으로 쳐다보는 목의 움직임이 일어나면 목뒤의 근육들은 오른쪽으로 비틀리는 역방향이 일어나 목뼈를 오른쪽으로 움직이게 한다는 것이다.

즉, 목고개를 왼쪽으로 돌아다보면 목뼈(경추)는 오른쪽으로 물러나는 움직임이 일어난다는 것이다.

그러므로, 어떤 상황으로 인하여 목의 자세가 어느 한쪽으로 편중되게 시선이 돌아가면, 이때 목의 근육들이 뼈를 움직이게 해 목뼈가 어느 한쪽으로 비틀릴 수가 있다는 것이다. 그리고 이런 상태에서 뼈가 비틀리게 되는 상태가 목뼈의 옆 라인이 휘(부정렬)는 상태를 맞이한다는 것이다.

이렇게 목뼈의 옆 라인이 휘게 하는 상태는, 앞에서 설명한 시선을 어느 한쪽 방향으로 자주 보는 편중되는 자세가 있고, 또 목뼈의 후방돌기의 정렬 상태에서, 머리의 정수리를 어느 한쪽으로만 기울이는 습관을 가질 때도, 이 상태가 오랫동안 지속되면 정수리를 기울이는 반대로 목뼈의 옆 라인이 휘는 변형을 초래 할 수 있다.

즉 정수리를 오른쪽으로 기울이는 습관을 가지고 있으면 목뼈는 왼쪽으로 휘는 변형이 올 수 있다는 것이다.

사람은 대개 앉아서 있거나 서서 누구와 이야기를 하던, 신문을 읽던 목고개를 곧게 세우고 있는 것이 아니고, 대부분의 사람들은 머리꼭대기(정수리)가 어느 한쪽으로 약간 기울이는 상태의 자세를 취하는 것을 볼 수 있다. 이 기울이는 습관은 어느 한쪽으로만 넘어가고, 이런 습관은 평생 가지고 있는 것을 볼 수 있다.

TV에 나와 앉아서 대담하는 사람을 봐도 흔히 이러한 경우를 볼 수 있다.

직업적으로는 은행창구에서 일하는 사람들이 이러한 자세를 많이 가질 수 있는 요소가 될 수 있다.

모니터를 옆에 두고 창구 앞의 손님과 대화를 하고 수시로 옆의 모니터를 쳐다본다든지, 또 컴퓨터 모니터를 약간 비켜 앉아 손님을 맞이하고 모니터를 쳐다보는 자세를 취하면, 시선을 옆으로 보게 되고, 이러한 자세가 오랫동안 반복되면 목뼈의 옆 라인에 부정렬(不正例)을 초래 할 수가 있다는 것이다.

즉, 목뼈의 옆 라인의 부정렬이라는 것은, 목뼈의 옆이 휘어서 배가 부르다는 것을 말하는 것이다.

척추의 옆 라인, 즉 척추의 측면이 잘 휘는 부분은 목과 허리 부위인데 이곳은 뼈가 홀로 서 있기 때문에 어느 한쪽으로 편중되는 자세가 지속적으로 들어가면, 추체의 한두 마디가 옆으로 튀어나오기도 하고, 이 부분의 척추 전체가 어느 한쪽측면으로 휘는 경우도 생길 수가 있다.

이렇게 척추가 측면이 휘면, 목의 경우 목고개를 옆으로 돌아보기가 힘 드는 경우가 생긴다. 즉 목뼈의 측면이 휘면 휜 쪽으로 목고개를 돌아보면 목고개가 잘 안 돌아가는 운동장애가 온다. 그러니까 목뼈가 휜 쪽으로 시선을 돌아다보려고 하면 목고개가 안 돌아가 몸이 따라서 돌아가야 하는 상황이 생긴다는 것이다.

허리(요추)부위의 경우는 측면으로 뼈의 한 두 마디가 튀어나오면 그쪽의 허리를 따라서 하지로 통증이 방산되는 것은 물론이고, 요추 하부 4, 5번 부위가 옆으로 튀어나오면 신체가 옆으로 휘는 현상이 올 수 있다. 즉 요추 4, 5번 부위가 오른쪽이나 왼쪽으로 측면이 휘(탈골)는 현상이 생기면 골반이나 휜 쪽의 허리가 옆으로 튀어나오는 현상이 생기기도 한다.

특히 요추 5번이 측면으로 쏠리면 쏠리는 쪽의 장골을 압박하여 장골을 박으로 밀어내는 상태를 일으키기도 한다. 예를 들어서 요추 5번이 전방이나 후방으로 전위가 되면서 어느 한쪽으로 쏠리게 되면 쏠리는 쪽으로 장골을 밀어내어 장골(골반)이 옆으로 튀어나오는 현상이 올 수 있다. 즉 골반이 옆이 튀어나와 신체전체로 보면 골반이 옆으로 툭 튀어나오는 현상이 생기기도 한다.

우리는 어느 날 잠을 자고 잃어나는데 갑자기 목이 옆으로 안 돌아가는 경험을 한 사람이 있고 또 어느 날 순간적으로 목고개가 옆으로 안 돌아가는 운동장애를 경험하기도 한다.

그러나 이러한 것이 어느 날 갑자기 잃어났다고 해도, 목고개를 오른쪽으로 져나보려고 하면, 목이 아프고 목고개가 안 돌아가서 몸이 따라서 돌아야 하는 상황이 생기는 것은, 목이 안 돌아가는 것은 순간직으로 그렇게 느껴지지만 그러한 상태를 맞이하게 되기까지는, 이러한 상태가 되는 여러 가지 정황들이 전부터 나타난다.

그리고 목이 안 돌아가는 운동장애는 몸속의 대사의 장애도 아니고 또 단순한 근육통으로 그러한 현상이 생기는 것도 아니다. 이러한 것은 뼈의 변형으로 오는 것이면, 목뼈(경추)의 이상으로 오는 현상인 것이다.

앞에서도 수차 말하고 있지만 목뼈(경추)는 우리가 몸을 쓰는 자세나 동작에 따라서, 근육 속에 있는 척추도 움직인다는 것이다.

쉬운 예로 한 가지 예를 든다면, 시골에 가면 꼬부랑 할머니들을 볼 수 있는데 이 분들의 경우 그 원인이 척추(요추)가 굽어서 일어나는 일이다.

이 분들이 허리가 굽어지는 것은 신체를 앞쪽(굴신자세)으로 굽히는 동작이나 자세를 반복적으로 가지므로 해서 척추가 '앞(전방)'과 '뒤(후방)'로 물러나는(굽는) 운동이 일어나서 생기는 현상인 것이다.

앞에서도 설명을 계속하고 있지만, 신체를 앞쪽으로 수그리면 척추는 뒤로 물러나는 운동이 일어난다.

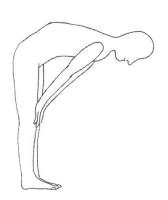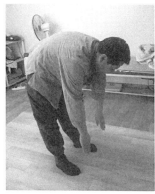

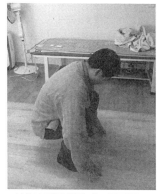

척추가 뒤로 물러나는 동작들

시골에서 농사일을 하는 할머니들은 논밭에서 쪼그려 앉아서 일을 하거나 허리를 굽혀서 일을 한다. 그리고 농사일을 할 때 허리를 뒤로 젖혀서 하는 일은 없는 것 아닌가.

쪼그려 앉거나 허리를 굽혀서 일을 하면 척추는 뒤로 물러나는 운동이 일어나는데 이러한 자세를 수년 동안 해오면 척추를 잡고 있는 힘줄의 길항력이 떨어져 정렬 상태의 척추를 지탱하지 못하고 척추를 놓게 되어 척추가 움직임이 일어나는 대로 계속 물러나게 되어 결국 척추가 탈골이나 휘는 변형을 가지고 오게 되는 것이다.

그래서 시골에서 농사일 많이 한 할머니들 같은 경우 허리가 굽어서 땅을 물고 다닐 정도로 허리가 굽은 경우를 보게 되는데, 이것은 신체를 쓸 때 척추가 움직이는 오랫동안 반복된 자세에 의해서 허리가 굽어진 것이다.

허리가 뒤로 굽는 경우는 신체를 앞으로 수그리는 자세나 운동을 오랫동안 편중될 때 일어날 수 있는 경우가 되는 것이다. 신체를 앞으로 수그리면 척추는 뒤로 물러나는 움직임이 일어나므로 해서.

이와 같이 척추는 신체가 움직이는 동작이나 자세에 따라서, 척추도 움직임이 일어나고 또 '신체가 움직일 수 있는 것도' 척추가 움직여 주어야 신체가 움직일 수 있는 것이다. 즉 척추의 잇대고 있는 관절이 톱니바퀴처럼 돌아주어야 우리의 신체가 앞으로 굴신하는 운동을 할 수 있고 또 뒤로 펴는 운동도 할 수 있는 것이다.

만약 척추관절이 관절화를 벗어나는 이탈(탈구)을 하면, 우리가 신체를 앞으로 수그릴 때 허리가 뜨끔 맺힌다든지 또는 상체를 앞으로 수그리는 운동이 잘 안 된다든지 하는 운동장애가 오고, 신체를 뒤로 젖힐 때도 허리 같은 경우 허리를 뒤로 젖히려고 하면 뼈가 맞닿는 느낌이나 또는 자세가 엉거주춤해지면서 상체를 뒤로 젖히는 운동이 안 되는 그런 경우가 생기는 것이다.

척추가 앞(전방)과 뒤(후방)로 휘는 변형이 생기고 신체를 앞으로 수그리는 운동이 안 되거나 뒤로 젖히는 운동이 안 되듯이 척추가 측면이 휘는 변형이 오면, 즉 척추마디가 측면으로 튀어나오는 휨이 생겨도 신체를 옆으로 휘는 운동장애가 오고, 척추디스크나 척추간협착이 생겨도 척추가 휜 쪽으로 운동장애나 신경장애가 오게 된다.

즉, 목뼈(경추)나 허리(요추)가 측면(옆 라인)으로 탈골이나 빠져나오면, 나온 쪽으로 굽히는 운동장애와 신경장애가 온다는 것이다. 만약 척추가 오른쪽으로 휘었다면 신체를 오른쪽으로 굽힐 려고 하면 잘 안 굽혀지는 운동장애가 오고 척추디스크나 척추간 협착 등, 변형이 왔을 때 오른쪽 옆으로 굽히는 동작이나 자세를 취하면 운동장애와 신경장애, 저림, 마비 같은 현상이 다리를 타고 내려가는 방산현상이 온다는 것이다.

그러므로 만약 목이 오른쪽으로 휜 배불림 현상이 생기면 목고개를 오른쪽으로 돌리거나 시선을 오른쪽으로 쳐다볼 때 목고개가 오른쪽으로 안 돌아가는 현상이 생기는 것이다. 즉 목뼈의 옆 라인이 오른쪽으로 휜 것이다.

허리 같은 경우 만약 허리 하부 4, 5번이 오른쪽으로 틀어지면, 이 상태가 오래되어 만성이 되고 증상이 심해지면, 오른쪽 골반까지 오른쪽으로 튀어나오는 경우가 많고, 튀어나온 것을 역으로 되 밀어 넣으려고 하면 허리가 옆으로 굽혀지지 않는 운동장애가 오고, 그리고 오른쪽 옆에서 왼쪽으로 밀어 넣으면 통증이나 신경장애, 저림, 마비, 현상이 엉덩이나 다리로 내려가는 방산현상이 일어난다. 이러한 현상은 오른쪽 옆으로 물러나와 있는 척추의 기능을 되밀어서 바로 펴려고 할 때 척추의 조직이 저항을 받아서 운동장애나 신경장애가 생기는 것이다.

그런데, 휘어 있는 부분을 되펴서 바로 하려고 밀어 넣거나 굽은 쪽을 굽히거나 젖히는 운동은 저항이 와서 운동장애나 신경장애가 오지만, 척추가 물러나지 않은 반대쪽으로는 굽히는 운동이나 젖히는 운동을 할 때 저항이나 신경장애가 없다.

그것은 척추가 뒤로 굽을 때는 신체에 앞으로 수그리는 자세가 많이 일어나 운동이 앞쪽으로 수그리는 운동이 많이 일어나 있는 증거이고, 또 허리가 오른쪽 옆으로 툭 튀어나와 옆으로 굽어 있는 측만이 된 것은 왼쪽으로 신체가 많이 굽혀지는 자세가 일어나 허리가 오른쪽으로 튀어나오고 오른쪽으로 신체를 굽히는 운동은 잘 안 되지만 반대로 허리를 왼쪽으로 굽힐 때는 운동장애나 신경장애가 별로 안 온다는 것이다.

그것은 신체의 측면이 왼쪽으로 많이 수그려지는 자세가 일어나 신체가 왼쪽 측면으로 굽힐 때는 별다른 장애가 없고, 반대로 신체가 왼쪽으로 굽혀지는 자세가 많이 일어나 척추가 오른쪽 휘는 상태가 되어 있어, 신체를 왼쪽으로 굽힐 때는 운동장애나 신경장애가 안 일 일어나고, 신체가 휜, 즉 척추가 물러나 있는 오른쪽을 되 휘거나 굽히는 운동을 하면, 운동저항이 생기고 신경장애나 하지로 내려가는 저림, 마비 같은 방산되는 현상이 나타나는 것이다.

이러한 현상을 판별해 낸 것은 역체요법이면, 척추의 전위상태를 판별할 때 이 운동역학(운동상태)이 척추의 변형을 판별하고, 이 '운동역학'이 그동안 본인이 신체를 써왔던 신체의 흐름(신체에서 운동이 많이 일어났던 쪽)이 운동역학으로 판별이 될 수 있는 것이다.

즉, 자세를 구부정하게 앉으면 척추가 뒤로 물러나는 움직임이 일어나고, 일어서서 허리를 펴려고 하면 허리가 뻐근하거나 엉거주춤하면서 허리가 잘 안 펴지는 현상. 이 상태는 구부정하게 앉아 있을 때 허리가 뒤로 물러나는(휘는) 자세가 되었고, 일어서면 이것이 되펴지는 자세가 되는데 이때 허리(요추)가 뒤로 휜 경우는 앉아 있을 때부터 허리가 아파서 벽에 기대고 싶거나 요통이 오고, 이 상태에서 일어서면 뒤로 굽은 척추가 되펴지면서 저항이 오는 상태가 되는 것이다. 그리고 이때 만약 허리가 후방으로 많이 전위(휨)가 된 사람은 허리를 펴려고 할 때 뻐근하고 잘 펴지지 않고, 척추변형으로 인하여 엉덩이나 다리로 신경장애나 저림 등이 오고 있는 상태라면, 신체를 뒤로 젖힐 때 다리로 심하게 통증이 방산되며 찌릿찌릿한 전기현상도 다리로 내려갈 수가 있다.

그러므로 운동역학으로 이러한 것을 알아내면, 척추의 전위(탈골 된 방향)현상을 알 수가 있는 것이다.

이렇게 척추의 전위된 방향을 판별해 내어야, 교정이나 자율운동을 할 수 있는 것이다. 그래야 교정을 하던 운동을 하던 효과를 볼 수 있는 것이고,

실제, 교정요법이나 운동요법에서 이 부분이 가장 중요하다. 이 상황은 환자가 그동안 어떤 자세나 동작을 가지고 있었는지 알 수 있는 것이며, 이 동작이나 자세가 척추를 전위(휨)되게 만들었으므로, 이 상황을 앓아야 환자의 상태를 원래 안 아팠던 상태로 보존 시킬 수가 있는 것이다.

이것은 환자가 그동안 몸을 써 왔던 신체 내에서 증명하는 상황이므로 이렇게 신체가 어떤 방향은 운동이 잘 되고 또 어떤 방향은 운동이 안 되는 신체에서 일어나는 운동흐름, 이것은 X-ray 사진을 찍어서 보는, 단순히 뼈의 변형만 확인하는 것 하고는 차이를 둔다. 사진에서 뼈의 변형이 있다 해도, 그것이 그 사람이 지금까지 습관적으로 써 온 자세를 제대로 찾을 수는 없는 것이다.

그러나 신체의 흐름(운동 상태)은 그 사람이 이때까지 어떤 자세 동작을 많이 취해 왔는지 판별을 할 수 있다.

어떤 방향으로 운동이나 자세를 많이 취해왔으면 그쪽은 신체의 운동흐름이 좋다. 반대로 운동이나 자세를 많이 취하지 않은 쪽은 운동흐름이 안 좋다. 즉 운동이 잘 안 된다는 것이다. 그것이 어느 한쪽으로 쓰는 편중된 자세를 말해 주는 것이고, 한쪽으로만 편중되게 동작이나 자세를 쓰면 척추는 그 반대로 물러나는(휘는) 상태가 일어나는 것이다.

이렇게 편중되는 자세를 오랫동안 쓰면 척추를 잡고 있는 힘줄(길항력)이 무력해져 뼈를 놓게 되고, 그 상태에서 뼈는 자세를 쓰는 반대로 탈골되는 변형이 일어난다.

쪼그려 앉거나 허리를 굽히는 자세를 취하면 척추는 뒤로 물러나는 움직임이 일어나는데 이런 자세를 오랫동안 가지면 뼈를 잡고 있는 힘줄이 무력해져 길항력이 무력해져 척추를 놓게 되고, 그렇게 되면 동작이나 자세를 반복적으로 취하는 반대쪽으로 척추가 물러나 굽게 되는 변형을 초래하는 것이다.

그러므로 쪼그리고 앉아서 일을 하거나 허리를 굽혀서 하는 일을 오랫동안 반복한 사람들이 허리가 뒤(후방)로 휠 수가 있고, 이러한 상태를 척추후방전위라고 할 수 있다. 그리고 이 사람들은 허리를 뒤로 젖히는 운동이 잘 안 되고, 허리를 뒤로 젖히는 순간에 하지로 통증이나 저림, 마비, 전기현상이 내려간다. 그러나 신체를 앞으로 수그릴 때는 그다지 운동장애나 신경장애가 안 온다. 그것은 그동안 신체를 앞쪽으로 수그려서 하는 운동이나 자세를 많이 취한 결과가 되기 때문에 척추가 뒤로 물러나 뒤로 휘어 있어 신체를 앞으로 수그려도 운동저항도 안 오고 또 이미 신체를 앞으로 많이 수그리는 운동이 일어나 있어 신체를 앞으로 수그리는 운동은 부드럽다. 그리고 척추도 뒤로 물러나 있기 때문, 물러나 있는 척추를 되 펼 때 저항이 많이 오는 것이지 휘어 있는 것을 더 휘게 할 때는 운동저항이 많이 안 올 수밖에 없는 것이다.

그러면 지금까지 신체가 움직일 때, 경추, 요추의 움직임(운동역학)등을 자세히 설명해 놓았다. 이제부터, 내가 신체를 쓸 때 나타나는 통증을 목부터 하나하나 대처해 보자.

• 지금 내가 목고개를 수그려 컴퓨터를 하고 있는데 목이 무겁고 통증이 오기 시작한다. 앞에서 말한 대로 목고개를 '수그려서' 컴퓨터를 좀 '하고 있으니까' 통증이 온다.
컴퓨터 모니터를 보고 있는 목의 상태가 내려다보는, 목고개를 수그린 상황이다. 즉 목의 자세가 위에서 아래로 내려다보고 있는 자세인 것이다.
목을 내려다보는 것은 곧 목고개를 수그리는 자세와 같은 것이다. 목고개를 수그리면 목뼈(경추)는 뒤로 물러나는 운동이 일어난다. 즉 목뼈가 뒤로 튀어나오는 움직임이 일어난다는 것이다. 이 환자는 목뼈가 뒤로 튀어나올 때 목이 무겁고 목에 통증이 오는 그러한 상황이 되는 것이다.

• **대처법**
이 상황은 앞에서도 계속해서 설명해오고 있는, 목고개를 수그리면 목뼈가 뒤로 튀어나오는 그러한 상태일 때 통증이 오는 그런 경우가 된다.
그런데, 누구나 다 목고개를 수그리고 컴퓨터를 한다고 해서 목이 무겁고 통증이 오는 것은 아니다.
목고개를 수그려서 한참 컴퓨터를 하고 있으면 통증이 온다는 것은, 목고개를 수그리면 목뼈가 뒤로 물러나는 운동이 일어나는데, 한참 동안 컴퓨터를 하고 있으면 통증이 온다는 것은, 목뼈의 후방돌기가 정렬선을 벗어날 때 통증이 온다고 봐야 한다. 목뼈가 후방돌기선을 벗어난다는 것은, 목뼈의 후방관절이 관절화를 벗어나는 것을 말하며, 이것은 목뼈가 후방으로 탈골을 한다는 의미이다.

목고개를 수그리면 목뼈는 뒤(후방)로 물러나는 운동이 일어나는데, 이때 이런 상태로 한참 동안 있으면, 목에 통증이 나타난다는 것은, 목고개를 수그려 오랫동안 있으면 목뼈가 계속적으로 물러나는 평창상태에 있고, 이때 목뼈를 잡고 있는 힘줄(길항력)이 뼈를 잡고 있지 못하고 뼈가 뒤로 물러나는 것(뼈의 관절을 잇대는 역할)을 막지 못해서, 뼈가 관절화인 정렬상태를 벗어나는 상태를 맞이하여 통증이 나타나기 시작하는 것이다.

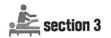

section 3

경추(목뼈)가 후방으로 휨(전위)이 되는 정황들

1. 증상

내가 목고개를 수그려서 좀 있으면 목이 무거워져 오고 통증이 오고, 그래서 목고개를 치켜들면 목이 뻣뻣하면서 목고개를 금방 치켜들기가 불편하고, 치켜들어 목고개를 뒤로 젖히면 목뼈가 서로 맞닿는 느낌이나 또 증상이 좀 심하면, 목고개를 뒤로 젖히면 어깨선으로 통증이나 신경이 뻗치는 느낌이 나타나는 이런 경우는 목뼈가 뒤로 탈골되었을 때 나타나는 현상이다.

만약 목뼈가 그 반대인 앞(전방)으로 함몰되는 변형이 되었다면 목고개를 수그리는 순간에 운동장애를 맞게 된다. 즉 목고개를 수그리는 순간에 목고개가 뻣뻣하면서 잘 수그려지지 않는 운동장애가 나타나는 것이다.

목고개를 수그려서 좀 있으면 통증이 나타나는 이런 상황을 더 확실하게 판별하기 위해서는 더 많은 상황들을 추적해야 한다. 물론 X-ray사진도 찍어봐야겠지만, 지금 내가 컴퓨터를 하고 있는데 당장 목이 무겁고 목이 뻣뻣하면서 통증이 오는 상황이므로, 이 상태에서 목을 바로잡아줄 필요가 있다. 그리고 이런 상태는 대개 또 목고개를 치켜세우고 있으면 통증이 안 온다. 그런데 목고개를 수그려서 조금 있으면 통증이 오는 경우이다.

또, 어떤 사람들의 경우는 목고개를 수그려서 컴퓨터를 하는 경우가 아니더라도 어떤 경우는 목고개를 수그려서 책을 보고 있으면 통증이 와서 단 5분을 목고개를 수그려서 못 있는 경우도 있다.

'또 목뼈가 뒤로 튀어나온 사람들은 베개를 조금만 높여서 배도 목에 통증을 느끼거나 뭔가 목이 편치 않아 베개를 높게 하고 잠을 자는 것이 불편하고 반대로 베개를 낮게 해야 편하게 잠을 잘 수 있는 경우가 있다. 그것은, 베개를 높이는 것은 누운 상태에서는 머리와 목을 들어 올리는 상태가 되는 것이고, 이 상태는 앉은 자세에서는 목고개를 수그리는 자세가 되는 것이다. 즉 목뼈가 뒤로 튀어나온 사람에게는 베개를 높게 쓰는 것은 목고개를 수그려 목뼈를 더 튀어나오게 하는 자세가 되는 것이다.'

목뼈가 뒤(후방)로 튀어나온 사람에게는 이러한 상황도 하나의 정황이 되는 것이다.

목뼈가 뒤(후방)로 튀어나오는 정황에 있어서, 우선 내가 그동안 몸을 써온 상태를 확인 해 봐야 한다, 그동안 목고개를 수그려서 책을 많이 읽었다든지 또는 직업적으로 목고개를 수그려서 일을 해 왔는지 등. 목고개를 많이 수그린 일이 있는지를 확인해야 한다.

2. 운동 상태 확인

이 상황은 역체요법에서 판별한 상황인데 목뼈(경추)가 후방으로 전위가 되면, 운동역학에 있어서 목고개를 뒤로 젖힐 때 운동장애가 온다는 것이다. 즉 목뼈가 뒤(후방)로 탈골을 하면 목고개를 앞으로 수그릴 때는 별 장애가 없으나 목고개를 뒤로 젖힐 려고 하면. 목이 뻣뻣하면서 뒤로 잘 안 젖혀지는 운동장애가 온다는 것이다.

이 상태는 일종의 휜 물건을 되펴려고 하면 잘 안 펴지는 저항이 오듯이, 목뼈가 뒤로 나와 있을 때 목고개를 뒤로 젖히면 뒤로 튀어나온 상태가 안으로 들어가는 운동이 일어나므로, 이때 뼈의 후방관절이 어긋나 있기 때문에 어긋난 뼈가 제자리로 돌아가려면 주위의 조직과 이탈한 상태에서 제자리로 비집고 들어갈 때 뼈가 맞닿는 현상과 뼈가 탈골하면서 어긋나 있는 조직(신경, 인대, 관절)이 충돌을 일으키고, 이때 신경도 자극을 받아 전기현상이 나타나나는 것이다. 그러나 반대로 뼈가 뒤로 튀어나온 것을 되 펼 때는 장애가 오지만, 뼈가 뒤(후방)로 튀어나오게 되는 자세인, 목고개를 수그릴 때는 별 다른 장애를 받지 않는 것이다.

이것은 이미 오랫동안 앞으로 수그리는 운동이 일어나 목고개를 앞으로 수그리는 운동은 질이 나 있는 상태이고, 또 목고개를 수그릴 때 목뼈가 뒤로 물러나는 상태이므로, 이미 뒤로 물러나는 질서에 있기 때문에 목고개를 수그리는 운동에 있어서는 장애를 받지 않고 현재의 질서대로 순응하는 상태라는 것이다.

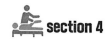

목뼈의 후방전위 및 측방전위에 대한 자율교정 및 운동요법

컴퓨터를 한참 하고 있는데 목이 무거워오고 목이 뻐근해서 목고개를 뒤로 젖히려고 하면 뻣뻣하다.

컴퓨터를 할 때 처음부터 목고개가 아픈 것이 아니고 한참 동안 하고 있는데 통증이 오는 현상은, 목뼈가 뒤(후방)로 물러날 때 통증이 오는 현상이다. 그리고 통증이 와서 목고개를 곧게 세우주면 통증이 사라지거나 통증이 줄어든다.

지금 현재, 내가 위의 설명과 같은 상태라면 이 상태는 목고개를 수그리는 자세에 있는 것이고, 목고개를 수그릴 때 목뼈가 뒤로 물러나면서 나타나는 현상이므로 목고개를 수그리는 자세를 피할 수 있는 길을 찾아야 한다.

이런 상태라면, 또 다른 정황이 있을 수 있다. 앞에서도 설명했듯이 신체에서 일어나는 자세에서, 목고개를 수그릴 때 목뼈는 뒤(후방)로 물러나는 운동이 일어난다. 그러므로 만약 내가 지금 컴퓨터를 하고 있는 자세, 목고개를 수그리고 있을 때 나타나는 통증 즉, 목뼈가 뒤로 물러나면서 나타나는 통증이라면, 또 다른 일을 할 때 목고개를 수그리면 통증이 나타날 수가 있다. 만약 다른 일로도 목고개를 수그리고 있을 때 목에 통증이 나타난다면, 이 현상은 분명히 목고개를 수그릴 때 목뼈가 후방으로 전위가 되면서 나타나는 통증이라고 확증할 수가 있다. 그러므로 처방은 목뼈의 후방전위에 대한 처방을 해야 한다.

목뼈(경추)의 후방전위(탈골)에 대한 전형은, 목고개를 수그리고 한참 동안 있으면 목이 무겁고, 경직이 되고, 불편하고, 그래서 목고개를 들면 목이 뻣뻣하면서 목고개를 들기가 불편하고, 그리고 목고개를 뒤로 젖히려고 하면 목뼈의 후방관절이 맞닿는 느낌이나 목고개를 뒤로 젖히는 운동이 잘 안 된다. 그리고 상태가 심하면 목고개를 뒤로 젖히면 어깨선으로 통증이나 신경이 뻗치는 현상이 나타나기도 한다. 그리고 이렇게 목뼈가 뒤로 튀어나오는 후방전위가 되면 목고개를 수그려서 책을 보고 있으면 통증이 올 수 있고, 베개를 조그만 높여도 목에 통증이 오거나 불편해서 베개를 높게 하지를 못하는 경우도 있다. 그리고 목뼈가 앞(전방)으로 전위가 되는 경우도 있는데 목뼈가 전방으로 전위가 되면 나타나는 현상은, 우선 운동장애에 있어서는 목고개를 수그리는 순간에 목이 뻣뻣하면서 목고개가 잘 수그려지지 않는 현상이 나타나는 특징을 가지고 있다. 목고개를 수그리면 목이 뻣뻣하면서 잘 안 수그려지고 목줄기가 당기는 현상이 나타나기도 한다. 그리고 전반적으로 목이 뻣뻣하면서 유연하지를 못하고 특히 아침에 잠을 자고 일어났을 때가 더 뻣뻣하거나 목에 통증이 더 많이 나타나기도 한다. 일단은, 목뼈가 전방으로 전위가 되면 후방하고는 정반대의 뼈의 변형이므로, 목뼈 후방전위 현상인 목고개를 수그리는 순간은 통증이 없고 수그릴 때 운동도 별 다른 장애가 없는 방면, 목고개가 전방으로 전위가 되면 목고개를 수그리는 순간에 목이 뻣뻣하면서 잘 안 수그려지는 운동장애가 있고 반대로 목고개를 뒤로 젖힐 때는 운동장애가 그렇게 많이 안 나타나는 경우도 있다. 또 한 가지 특이 현상은 목뼈가 전방으로 전위되었을 때는 목고개를 앞으로 수그리거나 뒤로 젖혀도 통증이 오고 운동장애가 오는 경우도 있다.

목뼈가 전방으로 전위가 될 수 있는 정황들은 엎드려서 노트북의 화면을 위로 쳐다보는 자세를 오랫동안 같거나 교통사고에서 뒤에서 차에 받혀 목고개가 뒤로 꺾어진 일이 있는지, 또는 직업적으로 목고개를 치켜들고 위로 쳐다보는 자세를 많이 가졌는지 등. 목고개가 뒤로 젖혀지는 자세를 가진 일이 있었나를 찾아보는 것도 판별의 요소가 된다. 또 베개 사용에 있어서, 오랫동안 베개를 지나치게 낮게 베 반듯하게 누웠을 때 턱이 들리는 자세나 목의 만곡에 딱딱한 나무베개를 꼭 맞게 쓰는 자세를 오랫동안 가져도 목뼈가 전만으로 굽어질 수가 있다.

1. 증상

지금 내가 컴퓨터를 하고 있는 중에 목에 통증이 나타나는데, 그게 고개를 수그려서 한참 있으니까통증이 오기 시작한다.

그러면 일단, 이 상태는 목고개를 수그릴 때 목뼈가 뒤로 물러나는 후방전위현상으로 목에 통증이 오는 상태 같으므로 이 상태에서 이 현상을 판별할 수 있는 방법은, 통증이 올 때 목고개를 치켜들어본다. 이때, 목고개를 치켜들어 바로 세우니까 통증이 사라졌다. 그리고 또 한 가지 더 목고개를 수그려서 한참 있으니까 통증이 와서 목을 치켜드니까 목이 뻣뻣하고 또 목고개를 뒤로 젖히니까 잘 안 젖혀지는 운동장애가 온다.

이러한 상태라면 목뼈가 뒤로 튀어나올 때 나타나는 현상이므로, 이 상태가 되기까지는 진작부터 목뼈가 뒤(후방)로 튀어나올 수 있는 여러가지 현상(자세, 동작, 충격)등이 목에 가해져서 목뼈가 길항력을 벗어나 있는 상태에 있거나 또는 벗어나는 시점에 와 있다고 보면 된다.

만약 목뼈(경추)가 후방으로 전위가 된 것이 확실하게 판별이 되면, 즉 목뼈가 뒤로 튀어나온 것이 확실하면 지금부터는 이 뒤로 튀어나온 뼈가 안으로 들어갈 수 있는 신체의 사용만 있어야 한다.

앞에서도 계속 설명하고 있지만 고개를 숙여서 책을 읽든지, 뜨개질을 하든지, 목고개를 수그려서 동작이나 자세를 한다고 모든 사람이 다 목에 통증이 오는 것은 아니다.

목고개를 수그려서 좀 있으면 목에 통증이 시작하는 단계에 온 사람은 오래전부터 목뼈가 뒤(후방)로 튀어나올 수 있는 자세를 오랫동안 해 오고 있거나 많이 해 와서, 이미 목뼈가 뒤로 튀어나와 있는 상태이므로 목고개를 수그리고 있으면 통증이 오는 상황이다. 그러므로 이 오랫동안 해 온 자세를 이제는 역으로 해서 튀어나온 것을 들어가는 자세를 취해야 더 이상 악화되지 않고 또 제자리로 돌아가면 통증을 제거 할 수 있는 것이므로, 이제부터 튀어나온 뼈가 들어가게 하는 신체의 움직임을 해 주어야 하는 것이다. 그리고 이러한 움직임은 사소한 일상생활에서 쓰이는 신체의 움직임에서부터 자세나 동작 등 물리적인 요법 등을 가해야 빠른 시일 안에 통증에서 벗어날 수가 있다.

목뼈의 움직임에 있어서, 목고개를 수그리면 목뼈는 뒤로 튀어나오는 운동이 일어난다. 반대로 뒤로 튀어나온 뼈를 들어가게 하는 신체의 사용은 목고개를 뒤로 젖힐 때 목뼈는 안(전방)으로 들어가는 운동이 일어난다.

그러므로 지금 내가 목고개를 수그리고 좀 있는데목에 통증이 오는 상황이라면 목고개를 그 반대로 취하는 신체의 쓰임을 가져야 한다. 목고개를 수그리는 자세의 반대의 신체의 움직임은 목고개가 뒤로 젖혀지게 쓰임을 가지는 것이다. 그것은 자세에서부터 동작이나 습관, 직업적인 자세 등 모든 것이 이제부터는 목고개가 뒤로 젖혀지는 움직임을 가져야 튀어나온 목뼈가 제자리로 돌아가는 보존이 되는 것이다. 그리고 앞으로는 지금까지 쓰 왔던 자세를 반대로 쓰는 것은 물론이고, 빨리 통증에서 벗어나야 하므로 뼈가 제자리로 보존되는 물리적인 요법을 가해야 한다. 즉 운동이나 교정요법을 해 주어야 한다.

2. 목뼈(경추)후방전위 자율교정

지금 컴퓨터 앞에 앉아 있는데 통증이 온다. 그리고 그것이 앞에서 설명한 목뼈 후방전위에 대한 정황이라고 판단되면.

1) 의자의 높이를 조정한다. 의자의 높이가 높으면 목고개를 수그려서 아래로 내려다보게 된다. 목고개를 내려다보는 것은 목고개를 수그리는 자세와 같다. 목고개를 수그리면 목뼈는 뒤로 튀어나오는 뼈의 움직임이 일어난다.

목고개를 수그려서 좀 있으면 통증이 오기 시작하는 것은 목고개를 수그려서 좀 있으면 목뼈가 뒤로 튀어나오는 움직임이 일어나기 시작하기 때문이다.

그러므로 컴퓨터 모니터를 '내려다보는' 자세를 가져서는 안 된다. 의자를 높이면 컴퓨터 모니터를 내려다보게 된다. 반대로 의자를 낮추면 컴퓨터 모니터를 치올려 보게 된다. 목고개를 치켜 올려보면 목고개가 뒤로 젖혀지는 동작이 된다.

목뼈가 뒤로 튀어나왔으면 목고개를 뒤로 젖혀야 한다. 목고개를 뒤로 젖히면 목뼈가 안으로 들어가는 운동이 일어난다.

만약 컴퓨터를 들여다보기 전까지 목에 통증이 안 왔는데 컴퓨터를 내려다보고 있으니까 통증이 오기 시작한다면 우선 조치로 의자의 높낮이를 조절해 본다.

만약 앞에서 설명한대로 목뼈가 뒤(후방)로 튀어나와서 나타나는 상태이면, 의자를 낮추면 목고개를 치켜들어 모니터를 보게 되므로 해서 목고개를 뒤로 젖히는 상태와 같은 상황이 된다. 목뼈가 후방전위가 되면 나타나는, 앞에서 설명한 상황을 참조

2) **자율운동요법**: 목뼈가 뒤로 튀어나왔을 때 운동은 앞에서도 설명을 했듯이 목고개를 뒤로 젖혀주는 운동을 해야 한다.

만약 지금 내가 책을 좀 보고 있으니까목이 무겁고 통증이 온다. 또는 컴퓨터를 내려다보고 좀 있으니까 목이 무겁고 통증이 오고, 그래서 목고개를 치켜드니까 목이 뻣뻣하고 목고개를 뒤로 젖히기가 힘들다.

이런 상태는 목뼈가 뒤(후방)로 튀어나왔을 때 나타나는 현상이므로 튀어나온 목뼈를 안으로 들어가게 하는 동작은 목고개를 뒤로 젖혀주는 운동을 해야 한다.

3) **운동요령**: 자세는 앉아서 해도 되고 서서 해도 된다. 일단 상체를 곧게 펴고 가슴까지 휘도록 목고개를 뒤로 젖혀주는 운동을 해 본다. 목고개를 뒤로 젖히면, 목뼈가 많이 튀어나왔을 때는 목이 뻐근하고 뼈가 맞닿는 느낌이 들 때도 있다. 처음 운동을 할 때는 그러한 현상이 와도 몇 번 운동을 하면 목고개가 부드럽게 뒤

로 젖혀진다. 운동은 3~4회 정도 일단 하고 통증의 반응을 살펴본다.

목뼈가 뒤로 튀어나와 통증이 온지가 얼마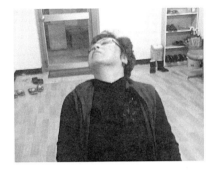
안 되었다면 3~7일 정도 해 본다. 일단 3일
이 되었든지, 2일이 되었든지, 7일이 되었든
지 운동을 시작하고 통증이 멈추면 운동을
멈추고 통증이 나타나는지를 기다려 본다.
통증이 안 나타나면 지나치게 목을 뒤로 젖
히는 운동을 할 필요가 없고, 그 대신 목고개를 수그리는 자세를 피하는 생활 속
의 자세를 취해 주어야 한다.

만약 며칠 뒤에 또 다시 통증이 나타나면 그때는 또 앞에서 한 방법대로 운동을
통증이 멈출 때까지 한다.

그리고 통증이 멈춰지면, 예방차원에서 2~3일 더 운동을 해 주고 통증이 나타날
때마다 운동을 해 주는 것도 한 가지 방법이 될 수 있다.

3. 후방전위와 측면전위의 운동요법

목에 통증이 나타날 때 목의 중앙부위와 동시에 왼쪽이나 오른쪽 등 어느 한쪽으로
통증이 나타날 수가 있다.

이런 상태라면, 만약 목뼈가 뒤로 튀어나왔을 때를 가정하면 목뼈가 뒤로 튀어나오
고 왼쪽이 아프면 왼쪽으로 휘게 된 것이고, 오른쪽이 아프면 뒤로 튀어나오고 오른쪽
으로 휘게 된 것이다.

이런 상태의 운동에 있어서는 뒤로 목고개를 젖혀주는 운동을 하기에 앞서 측면으
로 휜 것을 먼저 목뼈의 중심부로 올 수 있는 운동을 먼저 하고 그 다음 뒤로 튀어나
온 운동을 해야 한다.

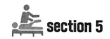

목뼈의 후방전위 및 우측전위 자율운동

목뼈의 후방전위 및 우측전위라고 하는 것은 목뼈가 뒤로 튀어나오고 오른쪽으로 휨을 말한다. 즉 목의 통증이 뒤로도 아프고 오른쪽으로 나타나는 상태를 말하는 것이다. 또 이런 경우도 있다. 목뼈의 중심부는 안 아프고 목의 오른쪽으로 약간 비켜나서 통증이 오거나 오른쪽 견갑골부위나 오른쪽 어깨 쪽으로 내려가서 통증이 나타나는 경우가 있다. 이런 상태는 목뼈가 오른쪽으로 휨을 말하는 것이다. 그리고 목의 운동에 있어서 목고개를 오른쪽으로 돌아볼 때 목고개를 오른쪽으로 돌아보는 운동이 잘 안 될 수가 있다. 즉 목고개를 오른쪽으로 쳐다봐야 하는데 목고개를 오른쪽으로 돌아보려고 하면 통증이 오거나 목이 오른쪽으로 잘 안 움직이는 경우가 있다.

목뼈가 뒤(후방)로도 튀어나오고 오른쪽으로 휜 경우는, 목고개를 수그리고 좀 있으면 목이 무겁거나 통증이 오고 그래서 목고개를 치켜들면 목이 뻐근하면서 뒤로 젖히는 운동이 잘 안 된다. 그리고 목고개를 앞으로 수그리는 운동은 아무른 장애가 없이 운동이 잘 된다. 즉 목고개를 수그릴 '때'는 목줄기가 당기거나 목이 잘 안 수그려지는 운동장애나 통증이 안 오는 상태를 말하는 것이다. 단지 목고개를 치켜들거나 뒤로 젖힐 때만 목고개가 뒤로 잘 안 젖혀지는 운동장애가 오거나 목이 뻣뻣하거나 통증이 오고, 그리고 통증이 목의 중앙부위를 비켜 앉아 오른쪽으로 통증이 나타나면, 목뼈는 뒤(후방)로 튀어나옴과 오른쪽으로 휠 때 나타나는 현상이다.

1. 운동요령

목뼈가 뒤로 튀어나오고 오른쪽으로 틀어지면 목의 통증이 오른쪽에 나타나므로, 목뼈가 오른쪽으로 틀어진 것을 먼저 목뼈의 측면 정렬상태를 바로 하는 운동을 해서, 목뼈가 오른쪽으로 틀어진 것을 중앙으로 가져오는 운동을 먼저 하고 뒤로 튀어나온 뼈를 들어가는 운동을 해야 한다.

앞에서 설명을 해왔지만, 목고개를 오른쪽으로든 왼쪽으로든 어느 한쪽 방향으로 돌아보면 목뼈는 그 반대로 물러나는 움직임이 일어난다고 했다. 즉 목을 왼쪽 방향으로 쳐다보면 목의 뒤쪽 근육들이 오른쪽으로 틀리면서 목뼈을 오른쪽으로 끌고 가는 움직임이 일어난다. 또 반대로 목고개를 오른쪽으로 돌아보면 목뒤의 근육들이 왼쪽으로 틀어지면서 목뼈를 왼쪽으로 끌고 가는 운동이 일어난다.

그러므로 만약 목뼈가 오른쪽으로 틀어졌다면 목고개를 왼쪽방향으로 쳐다보는 것을 삼가야 한다. 목고개를 왼쪽으로 쳐다보면 목뼈는 오른쪽으로 물러나는 운동이 일어나므로. 그리고 목의 오른쪽으로 통증이 오는 사람은 평소에 목이 왼쪽으로 돌아가는 움직임이 많이 있었다는 것이다. 즉 목고개가 왼쪽방향으로 많이 향하는 움직임이 있었다는 것이다.

만약 지금 내가 고개를 수그리고 책을 읽고 좀 있으니까 목이 무거워오고 통증이 나타난다. 그런데 그게 목의 뒤쪽이나 약간 오른쪽으로 비켜나서 통증이 온다. 또는 목의 뒤쪽에는 통증이 안 나타나더라도 목의 오른쪽 측면이나 견갑골 또는 어깨 쪽으로 통증이 나디니면, 목뼈는 뒤로 튀어나옴과 오른쪽으로 틀어진 상태이므로 오른쪽으로 틀어진 부분을 먼저 목의 무게중심으로 갈 수 있는 자세를 취하거나 운동을 해야 한다. 그런 다음 뒤로 튀어나온 부분을 들어가는 운동을 해 주어야 한다.

우선, 컴퓨터를 내려다보고 있는데 목의 오른쪽으로 통증이 나타나면 자세를 고쳐 앉아야 한다.

이 상태는 목뼈가 뒤로 튀어나오고 오른쪽으로 틀어진 상태를 말하는 것이므로, 목고개를 수그리는 상태가 되면 목뼈가 뒤로 튀어나오는 상태가 되므로 의자의 높이를 낮추어 목고개가 수그려지는 자세를 피한다. 그리고 목고개를 왼쪽으로 쳐다보면 목뼈가 오른쪽으로 물러앉는 움직임이 일어난다고 했으므로 목고개를 왼쪽으로 쳐다보지 않도록 자세를 갖춰야 하므로 의자를 약간 왼쪽으로 옮겨 놓고 목고개를 오른쪽 방향으로 향하는 자세를 취하는 자세를 갖춰야 한다.

그리고 컴퓨터뿐만 아니고 기타 직업적인 자세. 은행 창구에서 손님을 맞는 자세나 작업하는 자세 등. 지금 내가 목의 오른쪽으로 통증이 나타나면 목고개를 왼쪽 방향으로 향하는 자세를 피해야 한다. 즉 은행창구에서 손님을 맞을 때도, 내가 지금 오른쪽 목으로 통증이 오면 목고개가 왼쪽 방향으로 쳐다보는 것을 피할 수 있도록 자세를 갖춰야 한다. 의자를 왼쪽으로 옮겨놓고 시선을 오른쪽으로 향하게 하면서 손님을 맞아야 한다는 것이다. 또 작업장에서 일을 할 때도 내가 목의 오른쪽으로 통증이 온다면 몸의 자세를 바꾸어서 목고개가 왼쪽 방향으로 향하는 자세를 피하고 오른쪽으로 향하도록 해서 작업에 임하도록 하는 것이 좋다.

2. 자율운동

1) 우측운동: 목고개를 우측으로 돌려 시선을 우측 어깨 넘어까지 갈 수 있도록 목고개를 우측으로 튼다. 그렇게 틀었다가 시선을 정면으로 가지고 온다. 즉 이렇게 하면 된다. 목고개를 우측으로 돌려서 시선이 어깨 넘어 까지 갈수 있도록 목고개를 우측으로 틀었다가 정면으로 돌아오면 된다. 이때, 목고개를 우측으로 틀 때 목뒤의 근육이 왼쪽으로 비틀리는 상태로 목고개를 우측으로 틀어주어야 한다. 목고개를 오른쪽으로 돌아다보면 목뒤의 근육이 왼쪽으로 틀리는데 이때 오른쪽 어깨까지 당기는 느낌을 받도록 목고개를 오른쪽으로 틀어주어야 한다.

운동은 한 번 운동을 할 때 3~5회 정도 한다. 목이 아프기 시작한 초기에는 하루에 2~3차례 하고, 통증이 줄어들면 하루 1~2회 정도 하고, 통증이 거의 사라지면 통증이 나타날 때마다 해준다.

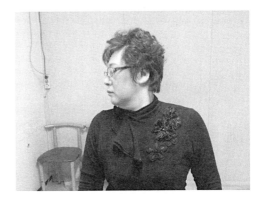

마음에 흡족하게 운동을 해 놓을 려고 하면 통증이 사라져도 2~3일 정도는 하루에 1회 정도 운동을 해 놓고, 그 다음 혹 통증이 나타나면 통증이 나타날 때마다 그런 식으로 운동을 하면 된다.

2) 후방전위운동: 우측으로 틀어진 운동이 끝나면 뒤(후방)로 튀어나온 것을 안으로 들어가게 하는 운동을 해야 한다.

먼저 가슴을 편다. 자세는 의자에 앉아서 해도 되고 서서 해도 된다. 그러나 연세가 많으신 분은 안전하게 의자에 앉아서 하는 것이 좋다.

운동은, 가슴을 편 상태에서 목고개를 뒤로 지긋하게 젖혀준다. 가슴(흉곽)이 펴지고, 견갑골까지 펴지도록 목고개를 뒤로 젖혀서 목뼈와 등뼈까지 휘게 목고개를 뒤로 젖혀준다. 목뼈의 아픈 부위가 확인이 되면 아픈 부위에 손가락을 누르고 목고개를 뒤로 젖히는 운동을 하는 것이 운동을 할 때 목의 중심을 잘 잡아주고 할 수 있어 더 좋다.

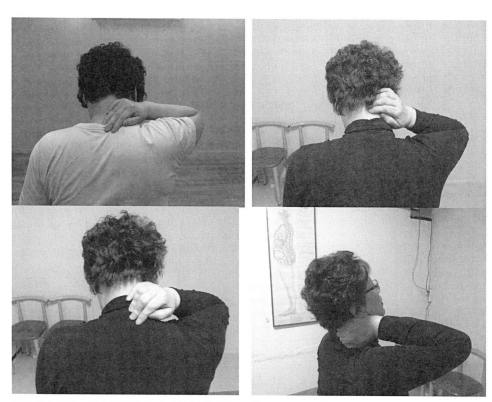

목을 뒤로 젖히는 운동을 할 때 목이 이상이 있는 쪽으로 목고개(시선)를 쳐다보고 해야 한다.

운동은 한 번 할 때 3~5회 정도 뒤로 젖혀준다. 증상의 초기에는 하루에 2~3회 정도 해 주고, 증상이 사라지면 증상이 나타날 때마다 해준다.

주의할 점은 항상 오른쪽이든 왼쪽이든 목의 측면통증이 있을 때는 측면운동부터 해 주고 그 다음으로 뒤(후방)로 운동을 해야 한다. 뼈가 옆 라인이 휘어서면 옆 라인부터 운동을 해 주고 뒤로 휘는 운동을 해야지 옆으로 휜(배부름 현상) 것을 나두고 뒤로 튀어나온 것을 들어가게 운동을 하면 옆으로 휜 것을 더 옆으로 휘게 하는 성질(관성)을 가지고 올 수 있다.

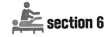
목뼈의 후방전위 및 좌측(방)전위

이 상태는 목뼈가 뒤(후방)로 튀어나오고 왼쪽으로 틀어진 상태를 말하는 것이다.

목뼈가 뒤로 튀어나오면 증상은 앞에서 설명한 것과 같다. 목고개를 수그려서 책을 한참 읽고 있으면목이 무거워오거나 목에 통증이 나타나고, 그래서 목고개를 치켜들려고 하면, 목이 뻐근하면서 목고개를 뒤로 젖히기가 힘들거나 목을 뒤로 젖힐 때 목 뒤의 뼈가 맞닿는 느낌이 들기도 하고, 목을 뒤로 젖히는 운동이 잘 안 된다.

그리고 좌측전위라고 하는 것은, 척추의 신경장애는 뼈가 틀어진 쪽으로 통증이 나타나므로 왼쪽으로 통증이 오면 척추가 왼쪽으로 휘거나 틀어졌다고 보는 것이다.

1. 운동요령

좌측전위에 대한 운동: 앞에서 설명을 했지만 목뼈의 운동역학에서 목고개를 좌측으로 돌리면 목뼈는 우측으로 움직이는 운동이 일어난다고 했다.

뼈가 원래 있던 좌리에서 이탈하거나 휘게 되는 것은 뼈가 움직여서 되는 것이다. 그리고 뼈를 움직이게 하는 것은 신체에서 일어나는 움직임에 의해서 뼈가 움직이는 것이고, 즉 뼈가 움직이게 되는 신체에서 일어나는 자세나 동작에 의헤서 일어난다는 말이다. 그리고 뼈 탈골이나 휘었다는 것은 뼈가 서로 잇대어 있는 관절을 벗어난 것이고, 뼈가 휘었다는 것은 뼈가 서로 잇대어 있는 관절이 정렬상태를 유지하지 못하고 굽어진 것을 말하는 것이다. 그리고 뼈가 이렇게 되는 신체가 쓰는 자세, 동작, 충격 등이 뼈를 움직이게 하고, 이런 움직임이 어느 한 방향으로 편중될 때 뼈가 관절의 범위를 벗어나 탈골을 하거나 뼈가 서로 잇대어 있는 부분이 굽어지는 것이다.

그러므로 뼈의 변형은 사람이 움직이는 자세, 동작 등이 뼈를 움직이게 하고, 이런 움직임이 오랫동안 습관적으로 편중되거나 충격 등이 뼈를 잇대고 있는 관절을 변형시켜 뼈가 관절의 정렬상태를 벗어나게 하는 것이다.

그러므로 뼈가 제자리에 보존되어 있지 않고 탈골이나 휨이 일어났다는 것은 신체가 쓰는 자세나 동작에 의해서 뼈가 움직여 져 뼈가 제자리에서 벗어난 것이다.

그러므로 뼈를 정렬상태에서 벗어나게 한 것도 사람이 쓰는 자세나 동작에 의해서 뼈가 제자리에서 벗어났지만 뼈를 제자리로 돌아오게 할 수 있는 것도 동작(운동)을 가해야 뼈를 움직일 수가 있다. 그리고 뼈가 틀어져 있는 방향에서 제자리로 돌아갈 수 있는 방향으로 뼈를 움직여 주어야 뼈가 원래대로 돌아갈 수 있는 것이다.

이 상태는 목뼈가 뒤(후방)로 튀어나오고 좌측으로 틀어진 부분을 제자리로 돌아가게 하는 부분이다. 앞에서 목뼈가 우측으로 틀어진 부분을 설명을 했다. 좌측은 우측의 반대로 하면 된다.

2. 좌측운동

목뼈의 운동역학은 목고개를 우측으로 돌리면 목뼈는 좌측으로 물러나는 운동이 일어난다. 목고개를 우측으로 방향으로 쳐다보면 목뼈의 뒤를 감싸고 있는 뒷목의 넓은 목근, 흉쇄유돌근 등이 왼쪽으로 틀리면서 목뼈를 왼쪽으로 움직이게 한다. 뼈가 관절로 잇대어 있는 정렬상태를 벗어나는, 뼈를 정렬상태를 벗어나게 하는 많은 움직임이 오랫동안 일어났다는 것을 의미한다. 즉 목뼈를 왼쪽으로 휘거나 탈골하게 하는 동작이 많이 일어났다는 것이다.

목뼈가 왼쪽으로 탈골하거나 휘는 것은 턱이 오른쪽 방향으로 자주 향했거나 머리 정수리부분이 오른쪽 방향으로 기울어질 때 목뼈는 왼쪽 방향으로 움직이게 된다. 그리고 오랫동안 이러한 자세가 편중되었을 때 뼈를 잡고 있는 힘줄이 길항력을 잃게 되고 뼈는 정렬상태를 이탈하게 되는 것이다.

3. 목뼈의 좌측전위에 대한 자율운동

지금 내가 책을 내려다보고 좀 있으니까 목이 무거워오고 그리고 목의 좌측쪽으로 통증이 나타난다.

목고개를 수그리고 좀 있을 때 통증이 나타나는 것은 목고개를 수그리고 좀 있으면 목뼈가 뒤로 물러나는 움직임이 시작이 되고, 이미 목뼈가 튀어나와 목고개를 수그리면 길항력을 벗어나는 상태의 뼈의 정렬상태를 벗어나는 상태에 있기 때문에 목고개를 수그려서 조금 있으면 목이 무겁고 통증이 오는 것이다. 그리고 또 목뼈가 좌측으로 틀어졌기 때문에 좌측으로 통증이 오는 것이다.

1) **좌측운동**: 목고개를 좌측으로 돌려 시선이 왼쪽 어깨 넘어 까지 가도록 목고개를 좌측으로 돌린다. 운동은 목고개를 왼쪽으로 돌릴 때 뒷목의 근육들이 오른쪽으로 비틀림이 가도록 지긋하게 돌리되 뒷목의 근육들이 최대한 비틀리게 목고개를 좌측으로 돌린다.

이렇게 목고개를 좌측으로 돌리면 뒷목의 근육들이 오른쪽으로 틀리면서 뼈를 오른쪽으로 옮겨가는 운동이 일어난다.

운동은 한 번 할 때 3~5회 정도 해 주고, 증상의 초기에는 하루에 2회 정도 실시한다.

통증이 나타난 지 며칠 안 된 경우는 2~3일 정도 측면운동을 하면 좌측으로 나타나는 통증은 잡힐 수가 있다.

이 상태는 목뼈가 뒤(후방)로 튀어나오고 좌측으로 휜 부분을 교정하는 부분이므로 좌측에 나타나는 통증과 목고개를 수그리고 있으면 나타나는 통증을 같이 잡아야 한다. 그러므로 좌측 옆으로 틀어진 뼈를 바로 하면서 뒤로 튀어나온 뼈를 들어가게 하는 운동도 같이 해야 한다.

운동 순서는 좌측운동을 먼저 하고 그 다음 후방으로 튀어나온 뼈를 들어가게 하는 운동순서로 운동을 하면 된다.

운동을 시작하고 좌측으로 나타나는 통증이 사라져도, 목고개를 수그리고 있으면 목이 무거워오는, 후방으로 튀어나온 부분에 대한 통증이 남아 있으면, 후방으로 튀어나온 부분에 대한 통증이 사라질 때까지 후방전위에 대한 운동을 해야 하므로, 후방운동을 하기 전에 좌측에 통증이 없더라도 좌측전위에 대한 운동을 2~3회 정도 해 주고 후방으로 튀어나온데 대한 운동을 해 주는 것이 좋다.

목고개를 수그리고 책을 보고 있으면 목이 무거워지면서 통증이 나타나는 것이 며칠 안 됐으면 3~4일 정도 운동을 해 주면 통증이 사라진다.

본인이 목고개를 수그려서 책을 보고 있어도 통증이 안 나타나면 뼈가 제 위치로 복귀한 것이므로, 운동은 목고개를 수그려서 책을 보고 있어도 통증이 안 나타날 때까지 해 주어야 하고, 그리고 통증이 사라져도 예방차원에 2~3일 정도 하루 한 번 정도 운동을 더 해 주는 것이 좋다. 그리고 혹 다음에 통증이 나타나면 통증이 나타날 때마다 운동을 해 주고 통증이 없어져도 1~3일 정도 운동을 더 해 주는 것이 좋다.

운동요령은 앞에서 설명을 했듯이 목고개를 좌측으로 돌려서 시선이 좌측어깨 넘어까지 갈 수 있도록 목을 지긋하게 왼쪽으로 돌려주고 시선을 중앙으로 가지고 온다. 운동 시 목고개를 왼쪽으로 틀고 다시 중앙으로 가지고 와서 다시 왼쪽으로 목고개를 돌리는 운동을 반복하고, 시선을 오른쪽으로 쳐다봐서는 안 된다. 목의 운동역학에서 목고개를 왼쪽으로 돌리면 뒷목의 근육들이 왼쪽으로 틀어진 뼈를 오른쪽으로 옮겨 가는 운동이 일어나게 하므로 뼈가 제자리로 돌아가게 된다.

그러므로 뼈가 왼쪽으로 휘어 있는 상태를 오른쪽으로 가져와야 하므로 목고개를 오른쪽으로 돌리면 안 된다. 목고개를 오른쪽으로 돌리면 목뼈는 왼쪽으로 물러나는 운동이 일어난다. 그러므로 목뼈가 왼쪽으로 휜 상태는 목고개(시선)를 오른쪽으로 돌아가게 해서는 안 된다. 운동을 해서 통증이 사라진 다음에도 시선을 오른쪽으로 자주 가지고 가는 동작은 피해야 하고, 교정이 완전하게 이루지고 뼈가 원래의 위치에서 정착을 하면 목고개를 이리저리 돌아다 봐도 상관이 없다.

그리고 명심할 것은 뼈가 한 번 틀어지면 다음에도 그쪽으로 틀어지는 성질을 가지고 있다. 한 번 뼈가 빠진 질이 나 있기 때문이다. 그리고 목의 옆 라인을 바로 하는 측면운동에 있어서 지나치게 운동을 많이 하면 그 반대쪽을 통증이 넘어가는 현상이 나타날 수도 있다. 그것은 측면으로 틀어진 뼈를 운동을 해서 뼈의 중심부로 가져오는데 이것이 지나치면 반대편으로 휘는 상황이 생겨 '왼쪽에 통증이 와서 왼쪽전위에 대한 운동을 했는데 운동이 지나쳐 뼈가 오른쪽으로 휘는 상황이 생기면 오른쪽으로 통증이 나타나게 되는'그러한 상황이 생긴 것이므로 만약에 측면운동을 하고 어느 시점에서 아픈 쪽은 통증이 사라졌는데 반대쪽에 통증이 나타나면 측면운동을 멈추어야 한다.

그리고 반대쪽으로 통증이 넘어가도 측면운동을 멈추면 반대편으로 넘어간 통증은 곧 멈춘다. 만약에 반대편으로 넘어간 통증이 멈추지 않고 계속 나타나면, 가볍게 반대쪽으로 넘어간 통증이 돌아오게 반대 방향으로 목고개를 돌려주는 운동을 몇 번 해 보면서 통증 상태를 관찰하여 반대로 넘어간 통증이 멈추면 더 이상 반대쪽으로 운동을 해서는 안 된다.

2) 후방전위운동: 이 상태는 목뼈가 후방으로 전위가 되고 왼쪽으로 전위가 된 상태의 운동요법에서, 왼쪽 측면운동을 했으므로 다음으로 뼈가 뒤(후방)로 튀어나온데 대한 운동을 한다.

앞에서도 설명을 했지만 목의 측면 즉, 오른쪽이든 왼쪽이든 목뼈가 옆으로 휘어 목의 옆으로 통증이 오면 옆으로 휜 부분을 목의 중심부분으로 보존하는 측면운동을 먼저 하고 목뼈 전, 후방전위에 대한 운동을 해야 한다.

목뼈의 자율운동은 목에 통증이 나타난지 며칠 안 된 상태에서는 운동을 몇 번 안 해도 금방 통증이 사라진다. 그리고 통증이 나타난지가 한 달 또는 그 이상일 경우는 자율운동을 통증이 사라질 때까지 하루에1~2회 정도 오전, 오후 일정한 간격을 유지 꾸준히 하면 효과를 볼 수 있다. 그리고 만성이 되어 자율교정으로 통증이 쉽게 안 잡히면 역체요법에서 설명하는 타율교정을 받는 것이 통증에서 빨리 벗어날 수 있는 길이다.

후방전위운동은 앞부분의 목뼈 후방전위 및 우측전위운동요법에서 설명한대로 해 주면 된다. 그리고 생활 속에서의 자세도 앞부분에서 설명한 후방전위 시 갖춰야 하는 자세나 동작을 참고하면 된다.

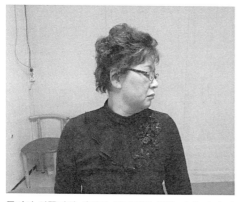

목뼈의 왼쪽전위 상태인, 목고개를 왼쪽 어깨 넘어 까지 가지고 갔다가 정중앙으로 돌아와서 멈추는 목뼈의 좌측 휨(전위) 운동을 먼저 한다.

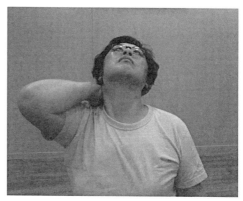

목뼈의 후방 휨(전위) 상태인, 목뼈의 후방전위운동을 한다.

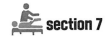

목뼈(경추) 전방전위 및 우측전위

목뼈의 전방전위란 목뼈가 앞(전방)으로 휨을 말하는 것이다. 목뼈(경추)부위는 척추의 만곡에서 앞(전방)으로 C자 만곡을 가졌는데 이 C자 만곡의 척추정렬상태에서 뼈마디 한 두 마디가 앞으로 탈골한 경우를 말하는 것이다. 그리고 앞으로 탈골과 함께 목뼈의 정렬상태에서 뼈의 한 두 마디가 오른쪽으로 틀어진 상태를 말하는 것이다.

경추나 요추가 옆으로 틀어진 것을 구별하는 것은, 척추변형으로 나타나는 통증은 척추가 틀어진 방향쪽으로 통증이 나타나므로 오른쪽이든 왼쪽이든 통증이 나타는 쪽으로 척추가 틀어졌음 의미한다. 즉 목이나 허리 부위에 통증이 나타날 때 오른쪽으로 통증이 오면 오른쪽으로 척추가 틀어졌다는 것이다. 그리고 틀어진 뼈마디를 찾는 것은 통증이 나타나는 부위와 신체의 운동 시 나타나는 부위, 특히 요추 같은 경우는 신체를 굴신하거나 배굴 할 때 허리 부위에 당기는 부위라든지 또 촉지(觸指)를 해서 뼈의 요철(凹凸)상태를 확인할 수 있고, X-ray 사진으로도 뼈의 변형이 심할 때는 일반 X-ray 사진으로 확인할 수가 있다.

역체요법에서 요추전위를 진단하는 판별법은 엎드린 상태에다 복부에 부유물을 고여 허리 부위를 높이면 뼈의 요철상태를 쉽게 확인할 수 있다.

그리고 뼈의 요철상태보다도 더 중요한 것은 이때까지 몸을 써온 신체에 남아 있는 그 사람의 운동흐름. 이 운동흐름이란 그 사람이 이때까지 어떤 습관적인 자세나 습관적으로 써온 동작이 있었는지, 이 같은 동작이나 자세에 의해서 뼈의 무게중심을 유지

하는 정렬상태가 변형이 되었는지, 그리고 이 정렬상태가 변형이 되면 신체에서는 운동 흐름에 변형이 오는데, 예를 들면 어느 날 잠을 자고 일어났는데 목고개가 옆으로 안 돌아간다든지, 목고개를 수그려서 한 참 있으면목이 무거워지고 통증이 나타나 목고 개를 들면 목고개를 들 때 목이 뻐근하고 목을 뒤로 젖히는 운동이 잘 안 된다든지, 또는 반대로 목고개를 수그리면 목이 뻣뻣하면서 목고개를 수그리는 운동이 잘 안 된 다든지.

허리(요추)부위도 마찬가지로 허리를 굽혀서 일을 좀 하고 있으면요통이 오거나 허리 가 끊어질 것 같이 아파서 허리를 펴 주어야 하고 그리고 허리를 펼 때 허리가 뻣뻣해 서 허리를 뒤로 젖히는 운동이 잘 안 된다든지 또는 맨바닥에 오래 앉아 있으면 요통 이 오고 그래서 일어서려고 하면 금방 허리를 못 펴는 운동장애가 온다든지 또 쪼그 리고 앉아서 머리를 감거나 일을 하고 있으면 허리가 아프거나 심하면 허리가 끊어질 것 같이 아프고 그래서 일어서려고 하면 금방 허리가 안 펴지는 상태. 이러한 상태가 그동안 신체가 취해왔던 자세나 동작에 의해서 뼈의 변형을 가지고 온 것이고, 이 신 체가 받는 운동저항, 예를 들면 허리 같은 경우 앞으로 굴신하는 운동은 별 지장이 없 는데 허리를 뒤로 젖히는 운동이 안 된다든지 또는 반대로 뒤로 젖히는 운동은 잘 되 는데 앞으로 구부리는 운동이 잘 안 된다든지 하는 것. 이것이 운동의 흐름인데, 이 상태를 신체가 그동안 써온 자세나 동작이 편중되게 쓰여 뼈의 변형을 불러오게 된 것 이고, 뼈의 변형된 상태에 따라서 나타나는 신체에 어떤 방향쪽은 운동이 잘 되고 어 떤 방향쪽은 운동을 하면 운동이 안 되면서 디스크나 협착이 생겼을 때는 하지로 통 증이나 마비 저림이 내려가는 신경장애가 나타는 것, 이 상태를 신체에서 일어나는 운 동흐름이라고 한다.

즉 쉽게 말하면 앞에서도 설명을 해 왔지만 농촌에서 허리를 굽혀서 일을 많이 한 사람들 경우 허리가 굽고, 이 굽은 허리를 펴려고 하면 잘 안 펴지는 상태. 이 사람들 의 경우 허리를 굽혀서 또는 쪼그리고 앉아서 오랫동안 일을 하는 자세를 취해기 때 문에 요추가 뒤로 굽어져 있고 그래서 허리를 뒤로 펴려고 하면 뻣뻣하면서 잘 펴지지 않는 운동흐름을 보인다는 것이다.

그래서 신체에서 일어나는 운동 상태를 확인하면 뼈가 어느쪽으로 휘었는지를 판별할 수가 있고, 이 운동 상태가 그 사람이 이때까지 써온 자세나 동작을 확인할 수가 있다.

신체에서 일어나는 운동 상태가 좋은 쪽은 그쪽으로 운동이 많이 일어났고, 그러므로 운동 상태가 그 쪽은 부드럽고 유연한데, 운동이 많이 안 일어난 쪽은 운동이 부드럽지를 못하다. 그것은, 앞에서도 설명을 했지만 신체를 많이 쓰는 쪽. 예를 들어서 목고개를 수그리는 동작을 하면 목뼈는 뒤로 물러나는 운동이 일어나는데 이런 자세를 오랫동안 하게 되면 목뼈가 정렬상태를 벗어나 뒤로 튀어나오는 탈골 현상을 일으킨다는 것이다. 허리 같은 경우도 상체를 굽히면 요추는 뒤로 물러나는 운동이 일어나는데, 허리를 굽혀서 하는 일을 오랫동안 해왔다든지, 쪼그려 앉는 자세를 많이 가졌다든지, 앉는 자세가 구부정한 자세를 오랫동안 가졌다든지, 이런 자세는 요추를 뒤로 물러나게 하는 움직임이 일어나게 하는데, 이런 편중 된 자세를 오랫동안 가지면 뼈가 길항력을 벗어나 탈골하거나 관절을 잇대고 있는 부위가 뒤로 물러나는, 길항력을 벗어나는 상황을 맞게 되는 것이다.

이렇게 척추가 뒤(후방)로 탈골이나 휘게 되면 신체를 앞으로 수그릴 때는 운동이 잘되는데 반대로 신체를 뒤로 젖히는 운동은 잘 안 되는 운동장애를 받는 것이다. 즉 굽은 물질을 되펴려고 하면 심한 저항을 받는 상태라는 것이다.

한마디로 말해서 윗몸 일으키기나 앉아서 다리를 쭉 뻗고 상체를 앞으로 수그리는 운동을 많이 하면 앞으로 굴신하는 운동은 질이나 잘 되는데 반대로 신체를 뒤로 펴는 운동우 많이 하지 않아서 근육도 부드럽지도 못하고 또 신체를 앞으로 굴신하는 운동을 편중되게 하므로 척추가 뒤로 물러나는 운동만 일어나 그 반대로 되펴는 운동을 할 때는 운동흐름이 좋지 않다는 것이다.

그리고 이런 편중되는 운동을 많이 하므로 해서 뼈가 한쪽 방향으로 물러나는 탈골이나 휨이 생기면, 탈골이나 휨이 생긴 방향에서 이 탈골이나 휨이 생긴 것을 자기 위치로 돌아가게 하는 되펴는 운동은 심하게 저항을 받아 운동장애가 온다는 것이다.

그러므로 신체를 앞으로 굴신하는 운동과 신체를 뒤로 펴는 배굴 상태의 운동흐름에서 그 사람이 오랫동안 써 왔던 자세나 동작을 찾을 수가 있고, 이 써온 자세나 동작을 찾으면 뼈의 탈골이나 휨의 방향을 찾을 수가 있다.

앞에서 설명을 했지만 척추의 변형은 그 사람이 써온 자세나 동작에 의해서 뼈가 움직이고, 뼈가 움직이는 방향이 어느 한쪽으로 편중되면 뼈의 무게중심인 정렬상태를 벗어나 병증으로 진행되는 것이다.

그러므로 신체에서 일어나는 운동 상태로 뼈의 변형된 방향을 찾을 수 있는 것이다.

1. 목뼈의 전방전위 상태

증상

1) 목뼈가 앞(전방)으로 전위가 되는 탈골이나 휨이 생기면 목의 운동흐름에서 목고개를 앞으로 수그리는 동작이 잘 안 된다. 즉 목고개를 수그리는 순간에 목줄기가 땅긴다든지 목이 뻣뻣하면서 목고개가 잘 수그려지지 않는 운동장애가 생긴다는 것이다.

앞에서 설명했던 목뼈가 뒤(후방)로 탈골이 되면 목고개를 수그리는 순간에는 운동장애가 별로 없고 목고개를 수그려서 좀 있으면목이 무거워오거나 통증이 나타나고 그래서 목고개를 펴려고 하면 뻣뻣하면서 목고개를 뒤로 펴는데 운동장애가 온다는 것이다. 그러니까 목뼈의 전방전위현상은 이와 반대 현상이 생긴다는 것이다. 즉 목뼈의 전방전위현상은 목고개를 뒤로 펼 때는 별 이상이 없거나 약간의 운동장애가 올 수 있지만 목고개를 수그릴 때 운동장애와 목의 통증을 수반한다는 것이다.

만약 내가 지금 목고개를 수그리면 목이 뻣뻣하면서 잘 수그려지지 않고, 그러나 목고개를 뒤로 젖힐 때는 아무런 운동장애가 없다, 그러면 일단 목뼈가 전만으로 변형이 되었다고 의심을 하고, 목뼈가 전방 쪽으로 전위가 될 수 있는, 내가 지금까지 그런 자세를 취해온 일이 있는지 정황을 체크해봐야 한다.

목뼈의 전방전위란 목뼈가 신체의 앞(전방) 쪽으로 휨을 말하는 것이므로 목뼈가 전방 쪽으로 휘게 되려면, 목고개를 뒤로 젖히는 동작이 일어날 때 목뼈는 앞쪽으로 물러나는 움직임이 일어나므로 목뼈가 앞쪽으로 물러나게 하는 자세나 동작, 충격 등이 있었는지를 찾아봐야 하는 것이다.

2) 차를 타고 가다가 뒤에서 차가 들이받아 목고개가 뒤로 꺾어진 일이 있는지를 찾아본다. 목고개가 심하게 뒤로 꺾어진 일이 있으면 그때는 목이 좀 불편하고 시간이 지나면서 괜찮을 수도 있지만, 한참 시간이 지난 후에 목뼈의 전방전위현상이 나타날 수가 있는데, 그것은 한 번 목뼈가 전방 쪽으로 물러나는 충격을 받고 그때는 곧 회복이 되었지만 그때 근육이나 목뼈의 후방인대, 그리고 추체 자체가 전방으로 쏠리는 충격을 받으므로 해서, 그때부터 느슨해진 인대나 뼈를 잡고 있는 힘줄도 흔들림이 가 서서히 뼈가 물러났던 쪽으로 목을 뒤로 젖히는 동작을 할 때마다 추체가 전방 쪽으로 조금씩 움직이기 시작했거나 목뼈가 전방 쪽으로 되는 자세가 목뼈에 들어갈 때마다 목뼈는 전방 쪽으로 물러나는 움직임이 일어나 길항력을 벗어나는 순간이 되면 병증인 현상으로 나타나는 것이다. 그러니까 목에 충격을 받은 한참 후인 몇 년이 지나서 목뼈의 변형 상태가 나타나는 예가 있을 수 있다는 것이다.

3) 베개사용에 있어서 주의할 점이 있다. 베개를 너무 높게 사용하면 목뼈가 뒤로 튀어나올 수가 있고, 목뼈(경추)가 뒤로 튀어나오면 베개를 높게 사용하면 목에 통증이 오거나 불편해서 베개를 높게 사용할 수가 없다.

그런데 반대로 베개를 지나치게 낮게 사용해도 목뼈에 이상을 가지고 오는 경우가 있다.

베개를 낮게 오랫동안 사용했거나 또는 목의 만곡(목의 오목한 부분)에 베개를 딱 들어맞게 사용, 목침(나무베개)같은 것을 오래 사용해도 목에 이상을 가지고 올 수 있는데 이때 나타나는 현상은 목뼈의 전만전위 현상을 초래할 수 있다는 것이다.

베개를 지나치게 낮게 사용하면 누운 자세(앙와위)에서 얼굴이 수평이 되어야 하는데, 베개를 지나치게 낮게 사용하면 턱이 치켜 들리고 이마와 머리의 정수리부분이 뒤로 넘어가게 되어 목이 뒤로 꺾어지는 자세가 된다. 턱이 치켜 들리고 머리꼭대기가 뒤로 넘어가면 목뼈의 전만만곡(C자형)이 심화되는 현상을 초래하게 된다.

이렇게 목뼈의 전만심화현상을 초래하게 되면 목뼈마디 중 어느 하나가 정렬상태를 벗어나 목 속을 들어가 탈골상태를 유발할 수가 있고, 이 앞(전방) 쪽으로 탈골현상에다 좌측이나 우측으로 휨이 생기면 목뼈가 휜 쪽으로 통증이 나타나게 된다.

이렇게 목뼈가 전방 쪽으로 탈골하고 또 어느 한쪽으로 틀어지면 틀어진 쪽의 겨드랑 뒤쪽에서 앞쪽으로 돌아오는 통증이 오는 경우도 있고, 가슴 앞쪽 쇄골부위나 앞가슴흉골쪽에 통증이 나타나는 경우도 있다.

4) 엎드려서 노트북 모니터를 보는 자세를 오래 해도 목뼈가 앞(전방)으로 들어갈 수가 있다. 엎드려서 모니터를 보게 되면 대개 목고개를 치켜드는 자세가 되어 목고개가 뒤로 꺾어지는 자세가 될 수가 있고, 목고개가 꺾어지는 자세가 되면 목뼈는 목 속으로 들어가는 움직임이 일어나 목뼈가 전방 쪽으로 밀려들어갈 수가 있다. 또 컴퓨터 모니터를 볼 때 지나치게 의자를 낮게 해도 모니터를 치켜 올려 보게 되어 목이 뒤로 꺾어지는 자세가 되어 목뼈가 전방 쪽으로 휠 수가 있다. 목고개가 뒤로 꺾어지면 목뼈는 앞(전방) 쪽으로 밀려들어가는 움직임이 일어난다. 그러므로 이러한 자세를 오랫동안 하게 되면 목뼈가 목 속으로 밀려들어가 탈골이나 휨이 일어날 수가 있다.

목뼈가 목 속으로 들어가는 상태가 되면 목의 운동에 있어서 목고개를 앞으로 수그리는 동작이 잘 안 된다. 즉 목고개를 수그릴 때 목이 뻣뻣하면서 목고개를 앞으로 수그리는 운동이 잘 안 되고, 목고개를 앞으로 수그리는 순간에 목줄기가 땅기거나 목고개를 수그릴 때 목이 뻣뻣하면서 운동이 안 되는 운동장애가 올 수 있다.

그리고 잠을 자고 일어난 아침에 목이 더 굳어지거나 불편하고 운동장애도 더 심하다. 아침에 일어나서 금방 목고개를 수그려 보면 더 목이 뻣뻣하고 불편함을 심하게 느끼는 현상이 나타날 수가 있다. 그리고 조금 몸을 움직이고 나면 목이 좀 부드러워지는 상태가 되기도 한다.

5) 직업적인 자세에 의해서 목고가 앞(전방)으로 탈골이나 휘는 경우도 있다.

시선을 위로 쳐다보고 작업을 하는 동작이 있는 도배공이나 천장에 텍스를 붙이는 일을 하는 목수들도 목고개가 꺾이는 동작을 할 수가 있으므로 목뼈가 전방 쪽으로 휘는 경우가 있다.

이런 작업을 하는 사람이 어느 날 목고개를 앞으로 수그리는데 운동장애가가 오거나, 목고개를 수그리는 운동장애는 없더라도 어느 날 팔에 힘이 떨어지는 현상이나 그러면서 손바닥에 둔한감각(무엇이 붙어 있는 느낌)이 나타나는 현상이 있으면 목뼈를 의심하고, 자기가 목고개를 뒤로 꺾어지는 자세를 가진 일이 있는지 추적을 해 보아야 한다.

6) 가슴이 지나치게 큰 여성의 경우 앞가슴이 처지거나 무게에 의해서 흉추나 경추하부의 무게중심이 앞쪽으로 쏠려 가슴이 되짚어지거나 흉곽이 앞쪽으로 쏠려 흉추나 경추를 앞(전방) 쪽으로 휘게 할 수 있다.

이런 경우도 앞가슴의 쇄골부위나 목의 앞쪽 후두하부나 후두주위에 통증이 나타나기도 하고, 목이 뻣뻣하면서 목고개를 수그릴 때 잘 안 수그러지는 운동장애가 나타나기도 한다. 그리고 때로는 가슴이 답답한 느낌이나, 무엇인가 딱히 표현하기가 힘든 몸의 밝지 못한 상태를 경험하기도 한다.

2. 목뼈(경추)전방전위 및 우측전위 자율운동

1) 증상

어느 날부터 목고개를 수그리면 목이 잘 안 수그려지고 목고개를 수그리면 목이 뻣뻣하면서 목줄기가 땅기고 수그리는 순간에 목고개가 앞으로 안 수그려지는 운동장애가 온다. 그리고 목의 오른쪽으로 통증이 온다. 그리고 목을 수그릴 때는 잘 안 수그려지는데 목고개를 뒤로 젖힐 때는 별 운동장애가 없다. 이런 경우는 목뼈가 앞(전방) 쪽으로 탈골이나 휨이 일어났다고 보면 된다.

2) 운동법

목에서 내려오는 통증이 목의 오른쪽이나 왼쪽 중 어느 한쪽으로 목이나 또는 목 옆으로 해서 어깨까지 어느 한쪽으로 통증이 오는 것은 그쪽으로 척추가 탈골이나 휨이 일어난 것이므로 측면으로 휜 부분을 먼저 교정을 하고 전,후방의 교정을 실시해야 한다.

그러므로 지금 이 자율교정운동요법의 설명은 목뼈가 전방 쪽으로 전위가 되고 우측으로 휜 것에 대한 교정이므로 오른쪽으로 휜 부분을 먼저 바로잡는 교정을 하고 전방 쪽으로 휜 부분에 대한 교정을 해야 한다.

3) 운동요령

앞에서도 계속 설명을 해오고 있지만, 목뼈의 운동역학은 목고개(시선)를 오른쪽으로 옮겨가면 목뼈는 왼쪽으로 옮겨가는 운동이 일어난다.

척추의 변형에서 꼭 인식해야 할 부분은 척추의 마디가 움직여서 변형이 생기는 것이다. 신체가 굴신을 하거나 배굴을 하면 척추도 움직이는 운동이 일어난다.

신체의 운동에서 척추의 움직임이 항상성 안에 있을 때는 문제가 생기지 않지만 척추마디가 서로 잇대는 관절화, 정렬상태를 벗어나면 척추마디가 탈골을 하거나 척주(脊柱)가 휨을 당하는 변형을 겪게 된다.

변형을 갖게 되는 과정은 부정한 자세. 즉 습관적이거나 직업적으로 편중 되거나 충격 등으로 신체에 운동이 가해졌을 때 척추가 운동이 일어나고, 이 일어나는 운동이 지속적으로 편중되거나 충격이 가해지면 뼈를 잡고 있는 힘줄이 견뎌 내지를 못하고 잡고 있던 뼈를 놓게 되므로 해서 뼈가 이탈하는 움직임이 일어나는 것이다.

그러니까 결국 신체가 움직임, 구부정한 자세나 습관적으로 편중되는 자세, 충격 등으로 신체가 움직일 때 뼈가 움직이는 현상이 일어나고 이 움직이는 현상이 어느 한 방향으로 편중될 때 뼈마디가 관절화를 벗어나는 병증인 상태로 변하기 때문에, 뼈를 제자리로 돌아가게 하는 보존요법도 뼈를 움직여야 한다. 그리고 뼈를 움직이게 할 수 있는 것은 신체를 움직이는(운동) 것이다.

그러나 문제는 신체움직임에 의해서 뼈가 움직여서 뼈가 틀어졌지만 틀어진 뼈를 원래 위치로 돌아가게 하는 신체의 움직임(운동)을 해 주어야 하는 것이다.

역체요법에서는 변형된 뼈를 제자리로 돌아갈 수 있는 운동역학을 판별해 놓았다.

3. 목뼈(경추)의 우측전위 자율교정

1) 신체를 곧게 한다. 운동은 앉아서 하거나 서서 해도 상관은 없다. 나이가 많으신 분은 의자나 바닥에 앉아서 하는 것이 안전하다.

일단 신체를 곧게 하고 목고개를 정면에서 오른쪽으로 가지고 가서 시선이 오른쪽 어깨너머까지 갈 수 있도록 목을 오른쪽으로 돌린다. 이때 목뼈 뒤쪽을 감싸고 있는 목의 근육들이 왼쪽으로 비틀리는 느낌을 받을 때까지 목고개를 오른쪽으로 돌린다. 이때 목 뒤쪽에 있는 넓은 목근이나 흉쇄유돌근 등이 왼쪽으로 틀리면서 오른쪽으로 물러나 있는 뼈를 왼쪽으로 옮겨가는 운동이 일어나게 한다. 즉 목에 손을 대고 목고개를 돌려보면 알겠지만 목고개를 오른쪽으로 돌아보면 목뼈는 왼쪽으로 움직이는 운동이 일어난다.

운동은 한 번 시작할 때 연속적으로 4~5회 정도 목고개를 오른쪽으로 돌아가게 하는 운동을 해준다. 목에 통증이 나타난지가 며칠 안 되었으면 2~3일 정도 운동을 해 주어도 통증이 잡힌다. 운동은 하루에 2회 정도, 오전과 오후로 나누어서 해 주고 한 번 운동을 할 때는 증상의 정도에 따라서 한 번 할 때 3~5회 정도 해 주는 것이 좋다.

통증이 계속 오른쪽으로 남아 있을 때는 하루 3회를 해도 무방하지만, 통증이 약해지거나 통증이 사라지면 운동회수를 줄이고 또 만약에 오른쪽 옆으로 나타나는 통증이 사라지면 오른쪽 측면교정운동은 일단 멈추고 통증이 나타날 때마다 운동을 해 주는 방법이 옳다.

그리고 통증이 오른쪽 옆으로 나타나는 것은 멈췄지만 목의 중앙부위에 남아 있으면 전방이면 전방에 대한 운동과 후방이면 후방에 대한 운동은 계속해야 한다.

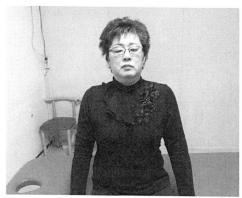
시선을 정면으로 두고 앉는다.

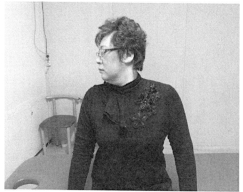
턱을 오른쪽으로 돌린다. 시선을 오른쪽 어깨까지 가지고 갖다가 정중앙으로 돌아온다. 목고개를 오른쪽으로 가지고 갈 때 목뒤의 근육들이 왼쪽으로 비틀리게 목을 틀어준다.

주의 운동을 할 때 목고개를 연속적으로 오른쪽으로 비트데 목고개를 왼쪽으로 쳐다봐서는 안 된다. 목고개를 우측으로 지긋하게 최대한 비틀어주고 조금 놓았다 다시 비트는 방식으로 하고, 목고개를 옆으로 틀었다 놓을 때 시선이 정면에서 왼쪽으로 넘어가서는 안 된다. 목고개를 오른쪽으로 쳐다보면 목뼈가 왼쪽으로 옮겨가는 운동이 일어나듯이 목고개를 왼쪽으로 옮겨가면 목뼈가 오른쪽으로 옮겨가는 운동이 일어난다.

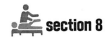

목뼈의 전방전위에 대한 자율교정

요령: 의자에 앉아 허리를 펴고 자세를 잡는다. 자세를 잡는 것은 의자에 앉아서 해도 되고, 맨바닥에나 서서 하거나 상관이 없다. 다만 나이가 많으신 분은 의자에 앉아서 하는 것이 자세가 안정되어 좋다.

운동은 일단 목뼈가 우측으로 틀어진 측면운동을 먼저 했으므로 전방전위에 대한 운동을 한다.

허리를 약간 펴서 자세를 곧게 하고 턱을 가슴에 당겨 가슴 쪽으로 붙인다. 이때 턱이 가슴에 닿지 않아도 된다. 목고개만 앞으로 수그려서 턱을 가슴쪽으로 지긋하게 당겨준다. 한번 턱을 가슴쪽으로 붙이는 운동을 시작할 때 4~6회 정도 한다.

턱을 가슴팍으로 당겨주는 것은 목고개를 수그리는 운동과 같다. 목뼈의 전방전위란 목뼈가 뒤로 튀어나온 것이 아니고 앞(목 속)으로 뼈가 들어간 것을 말하는 것이다. 그러므로 목고개를 수그리는 운동을 하면 목뼈는 뒤로 휘는 운동이 일어난다. 즉 목고개를 수그리면 목뼈가 뒤로 튀어나오는 움직임 일어나므로 목 속으로 들어간 뼈를 뒤로 끄집어내는 움직임이 일어나는 것이다.

목뼈의 전방선위증이란 목뼈가 앞(전방)으로 휜 것을 말하는 것이므로 앞으로 휜 뼈를 뒤로 나오게 해서 원래 있던 자리로 뼈를 보존해야 하므로, 목고개를 수그리는 운동을 해서 목뼈를 뒤로 나오게 하는 것이다.

앞에서 계속 설명을 하고 있지만, 목에 손을 대고 목고개를 수그려 보면 목뼈가 뒤로 휘어짐을 알 수 있다. 그리고 앞에서도 설명을 하고 있지만 신체의 구조를 형성하고 있는 골격은 신체의 움직임에 따라서 뼈도 움직이는 운동이 일어나는데, 뼈가 변형이 되는 틀어짐도 신체의 움직임에 의해서 뼈가 움직여지는 운동이 일어나고, 이 뼈가 움직이는 상태가 뼈의 서로 잇대어 있는 관절화를 벗어나는 정렬상태를 벗어나면 뼈의 탈골이나 휨 등. 변형을 초래하는 것이다.

그러므로 뼈가 변형이 되는 정렬상태를 벗어나는 신체의 어떤 움직임(운동)이 있었나를 찾는 것이 중요하고, 뼈가 정렬상태를 벗어나게 한 신체의 움직임이 있었으면 뼈를 제자리로 돌아올 수 있게 신체를 움직여(운동) 뼈가 제자리로 돌아오게 해 주어야 한다.

그러므로 목뼈가 앞(전방)으로 휘는 변형이 생겼다면 목뼈를 뒤로 가게 해서 정렬상태를 유지 시켜주어야 한다. 그럴 려면, 현재 목뼈가 전방으로 휘어 있는 상태이므로 목뼈를 뒤로 나오게 해야 하고, 목뼈를 뒤로 나오게 하는 신체의 움직임(운동)은 목고개를 수그려 주는 운동을 하면 목뼈가 뒤로 나오는 운동이 일어나 목뼈가 뒤로 나오게 된다.

만약에 목뼈가 전방전위가 된 초기 상태이면 2~3일 정도 목고개를 수그리는 운동을 하루에 2회 정도, 한 번 할 때 4~6회 정도 해 주면 통증에 대한 반응이 나타날 수가 있다.

2~3일 정도 운동을 해서 통증이 사라지면 통증이 나타날 때마다 앞에서 설명한 대로 한 번 운동을 할 때 4~6회 정도 해 주면 된다.

만약에 2~3일 운동을 해도 통증이 남아 있거나 통증이 좀 줄어 던 상태이면 통증이 사라질 때까지 계속 운동을 한다. 그리고 통증이 사라지면 운동을 조정해가면서 해 주고 통증이 나타날 때마다 해 주면 된다.

오늘 갑자기 목고개를 수그리는데 목이 뻣뻣하면서 잘 안 수그려지는 이상이 오거나 2~3일 정도 된 상태는 며칠 만 운동을 해도 금방 목이 부드러워지고 통증이 사라진다.

그리고 목뼈가 전방전위가 되면 목고개를 수그릴 때 대개는 운동장애가 오고 목고개를 뒤로 젖힐 때는 운동장애가 전혀 안 오거나 약간 아픈 통증이 나타나는 정도 이다. 그리고 목뼈의 전방전위상태가 심하면 목고개를 수그릴 때 목이 뻣뻣하고 목줄기로 땡기는 현상이 나타날 수가 있다. 그리고 목고개가 뒤로 넘어가는 느낌을 받을 수가 있고, 목고개를 수그릴 때 목줄기의 통증이나 목의 하부나 목뼈의 옆으로 벗어나서 어깨 쪽으로 당기는 통증이 나타날 수도 있고, 목뼈가 전방전위가 되어 만성이 된 상태면 어깨나 팔의 통증을 포함해서 손바닥의 지각장애나 목의 앞가슴 쪽 쇄골주위로 통증이 나타날 수가 있다.

그리고 목뼈가 뒤(후방)로 튀어나오는 탈골현상이 생기면 목고개를 뒤로 젖히는 동작을 할 때 목뒤의 뼈가 서로 맞닿는 느낌이 들거나 목고개를 뒤로 쭉 젖히면 어깨로 통증이 뻗치는 현상이 생길 수가 있고 심하면 팔이나 손까지 통증이나 저림, 전기현상이 내려가기도 한다. 그리고 무엇보다도 목뼈가 뒤(후방)로 휘면 목고개를 수그릴 때는 별 운동장애가 없다. 이 운동 상태로 내가 목을 쓴 자세가 어떠했는지를 잘 판별하는 것이 중요하다.

앞에서도 계속 설명하고 있지만 내가 신체를 쓰는 자세나 동작에 따라서 뼈의 움직임이 일어나고, 뼈의 이런 움직임이 오랫동안 편중될 때 뼈가 정렬상태를 벗어나는 변형을 초래하게 되는 것이므로, 만약 내가 목이 통증이 오는 목뼈의 변형을 겪게 되면, 그동안 내가 신체(목)의 자세나 운동이 어떤 상태로 많이 일어났는지를 찾아야 한다. 즉 내가 목고개를 수그려서 하는 동작을 많이 했다든지 또는 반대로 목고개가 뒤로 꺾어지는 자세(젖힘)가 많이 일어났는지 등.

목뼈가 전방으로 휘게 되는 목뼈의 영향을 주는 자세나 동작 중에는 차를 타고 가다 뒤에서 차가 받으면 목고개가 뒤로 꺾어지는(목의 젖힘) 운동이 일어날 수가 있다. 또 시선을 높은 곳으로 쳐다보는 자세를 가지면 목뼈가 전방으로 휘는 움직임이 일어날 수가 있고, 목고개를 뒤로 젖히는 동작을 자주 해도 목뼈가 선방 쪽으로 휠 수가 있다.

스스로 이렇게 자율적인 교정을 할 때는 지금 목에서 일어나고 있는 운동 상태. 즉 목고개를 수그리는 운동이 잘 안 되는지 또는 목고개를 뒤로 젖히는 운동이 잘 안 되는지 이 상태를 판별하고, 그리고 안 되면 안 되는 상태가 되는. 내가 지금까지 취해온 자세를 찾아서 운동이 안 되게 된 자세가 있었는지 맞춰봐야 한다. 그래서 내가 목이 변형이 된 상태를 인식할 수가 있어야 한다. 그래야 목뼈가 휜 것을 바로 할 수 있는 운동을 찾을 수가 있는 것이다.

척추는 신체의 움직임에 의해서 움직여 져 변형이 올 수 있고, 그 변형된 것도 신체를 움직여서 제자리로 돌아올 수 있게 할 수 있는 것이다.

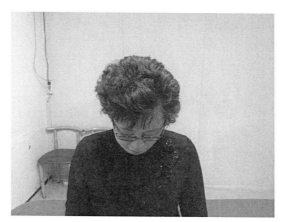

목뼈의 전방전위운동, 목고개를 수그려서 턱을 가슴쪽으로 당겨준다. 즉 목고개를 앞으로 수그려주는 운동이다. 목고개를 수그려주면 목의 앞(전방)으로 물러난 목뼈가 뒤로 물러가는 운동이 일어난다.

주의 목의 운동에 있어서 목뼈가 전방으로 전위가 되면 목고개를 수그리는 운동에 장애가 온다. 그리고 목뼈가 후방으로 전위가 되면 목고개를 뒤로 젖힐 때 운동장애나 통증, 저림 등이 나타난다.

그런데 목뼈가 전방으로 전위가 되었는데도 목고개를 뒤로 젖힐 때 목뼈의 변형된 국소부위에 통증이 나타나는 경우가 있다. 이 같은 현상은 목뼈가 심하게 전방으로 전위가 되었을 때도 그러한 경우가 나타날 때가 있고, 또 뼈가 변형이 된 초기에는 목고개를 수그릴 때나 뒤로 젖힐 때도 통증이 나타나는 경우가 있다.

그런데 뼈가 전방으로 전위가 됐는데 목고개를 뒤로 젖힐 때 통증이 나타나는 경우는 나타는 통증이 목의 뼈가 변형된 국소부위로 통증이 나타나고 어깨나 팔로 내려가는 저림이나 신경방산 현상은 안 나타는 특징이 있다. 그리고 통증은 바늘로 찌르는 느낌이나, 목고개를 뒤로 젖힐 때 나타나는 통증은, 목고개를 뒤로 젖힐 때만 변형된 목뼈의 주위에 급한 통증이 나타난다.

목뼈가 후방전위가 되고 만성이 되면 목고개를 뒤로 짝 펴면 어깨나 팔로 통증, 저림, 마비 등 방산현상이 내려간다.

그리고 이런 현상이 나타나면, 그동안 몸을 써온 자세나 동작 등, 뼈가 변형이 될 수 있는 여러 정황 등을 찾아 판별을 해야 한다.

그리고 베개 사용 등도 판별 근거로 하고, 목뼈가 전방으로 전위가 되면 베개 높이가 너무 낮아도 목에 불편을 느끼고, 오히려 조금 높은 것이 통증이 덜 올 수도 있는 것이다. 또한 반대로 베게가 높으면 통증이 와서 높은 베개를 못 베는 경우는 목뼈가 후방으로 전위가 되었을 때 나타나는 현상이다.

이렇게 여러 가지 정황들을 모아서 운동을 시작하고, 운동을 할 때 처음에는 관찰하면서 해야 한다. 운동방향이 맞으면 매일 차도가 생긴다. 대개 그렇다. 그러나 운동 방향이 맞아도 처음 며칠간은 통증이 오는 경우도 있으므로 뼈의 전위된 방향과 운동방향이 맞으면, 교정운동을 가볍게 하면서 계속 뼈의 틀어진 방향이 맞는 지 확인을 해가면서 교정을 해야 한다.

뼈가 부정렬이 생기면 민감하다. 조금만 자세, 동작의 움직임에 통증이 나타나는 현상이 생긴다. 기침이나 누웠다 일어날 때라든지 또는 순간적이 동작에 민감하게 통증이 나타난다.

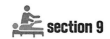
목뼈(경추) 좌측전위 및 전방전위 자율교정

요령: 목뼈의 좌측전위 및 전방전위상태는, 좌측전위운동요법은 앞에서 설명한 우측 전위의 반대로 운동을 하면 된다. 그리고 전방전위상태는 앞에서 설명한 전방전위에 대한 운동요법으로 하면 된다.

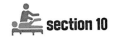

section 10

어깨통증

어깨통증은 여러 요인으로 발생할 수 있다. 폐나 간 등 내장에 혹 같은 덩어리가 생겨도, 어깨로부터 매달린 내장의 무게에 의해서 어깨가 무겁고 통증이 발생할 수 있다. 이렇게 대사질환 외에는 근골계의 통증이 대부분이다.

근골계의 영향으로는 크게 두 가지로 어깨의 통증을 발생시킬 수가 있는데, 목뼈의 변형으로 목에서부터 어깨와 팔, 손까지 내려가는 주행신경을 따라서 어깨통증을 발생 시킬 수가 있고, 어깨 자체의 문제로 어깨통증을 발생 시킬 수가 있다.

목뼈(경추)의 변형(디스크, 협착, 만곡변형, 부정렬)에 의해서 어깨에 발생시키는 통증과 어깨 자체의 변형에 의해서 발생시키는 통증은 구별이 되는데, 이것은 잘 인식을 해야 한다.

첫째, 목뼈의 의해서 어깨나 팔로 내려가는 통증은 목뼈의 변형의 심화나 변형의 방향에 따라서 통증의 차이가 있다. 목뼈의 변형으로 통증이 심하게 나타날 때는 팔뚝이나 어깨가 떨어져 나가는 것 같은 경험을 하는 경우가 있다. 목뼈의 변형으로 오는 통증으로 심하게 통증이 나타나는 경우는 근육 속을 예리한 길로 도려내는 것 같은 통증을 경험하는 경우가 있는데 이렇게 통증이 나타나면 한 곳에 가만히 있지를 못하고 안절부절못하며 밤에 잠을 한숨도 못자는 경우도 있다. 이런 경우는 목뼈가 후방으로 전위가 되었을 때 주로 나타나는 경우다. 이렇게 목뼈가 뒤로 튀어나올 때는 등이 굽어지면 목도 같이 뒤(후방)로 튀어나오는 탈골 현상이 생기는 수가 있는데 이런 경우 통증이 격심하게 오는 예가 많다.

이런 경우는 목뼈만 뒤로 튀어나오는 것이 아니고 목뼈와 잇대어 있는 쇄골, 쇄골과 관절하고 있는 견갑골까지 뒤로 평창 돼 통증이 격심한 통증을 경험하게 된다.

이런 통증은 아침저녁 하루에 두 번씩 진통주사를 맞아도 통증이 멈추지를 않으며 팔이 떨어져나가는 듯한 통증을 경험하고 뜬눈으로 밤을 새는 통증을 경험하게 된다.

이렇게 목뼈가 후방으로 굽고 쇄골, 주걱뼈까지 뒤로 평창 시키는 변형을 가져오게 하는 것은 자세에서 변형을 가지고 오게 되는 예가 많다.

뜨개질이나, 목고개를 수그려서 하는 일을 오랫동안 해 온 사람은 등이 굽어지면서 목의 척주(脊柱)가 뒤로 굽어질 수가 있고, 이 굽어진(부정렬) 척주 중에서 척추(뼈)의 어느 한 두 마디가 후방으로 탈골 되면 이러한 현상을 초래하게 된다.

그리고 또 한 가지 자세로서는 벽쪽에다 베개를 높게 고이고 비스듬히 누워서 TV를 시청하는 자세를 갖든지, 또는 퇴근해서 그러한 자세로 쉬는 자세, 또 사무실의 소파에 비스듬히 누워서 탁자위에 다리를 올려놓고 잠을 자거나 쉬는 자세. 그러한 자세를 오랫동안 가지면 등이 굽어지면서 목의 만곡이 소실되거나 또는 목뼈의 하부의 위치, 목뼈 5, 6, 7번이나 흉추 1, 2, 3 등 목의 하부와 흉추 상부의 돌출부위의 뼈 한 두 마디가 뒤로 빠져나오는 경우가 있다.

그리고 이 뒤로 돌출한 뼈가 오른쪽이든 왼쪽이든 어는 한쪽 방향으로 휨(부정렬)이 일어나는 쪽으로 통증이 나타나게 된다.

이렇게 등이 굽어지면서 목뼈까지 뒤로 튀어나와 어깨나 견갑골 등에 통증이 나타나는 경우는 맨바닥에 구부정하게 앉거나 소파에 비스듬히 기대앉거나 또는 기차 등 차량의 의자에 앉을 때도 비스듬히 기대앉으면,

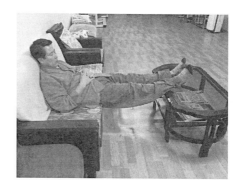

앉아서 조금 있으면 어깨가 통증이 나타나기 시작하고, 통증은 주로 어깨를 형성하고 있는 견갑골과 견갑골과 척추사이에 통증이 많이 나타나기도 한다. 그리고 목고개를 수그릴 때는 별로 통증의 변화를 못 느끼나 목고개를 치켜들면 어깨나 팔로 통증이 확산되는 현상이 나타난다. 그리고 목의 운동에 있었어도 목고개를 수그릴 때는 별 운동장애가 나타나지 않지만 목고개를 뒤로 젖히면 목고개가 뒤로 넘어가지 않거나 어깨나 팔, 손까지 통증이나 저림, 마비 등 주행신경을 따라서 통증이 내려가는 방산통을 경험하게 된다.

이렇게 목에서 내려오는 통증, 즉 목뼈의 이상으로 오는 통증은 목의 움직임에 따라서 어깨나 팔에 통증이 나타나는 현상이 온다. 그러므로 목뼈의 변형으로 오는 통증은 목고개를 수그려 보거나 뒤로 젖힐 때 또는 목고개를 좌우로 움직일 때 운동장애나 통증의 변화를 가져오기 때문에, 목의 움직임 따라서 어깨나 목 부위, 팔 등에 나타나는 통증은 목뼈의 변형으로 오는 통증으로 구별할 수가 있는 것이다.

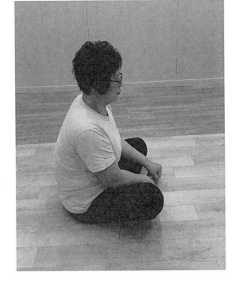

만약 내가 지금 어깨, 견갑골, 팔뚝이 통증이 오거나 팔이 떨어져 나갈 것 같은 통증을 경험하고 있는 사람이면, 앞에서 설명한 자세를 현재 주로 취하고 있는지, 또는 과거에 그러한 자세를 많이 취했던 경험이 있는지 스스로 추정을 해봐야 한다.

앞에서도 설명을 해오고 있지만 척추의 변

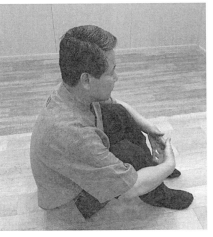

형은 신체가 움직이는 자세, 동작 등에서 시작이 된다. 신체가 움직일 때 척추도 같이 움직임 이 일어나고, 이때 어떤 방향으로 신체가 편중되는 자세를 지속적으로 취하면 뼈는 서로 잇대어 있는 관절화를 벗어나는 변형을 일으킨다.

목뼈의 변형으로 오는 어깨나 팔의 통증은 경추교정 편을 자세히 숙지하시기를 바랍니다.

팔이나 어깨가 떨어져나가는 통증과 소파나 차량의 의자에 비스듬히 기대고 조금 앉아 있으면 통증이 나타나는 등뼈나 목뼈가 후방으로 변형이 되는 자세.

1. 어깨 자체의 이상으로 오는 통증

어깨 자체의 이상은, 팔을 앞으로 들거나 옆으로 움직일 때 또는 팔을 뒤에서 올리는, 때를 미는 자세 등을 할 때 어깨에 통증이 오거나 어깨에 충돌이 일어나 깜짝깜짝 놀라는 경우이다. 이런 경우는 어깨 자체의 이상으로 통증이 온다고 보면 된다.

1) 어떤 경우는 밤에 잠을 자다가 팔이 뚝 떨어지는 것 같은 경험을 하고 다음 날부터 팔을 치켜들면 어깨가 결리고 충돌을 일으켜 팔을 들어 올리지 못하는 경우도 있다.

2) 어떤 경우는 컴퓨터 마우스에다 손을 대고 있으면 어깨나 팔에 통증이 오기 시작하는 경우도 있다. 이런 경우, 즉 컴퓨터 마우스에 손을 얹어 있으면 통증이 오기 시작하는 경우, 이때 어깨가 알리는 통증이 오는 경우. 이렇게 통증이 와도 팔을 치켜들거나 팔을 뒤로 보내도 아무런 이상이 없고 통증이 오는 경우도 있다. 그런데 단지, 팔을 앞으로 내밀어서 마우스를 잡고 좀 있으면어깨나 견갑골에 서서히

통증이 나타나는 경우가 있다. 그러니까 어깨의 견봉의 앞쪽은 전혀 통증이 안 나타나고 견갑골이나 신체의 후면인 등 쪽으로 통증이 나타나는 경우가 있다. 이런 경우는 등(흉추)이 굽어 있는데다가 구부정한 자세로 앉아 있으면 등뼈나 견갑골이 뒤로 굽어지는 상태가 되면서 통증이 나타나는 경우이다.

3) 컴퓨터 마우스에 손은 얹고 있으면 통증이 오기 시작하는데, 이럴 때도 통증이 오지만 팔을 치켜들거나 팔을 뒤 또는 옆으로 움직일 때도 통증이 나타나는 경우가 있다.

4) 소파나 차량의 의자에 기대앉아서 조금 있으면 어깨가 기분 나쁘게 알려오는 경우가 있다. 이 경우는 목뼈가 뒤로 튀어나왔을 때와 등이 굽어지면서 견갑골, 쇄골, 등이 뒤로 팽창되면서 통증이 나타나는 경우가 있다.

이때 쇄골이나 특히 견갑골이 뒤로 굽어지면서 나타나는 통증은 소파나 기차 등 차량의 의자에 비스듬히 기대앉으면 통증이 와서 자세를 세워 어깨를 펴고 앉아야 통증이 가라앉는다. 즉 굽어지는 등을 펴고 앉아야 통증이 안 나타나는 것이다.

2. 어깨의 변형으로 오는 통증

앞에서도 언급을 했지만, 밤에 자다가 어깨가 툭 하고 떨어지는 느낌을 받았는데 아침에 일어나 팔을 치켜드니까 팔이 안 올라가고, 어깨가 결리면서 팔을 치켜들 때나 또는 팔을 움직일 때 어깨에서 충돌이 일어나서 깜짝깜짝 놀라는 경험을 하는 경우가 많다.

나이가 40~50대가 넘어가면서 어느 날부터 크게 다친 일도 없는데 어깨가 아프면서 팔을 치켜들면 어깨에서 부딪치고, 팔을 뒤로 돌려도 어깨(견봉)의 앞쪽에 통증이 오는 경우가 많다. 이런 상황에서, 병원에 가서 진단을 받으면 어깨근력이 찢어졌다는 진단을 받는 경우도 있고, 어깨뼈를 회전시키는 회전건개파열이라는 진단을 받는 경우도 흔히 본다.

그런데 밤에 잠을 자다가 팔이 툭하고 떨어지는 느낌을 받고 그 다음부터 팔을 치켜들거나 팔을 옆으로 움직이면 어깨가 결리고 또 어떤 경우는 어깨가 꼭꼭 쑤시는 통증이 나타나기도 한다.

어느 날부터 팔베개를 하고 잠을 자고 나서부터 팔이 아프기 시작했다든지 또는 언제부터인가 다친 일도 없는데 무단히 팔을 치켜들거나 팔을 옆이나 뒤로 돌리면 어깨가 결리고 어깨에서 충돌이 일어나 팔이 치켜들어지지 않는 현상이 나타나는 경우도 있다.

오십견이라고 해서 50대쯤 무단히 어깨가 아파서 심한 고통을 겪는 예도 많이 본다.

물건을 지나치게 힘을 써서 들다가 근력에 과부화가 걸려 근력이 찢어져서 오는 통증이나 또 힘을 써서 무엇을 끌어당기다가 어깨근력이 파열되어서 어깨가 아플 수가 있다.

하지만 팔을 무리하게 쓴 일도 없이, 앞에서 설명한 것처럼 잠을 자고 일어나서 팔이 아파오기 시작했다든지 또 무단히 어느 날부터 어깨가 편치 않더니 팔을 치켜들면 팔이 안 올라가고 또 팔을 옆으로나 뒤로 움직이면 어깨의 앞쪽에 통증이 나타나는 경우, 이런 경우는 근육파열이나 회전건개파열로 오는 통증이라고는 할 수 없다. 물론, 근육이 파열되었으면 진찰을 하면 나타나겠지만, 무단히 오는 통증을 근육문제로만 돌릴 수는 없는 것이다. 또 설상 근육이 찌어졌다 해도, 또 다른 근육이 생성되어 대체 역할을 한다.

팔을 움직이는 근육에 손상을 입어 팔을 들 때 힘이 떨어지는 일이 있을 수는 있지만, 팔을 움직일 때, 특히 팔을 치켜들거나 팔을 뒤로 해서 올릴 때 어깨가 결리거나 충돌을 일으켜 깜짝깜짝 놀라는 현상은 어깨를 형성하고 있는 어깨뼈의 구조를 살펴볼 필요가 있다.

물론 어깨뼈를 서로 잇대게 하는 관절화를 지탱하는 힘줄에 이상이 와서 어깨뼈의 관절화에 문제가 생겨서, 팔을 치켜들거나 팔을 옆으로 뒤로 움직일 때 어깨에서 뼈의 충돌이 일어나 어깨에 통증을 유발한다치더라도, 이 부분을 보다 더 근본적인 뼈의 구조와 연결해서 인식을 할 필요가 있다.

어깨통증은 어깨뼈를 구성하고 있는 구조와 연결해서 인식을 해야 할 중요한 문제로, 팔은 신체에 몸통에 매달려서 일생동안 쓰이게 되면서 온갖 형태로 동작을 만들어낸다. 그리고 팔을 움직이는 이 동작들은 어깨에서 팔을 붙들고 팔을 조정하는 것이다. 그리고 팔을 움직일 때마다 뼈도 움직이는 동작이 일어난다. 그리고 뼈의 변형은 뼈가 움직일 때 일어나는 것이고, 뼈를 움직이게 하는 것은 팔을 쓰는 동작에서 일어나는 것이다.

3. 팔을 쓰는 동작의 판별

팔이 쓰여지는 동작을 깊이 인식해야 치료는 복합적으로 하더라도 어깨통증을 빨리 해결할 수가 있는 것이다.

신체의 일은 팔이 거의 도맡아 하고 있다. 그리고 팔이 일을 할 때 거의 신체의 앞쪽으로 내어서 하고 있다. 앞에 있는 물건을 잡든지, 앞에 있는 물건을 끌어당기든지, 앞에 있는 물건을 들든지, 즉 어깨에 매달려 있는 팔이 신체의 앞쪽으로 팔을 내어서 일을 하고 있는 것이다.

신체가 팔을 쓰는 일을 힐 때 팔을 뒤로 .보내서 일을 하거나 팔을 옆으로 들어 올려서 하는 일은 거의 없는 것이다. 일생동안 팔은 것의 앞으로 나가서, 컴퓨터 마우스 클릭을 하고, 기계를 당기고, 음식을 만들고, 청소를 하고, 이렇게 일상의 모든 일은 팔이 앞으로 나가서 하고 있는 형태이다.

신체의 앞쪽방향으로 나가서 일을 하고 있는 팔은, 견갑골, 쇄골 등으로 구성되어 있는 어깨뼈와 관절하고 하고 있는 상완골로 이 뼈가 어깨에 매달려서 온갖 일을 하는 팔뼈로 되어 있다. 즉 팔이 음직일 때 상완골이 움직여 줌으로써 일을 하게 되는 것이다. 물론 이때 어깨뼈를 구성하고 있는 쇄골이나 견갑골도 같이 움직임이 일어나고, 상완골은 어깨뼈의 골와에 상완골의 골두가 어깨뼈의 골와에 괄절화를 하면서 매달려 있는 것이다. 그리고 팔이 움직일 때 팔뼈인 상완골의 골두는 어깨뼈의 와(집)에서 약간의 공간을 가지고 융통성 있게 운동이 일어나고 있는 것이다. 그리고 또한 팔뼈가 어깨뼈에 매달려서 어깨뼈의 관절의 범위 밖으로 벗어나지 못하도록 힘줄과 근육이 팔뼈를 붙들고 있다.

팔을 앞으로 내밀어 컴퓨터 마우스 클릭을 하거나, 팔을 앞으로 내어 기계를 당기거나 조작을 할 때 어깨에 붙어 있는 팔은 신체의 앞쪽을 내민다. 그러므로 어깨뼈의 오목관절에 붙어있는 팔뼈의 상완골두도 신체에서 앞쪽으로 무게중심이 옮겨가고 팔을 내밀어 일을 하게 되면 어깨뼈의 관절도 앞쪽에 있는 힘을 감당하기 위해 무게중심이 앞쪽으로 쏠리고 앞에 있는 힘에 의해서 어깨뼈와 어깨에 붙어있는 팔뼈를 앞쪽의 힘(물체)이 이들을 앞으로 당긴다.

그러므로 어깨뼈를 형성하고 있는 견갑골과 쇄골, 그리고 어깨뼈에 붙어있는 팔뼈도 앞에서 당기는 힘에 의해서 앞쪽으로 쏠려가는 힘에 버티는 긴장관계에 있는 것이다.

뼈의 협착, 탈골, 휨 등은 신체가 움직일 때 뼈에 움직임이 일어나 일어나는 현상.

뼈가 탈골이나 휨 등 부정렬이 되는 것은 신체가 움직일 때 뼈도 움직임이 일어나고, 이런 움직임이 편중되거나 충격을 받으면 뼈를 잡고 있는 힘줄이 뼈를 서로 잇대어 주는 관절화를 지켜주지 못하고 놓게 돼 뼈가 탈골을 일으키거나 휨을 일으킨다.

우리가 자세를 구부정하게 앉으면 등뼈나 허리뼈도 휘는 운동이 일어난다. 즉 신체의 자세가 바로지 못할 때 신체를 형성하고 있는 구조물인 뼈도 신체의 동작이나 자세에 따라서 움직임이 일어나는 것이다.

목에 손을 대고 목고개를 수그리면 목뼈가 뒤로 불거져 나옴을 알 수 있듯이, 또 허리에 손을 대고 상체를 수그리면 허리뼈가 뒤로 물러남을 알 수 있듯이. 이렇게 뼈는 신체의 동작이나 자세에 따라서 움직임이 일어나는데, 이때 뼈가 탈골을 일으키거나 휘어지는 것은, 이러한 동작이나 자세가 반복되거나 편중될 때 뼈가 움직임이 일어났다가 제 위치로 복귀를 못하고 휘거나 이탈하는 변형이 생기는 것이다.

그럼, 어깨에 붙어있는 팔은 평생 동안 거의 앞쪽 방향 쪽으로만 내밀어서 일을 한다. 그럼 팔뼈와 팔뼈가 붙어있는 어깨뼈는 어느 쪽으로 움직임이 많고, 그리고 이 많은 움직임을 넘어 어깨뼈에 잇대어 있는 팔뼈가 어느 방향으로 쏠리는, 관절의 변형을 가지고 올 수 있겠나?

이 부분(뼈가 움직일 수 있는 편중되는 자세)은 잘 인식해야 한다.

허리를 굽혀서 일을 하는 직업을 가진 사람, 쪼그리고 앉아서 반복적으로 일을 하는 사람 등은 허리가 굽어질 수가 있다. 이런 자세는 상체를 앞으로 수그리게 하는 자세로서 상체를 앞으로 수그리면 허리나 등뼈는 뒤로 물러나는 운동이 일어난다. 농촌에서 일은 하는 사람들이 매일 허리를 굽혀서 일을 하거나, 앉는 자세가 구부정한 사람들은 허리가 구부정하고 허리가 뒤로 굽은 것은 볼 수 있다. 이러한 경우들이 신체를 쓸 때, 즉 상체를 굽히는 자세를 취할 때 허리뼈나 등뼈가 뒤로 물러나는 운동이 일어나는데 이러한 자세를 오랫동안 반복할 때 뼈가 뒤로 굽어지는 변형이 생기는 현상을 볼 수 있다. 즉 직업적으로나 습관적인 동작이나 자세에 의해서, 신체가 그러한 자세를 취할 때 뼈의 움직임이 오랫동안 편중되게 움직임이 일어나 뼈가 휘거나 탈골을 겪게 되는 것이다.

이와 같이 어깨에 매달려 있는 팔도 일평생동안 거의 앞으로만 내어서 일을 하고 있다.

물건을 들거나 앞에 있는 기계나 물체를 댕기는 조작을 힘을 써서 들거나 당기기도 한다. 이럴 때 당연히 어깨에 잇대어 있는 팔뼈는 앞쪽으로 끌려가는 힘을 받을 수밖에 없다. 이렇게 팔은 평생 동안 관절이 앞쪽으로 쏠려가는 힘에 놓여 있고, 팔뼈를 잡고 있는 힘줄은 뼈의 이탈을 막기 위해서 이런 힘에 저항을 하고 있는 상태이다.

그러므로 어깨뼈와 팔뼈는 앞쪽으로 쏠리는 질서에 있는 것이다. 어깨뼈의 오목과 팔뼈의 골두가 관절범위 안에 있다손 치더라도 어깨뼈나 어깨뼈에 붙어있는 팔뼈는 앞쪽으로 무게중심이 쏠리고 있는 것이다.

4. 쇄골의 변형

쇄골이 유난히 앞으로 튀어나오는 사람을 본다. 쇄골이 점점 앞으로 튀어나와 심하게 도드라지는 경우를 본다.

여성의 경우 앞가슴이 큰 사람의 경우 가슴의 무게에 의해서 쇄골이 앞쪽으로 쏠리는 경우를 볼 수 있지만, 또 평생 팔을 앞쪽으로 하는 일의 직업을 가진 사람도 그러한 경우가 생기는 것을 본다.

기계의 손잡이를 당기는 일을 오랫동안 해온 사람들의 경우 쇄골이 앞으로 쏠리거나 견갑골이 앞쪽으로 압박을 주어 쇄골첨(尖)이 솟아오르는 것을 볼 수 있다.

척추측만이 되면 척추가 휘는 쪽으로 등의 배근이 솟아오르는 이치와 같다. 척추가 왼쪽이나 오른쪽 등 어느 한쪽으로 치우치면 척추가 휘면서 근육이나 뼈를 밀어 근육이 솟아오르는 이치와 같은 것이다.

우리는 어느 날 잠을 자다 팔이 툭하고 떨어지는 느낌을 받고 아침에 일어나 팔을 치켜드는데 팔이 안 올라가는 경험을 한다. 그리고 어느 날부터 무단히 팔을 치켜들면 팔이 안 올라가고 팔을 뒤로 돌리면 팔이 뒤로 안 가고, 억지로 팔을 뒤로 가지고 가면 어깨 봉 앞쪽에 통증이 나타나는 상태를 경험한다. 그리고 팔을 치켜들거나 옆으로 움직일 때 깜짝깜짝 놀라는 경험을 한다.

앞에서도 설명을 했지만 어깨에 나타는 통증은 목에 내려오는 목뼈의 이상으로 오는 통증과 어깨뼈자체의 변형으로 오는 통증 등 두 가지 유형으로 올 수도 있다.

목뼈의 이상으로 오는 통증은 목이 무겁거나 목을 움직일 때 어깨까지, 또 팔까지 내려가는 통증이 올 수 있다. 그리고 목을 움직일 때 운동을 제한 받기도 한다. 즉 목고개를 수그릴 때 수그리는 운동이 안 된다든지, 또는 목고개를 뒤로 젖힐 때 뼈가 서로 맞닿는 느낌이나 젖히는 운동이 잘 안 되고, 뒤로 젖히면 어깨나 팔, 손까지 통증이나 저림 마비 같은 증상이 수반하기도 한다.

그런데 어깨 자체의 이상으로 오는 통증은 목의 움직임과는 상관관계가 없고, 팔을 앞으로 치켜들 때 팔이 안 올라가고 어깨에 통증을 유발하는 경우 또 팔을 뒤로 할 때 뒤로 돌아가지 않는 경우, 그리고 무심코 팔을 움직일 때 깜짝깜짝 놀라는 충돌이 일어나는 경우는 모두 어깨 자체의 이상으로 오는 통증으로 보면 된다.

어깨뼈의 변형은 어째서 오는가?

앞에서 어깨의 통증은 목뼈의 이상, 내장(內臟)의 이상으로 오는 통증을 제외 하고는 거의 어깨뼈자체의 변형으로 통증이 온다고 보면 된다. 특히 팔을 움직일 때 어깨에 나타나는 통증은 어깨뼈 자체의 이상으로 통증이 오는 것이다.

일평생동안 팔을 신체의 앞 방향으로만 내어서 일을 하는 팔, 그리고 그 팔을 매달고 있는 어깨. 어깨관절에 잇대어 있는 팔뼈, 이 어깨관절과 팔뼈는 어떤 움직임이 일어날까?

만약에 누군가가 내 팔을 앞에서 잡아당기면 내 팔과 어깨는 앞쪽으로 딩겨진다. 그렇다고 팔이 빠져나가는 것은 아니지만 근육은 팔 관절이 빠지지 않게 버텨야 한다.

성인은 앞에서 팔을 잡아끌어도 팔이 빠지는 경우는 드물지만 어린아이들은 어른들이 아이의 팔을 잡아끌다 아이의 팔이 빠지는 것을 볼 수 있다.

팔은 앞쪽에 있는 힘이 당기면 팔이 앞쪽으로 쏠린다. 그리고 팔뼈하고 관절하고 있는 어깨뼈, 어깨뼈를 구성하고 있는 쇄골, 견갑골도 앞쪽으로 쏠릴 수 있다.

만약에 앞에 있는 기계의 손잡이를 계속 당기는 일을 오랫동안 해 왔다면 어깨와 어깨와 관절하고 있는 팔뼈(상완골두)도 앞쪽으로 무게중심이 쏠릴 수 있다.

관절의 무게중심이 쏠린다는 것은, 팔뼈(상완골)의 관절(상완골두)부위와 이 골 두와 잇대어 있는 어깨관절의 오목에서 관절이 중심부에 상주하지 않고 어느 한쪽으로 쏠리는 것을 의미하는 것이다.

관절을 이루고 있는 이 골두가 관절오목에서 한쪽으로 치우쳐지면 관절운동이 원활하지 못하고 관절이 뻑뻑하거나 관절이 굳어지고 또 골 두가 관절오목의 중심에 있지 않고 한쪽으로 쏠리면 뼈와 뼈가 충돌을 일으킬 수도 있다.

그럼 여기서 팔뼈(상완골)의 골두가 한쪽으로 쏠릴 수 있는 방향, 즉 어깨뼈에 붙어있는 팔뼈의 무게중심이 쏠릴 수 있는 방향은 어느쪽인가?

팔을 앞으로 치켜 올려도 안 올라가고, 팔을 옆으로 들어도 통증이 오고, 팔을 뒤로 돌려도 안 돌아가고 무심코 팔을 움직일 때 깜짝깜짝 놀라게 되는 어깨의 통증.

뼈의 변형은 관절화가 어긋나고, 그리고 관절화를 지탱하게 하는 근력이 손상되거나 느슨하거나 위축되어 관절화를 잇대어주지 못할 때 온다.

뼈의 관절화가 정상적인 범위 안에서 잇대어 있으면 팔을 올리는 운동이 안 되거나 통증이 오지 않는다.

이때까지 팔을 들 때 또는 팔을 돌릴 때 아무런 이상이 없다가 어느 날부터 팔을 치켜들면 팔이 안 올라가고 어깨에 통증이 나타난다.

이것은 팔이 치켜들거나 팔을 뒤로 보내거나 할 때 아무런 이상이 없을 때는 어깨관절에 아무런 이상이 없었다는 것이고, 어느 날부터 팔을 움직이면 어깨에 통증이 나타나기 시작한 것은 그때부터 팔을 잇대어 있는 어깨관절에 변형이 오기 시작하는 단계인 것이다.

물론 어깨관절을 둘러싸고 있는 근육이나 인대, 그리고 생성된 뼈가 관절쪽으로 침임을 해서 관절작동을 방해할 수도 있지만, 그리고 또 어깨관절을 움직이게 하는 근육 등이 파괴되어도 어깨작동을 막을 수도 있지만, 근육이나 힘줄을 위축되게 하고 뼈 사이에서 물질을 생성되게 하는 것은 관절이 어긋나 뼈끼리 충돌을 일으키고, 관절화가 중심부에서 작동을 못하고 한쪽으로 쏠려 뼈 사이에서 이물질이 생성되어 관절을 고착화 시켜버려 관절작동을 방해하는 것이다.

　그러므로 관절화가 어긋나거나 관절화가 압박을 받게 되는 관절화의 한쪽 쏠림. 즉 관절의 무게중심의 변형이 되는 이 원인. 이 원인은 관절의 움직임에서 찾아야 하는 것이다.

　그러면 충격으로 어깨관절에 움직임이 갈 수 있지만, 우리가 팔을 쓰는 동작이나 자세에서 어깨관절의 움직임을 찾아야 하는 것이다. 즉 어느쪽으로 편중되게 움직임이 일어나고 있는가를 찾아야 하는 것이다.

　그것은 팔과 어깨가 움직일 수 있는 동작 상태를 찾아야 하는 것이다.

　우리가 쉽게 알 수 있는 것은 자세를 구부정하게 않으면 등이나 허리가 구부정한 자세가 되는 것을 알 수 있다. 또 상체를 앞으로 굽히면 척추는 뒤로 휘는 움직임이 일어난다. 또 발목을 삐끗하면 발목이 휘는 대로 과골(踝骨)이 튀어나온다.

　이와 같이 뼈가 움직이는 것은 신체를 쓰는 상관관계에서 뼈의 움직임을 찾아야 한다. 관절의 움직임은 신체를 쓰는 자세, 동작 등 신체를 쓸 때 움직임으로.

　그리고 관절의 변형을 일으키는 편중되는 신체의 쓰임을 찾아야 한다.

　팔은 거의 신체의 앞쪽방향으로 내어서 일을 한다.

　앞의 무게를 팔이 당길 때 어깨도 앞쪽으로 당기는 긴장관계에 들어간다. 팔을 일평생동안 이러한 긴장관계에 놓여 있다.

　멀쩡하던 팔이 어느 날 갑자기 팔을 치켜들면 팔이 안 올라가고 어깨에 부딪치는 통증이 발생하면 관절이 변형이 될 수 있는 팔의 쓰임을 찾아야 하는 것이다. 우리는 팔을 뒤로 해서 일을 하지 않는다. 평생 동안 앞으로만 내어서 팔을 쓰므로 어깨와 팔이 움직일 수 있는 방향은 신체의 앞쪽방향이다. 어깨관절은 신체의 앞(전방)으로 무게중심이 쏠릴 수 있는 정황에 놓여 있는 것이다. 그리고 어깨관절과 더불어 쇄골도 앞으로 튀어나올 수가 있다.

만약에 어깨뼈를 잡고 있는 근육이 위축되거나 끊어지면 어깨뼈와 어깨뼈와 관절하고 있는 팔뼈는 관절이 앞쪽으로 쏠릴 수 있는 상태에 있는 것이다.

어깨에 석회가 끼고 회전건개가 파열되었다고 해도 어깨관절이 앞쪽으로 쏠려 쇄골이 튀어나오고 어깨뼈와 팔뼈(상완골)의 접합부분이 앞쪽으로 튀어나와 어깨관절이 작동이 안 되고, 팔을 뒤로 돌릴 때 어깨첨(尖)의 앞쪽에 통증이 나타나면 이 현상은 어깨가 앞쪽으로 쏠릴 때 나타나는 현상이다.

이런 사람들은 어깨와 쇄골을 접합부분을 만져보면 어깨뼈가 앞으로 튀어나와 있는 것을 볼 수 있다. 그리고 쇄골도 앞쪽으로 튀어나와 있는 경우도 있다.

역체요법에서는 이 부분을 지압과 교정으로 뒤로 밀어 넣고, 또 어깨뼈가 앞으로 쏠리면 어깨의 쇄골첨이 솟아오르는데 이 첨단부위를 뒤로 밀어주는 교정, 그리고 앞가슴에 튀어나온 쇄골도 뒤로 밀어주어 어깨통증을 제거하는 방법을 창안해 내었다.

만약 이때까지 별 이상이 없었는데 며칠 전부터 팔을 치켜들려고 하면 어깨에 통증이 오고 팔을 등 뒤로 돌려도 어깨나 어깨의 앞쪽으로 통증이 오는 상태라면. 이러한 상태는 분명히 이제까지 팔을 쓰는데 별 이상이 없었다는 것이다. 그런데 불과 며칠 전까지 아무런 이상이 없던 팔이 갑자기 팔을 치켜들려고 하면 팔이 잘 안 올라가고 어깨에 통증이 나타나는 이상이 온 것이다. 그리고 특별히 어깨를 다친 기억도 없고, 무엇보다도 며칠 전까지 팔을 쓰는데 아무런 이상이 없었다는 것이다.

이런 상황은 며칠 전까지만 해도 팔을 쓰는데 이상이 없었고 갑자기 팔을 치켜들려고 하면 어깨에서 결리거나 팔이 잘 안 올라가는 그런 증상이 온 것이다.

그런데 예외로 이러한 증상을 경험하는 사람이 많다. 이런 상황은 다친 일도 없고 그냥 언제일지 모르지만 무단히 팔을 치켜들려고 하면 어깨에서 걸려 팔이 안 올라가고 억지로 팔을 올리거나 팔을 등판 뒤로 하면 어깨에 통증이 나타나는 경우이다. 물론 어떤 사람은 팔을 쓰거나 팔을 치켜들면 어깨에 결리는 느낌이나 약간에 통증의 느낌을 받아오다 시간이 지나면서 점점 심해지는 상태를 경험하는 사람이 많다. 그리고 2~3일 전부터 팔을 앞으로 치켜들면 팔이 안 올라가고 어깨에 통증이 오기 시작했다곤 치더라도 이런 경우가 한 달, 두 달, 그리고 몇 달이 지나가면 상태는 점점 더 심해지고, 증상이 심해지면 팔을 약간 들어도 어깨에 통증이 오고 옷을 입을 때나 무심코 팔을 움직일 때 깜짝깜짝 놀라는 통증으로 진행이 되는 경우가 많다.

그러니까 분명히 특별히 어깨를 다친 기억도 없는데, 무단히 팔을 치켜들거나 무심코 팔을 움직일 때 어깨통증으로 깜짝깜짝 놀라는 증상으로 진행이 된 상태이다.

이 상태는 분명히 팔을 움직일 때 나타나는 통증이다. 물론 증상이 심하면 누워서 자세를 바꿀 때라든지 어깨가 닿으면 통증이 오고 한다.

그러나 분명한 것은 팔을 치켜들거나 팔을 등 뒤로 보내는, 팔을 움직일 때 통증이 나타나는 것이다. 그리고 통증이 나타나므로 팔의 운동에 제한이 오는 상태다.

그러므로 여기서 분명히 인식을 해야 할 상황은 팔을 움직이게 하는 구조에서 문제가 왔다는 것이다.

우리의 신체를 굴신하고 배굴하는 운동이 일어나게 하는 것은 뼈와 뼈를 잇대어 있는 관절과 관절을 움직이게 하는 근육이다. 즉 팔, 다리를 굽히고, 펴고 회전할 수 있는 것은 팔과 다리를 연결하고 있는 뼈의 관절의 작동이다. 그리고 이 작동을 하게 하는 것은 근육, 신경이다.

그런데 여기서 또 한 가지 인식을 해야 할 부분은 팔을 드는데 힘이 없어서 팔을 못 드는 경우라면 근육 무력함이나 신체의 쇠약으로 그러한 일이 있을 수도 있겠지만, 팔을 들어 올리는데 어깨뼈에서 걸려서 운동이 안 된다든지 어깨관절이 작동이 제대로 안 돼서 운동에 제한을 받고, 그리고 억지로 팔을 들면 어깨에 통증이 나타난다든지 하는 것은 팔을 작동하게 하는 팔뼈를 잇대어 있는 어깨뼈의 관절부분에 이상이 와서 팔을 제대로 움직이게 못하는 상태를 만든 것이라고 볼 수 있다.

그러므로 며칠 전까지 팔을 움직이는데 별 이상이 없었는데 갑자기 팔이 안 올라가는 것은 어깨관절이 이상이 와서 팔을 움직이지 못하게 하는 것이라고 볼 수 있는 것이다. 그러니까 며칠 전까지 팔이 잘 움직여지다가 갑자기 팔이 안 올라가고 팔의 운동에 제한을 받는 것은 팔뼈를 작동시켜주는 팔뼈를 잇대어 있는 팔뼈와 어깨뼈의 관절에서 이상이 온 것이라고 볼 수 있다. 그러니까 신체의 다른 질병으로 볼 수 있는 것은 아닌 것이다.

그러므로 이 상황은 어깨관절의 변형으로 팔이 안 올라가는 증상이 발생한 것이므로 어깨관절이 변형이 오게 된 정황을 찾아야 하는 것이다.

그런데 이런 상황은 앞에서도 설명을 했지만 며칠 전까지 별 이상을 못 느꼈는데 갑자기 팔을 앞으로 치켜들거나 팔을 뒤로 돌리면 어깨에 통증이 나타나고 팔이 치켜들어지지 않는 경우를 당하는 사람이 많다.

그런데 사실은 이러한 경우가 통증은 며칠 전부터 오기 시작했지만, 어깨에서는 오랜 전부터, 아니 태어났을 때부터 어깨의 변형을 조작하는 행위들이 시작되고 있었던 것이다. 그리고 그런 행위들이 오랫동안 진행되어와 근육노화 위축이 되면서 뼈를 서로 잇대어 주는 힘줄이 힘이 떨어지니까 힘줄이 뼈를 느슨하게 잡게 되어 습관이나 편중되는 동작이나 자세의 영향을 받아서 뼈가 변형을 겪게 되는 것이다. 그래서 뼈가 정렬상태나 신체를 균형 하는 무게중심을 벗어나면 관절이 정상적으로 작동하지 않는 운동 불능 상태를 유발하게 되는 것이다.

그러면 어깨관절을 변형시키는 어깨관절의 정렬상태나 팔이나 어깨의 힘을 쓸 수 없게 만드는 어깨관절이 무게중심을 벗어나게 하는, 어깨에 들어가는 편중된 자세나 동작은 무엇인가?

이것이 우리가 일평생동안 팔을 신체의 앞부분으로만 내어서 일을 한다는 것이다.

우리는 물건을 들거나 또는 앞에 있는 기계를 당기고 조작하고, 글씨를 쓰고 컴퓨터를 하고, 이렇게 모든 일을 팔을 앞쪽 방향으로 내어서 일을 한다. 우리는 팔을 옆으로나 뒤로 보내서 일을 하는 경우는 거의 없다. 그러므로 팔과 팔을 잇대어 있는 어깨관절은 앞쪽으로 향해서 편중된 자세에 놓여 있는 것이다.

그러므로 어깨관절이나 어깨관절을 기대고 있는 쇄골이나 견갑골은 무게중심이 신체의 전방으로 쏠리는 현상에 있는 것은 당연하다.

그러면, 어깨관절이 이런 상황에 놓여 있는데, 어느 날 갑자기 어깨관절이 작동을 안한다고 했을 때 관절의 변형으로 그렇다면, 어깨관절이 편중된 동작에 놓여 있는 정황을 찾는 것은 당연한 것이다.

그러면, 만약 내가 며칠 전까지 별 이상이 없었는데 갑자기 팔을 치켜들면 어깨에서 뼈가 맞닿는 충돌이 일어나는 것 같고 팔이 운동의 제한을 받는다면, 이때까지 어깨관절이 변형이 될 수 있는 정황을 생각을 해야 하는 것이다.

어깨관절이 변형이 될 수 있는 것은 어깨관절에 붙어서 어깨관절을 편중되게 쓰이게 만드는 팔의 쓰임을 찾는 것이다. 팔은 사람의 일평생동안 신체의 앞(전방)으로만 내밀어서 일을 하고 있다. 팔이 어깨관절을 앞으로 끌어당기는 역할을 하는 것이다. 그리고 어깨관절을 형성하고 있는 견갑골이나 쇄골도 신체의 전방 쪽으로 튀어나오게 하거나 무게중심이 쏠리게 할 수 있다.

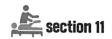
어깨교정

1. 우측 어깨교정

여기서 소개하는 어깨교정은 팔을 앞으로 치켜들 때 팔이 잘 안 올라가고 어깨에 걸리거나 충돌을 일으켜 팔을 앞으로 치켜들 수 없는 상태, 그리고 팔을 등 뒤로 보낼 때 어깨의 첨(尖)이나 어깨첨의 앞쪽에 통증이 나타나는 상태를 교정하는 요법이다.

이런 상태는 어깨관절을 이루고 있는 쇄골이나 견갑골이 신체의 앞(전방) 쪽으로 쏠렸을 때 나타나는 현상이다. 그리고 이렇게 팔을 앞으로 치켜들 때나 팔을 등 뒤로 보낼 때 팔이 안 올라가고 등 뒤로 안 돌아가는 운동장애 상태가 되는 어깨의 전방쏠림 현상이 있고, 또 한 가지 목뼈의 변형과 관계없이 어깨나 특히 견갑골이 알리는 통증이 나타나는 어깨통증의 상태가 있다.

또 한 가지 예인 이 상태는 팔을 치켜들 때 팔이 안 올라가고 또 팔을 등 뒤로 보내면 팔이 뒤로 안 돌아가는 상태는 아니고, 팔의 운동 때 어깨관절이 걸리거나 운동장애가 있는 것은 아니고, 어깨나 견갑골이나 견갑골 속이 굉장히 알리는 통증이 오는 상태가 있는데, 이 상태는 어깨관절을 구성하고 있는 견갑골이 등 뒤로 평창되어 어깨나 견갑골에 통증이 오고, 만약 등이 심하게 뒤로 굽어 견갑골이 후방으로 튀어나온 경우가 심하면 어깨나 견갑골 속에 격심한 통증을 겪을 수가 있다.

이 경우는 등이 굽으면서 견갑골이 후방으로 굽어지면서 일어나는데, 이렇게 되는 경우가 등을 굽게 하는 동작이나 또는 특정한 자세를 오랫동안 취할 때 견갑골이 후방으로 평창 되면서 견갑골에 격심한 통증을 겪는 경우가 있다.

견갑골을 뒤로 평창 되게 하는 동작은 신체를 앞으로 굽히는 운동만 편중 되게 하거나 벽쪽에다 베개를 높게 하고 비스듬히 누워서 쉬거나 TV를 시청하는, 그러한 자세를 오랫동안 가지면 등이 굽어지면서 어깨에 통증이 나타날 수가 있다. 또 소파에 깊숙이 파 묻 혀서 탁자에 발을 올려놓고 눕는 자세도 등을 굽게 해서 어깨통증을 유발할 수가 있다.

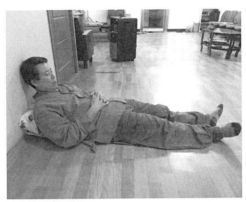

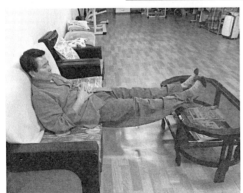 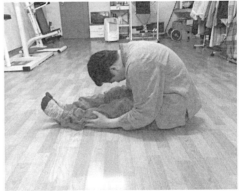

위 사진처럼 앞으로만 굴신하는 운동을 편중되게 하면 등이나 허리가 굽어지는 자세가 될 수 있다.

이렇게 등이 굽으면서 견갑골이 뒤로 평창되어서 오는 통증은 팔을 치켜들 때나 팔을 등 뒤로 보낼 때 어깨관절에 운동장애가 오는 현상은 없다. 다만, 이러한 상태에서 나타나는 어깨통증은 소파에 기대앉거나 차의 차석에 등을 기대서 편안한 자세로 앉으면, 조금 있으면 어깨에 통증이 와서 기댄 허리를 세우고 꼿꼿이 앉아야 통증이 가라앉는 경우가 있다. 즉 자세가 구부정하고 등이 굽어지면 어깨에 통증이 나타나는, 등이 굽어지면 견갑골이 뒤로 물러날 때 견갑골에 통증이 나타는 경우이다.

2. 어깨후방교정(타율)

우측교정

시술자는 환자를 의자나 침대에 걸터앉게 한다. 시술자는 환자의 오른쪽 측면에 선다. 환자의 뒤에서 오른손으로 우측팔의 겨드랑이 밑으로 넣어서 손바닥으로 앞의 어깨를 받쳐 잡는다. 왼쪽 엄지손가락으로 환자의 견갑골 우측측면 중간(겨드랑이 후면)에 댄다.

오른손으로 잡은 환자의 오른팔을 이용하고 왼손 엄지로 견갑골을 내측으로 지긋하게 압박해서 민다.

견갑골이 외측으로 탈출하는 성질에 있고, 뒤로 튀어나와 팽창되어 있는 상태이므로, 먼저 외측으로 물러나는 뼈를 내측으로 보존하는 시술을 먼저 하고, 후방으로 돌출한 뼈를 교정한다.

1) 시술자는 오른손으로 환자의 우측 어깨앞쪽에 손을 받쳐 잡고, 왼손 엄지로 내측으로 밀 때 앞쪽으로 밀리는 힘을 받쳐주어 함께 힘을 쓴다.

2) 왼손으로 견갑을 내측으로 미는 압박교정이 끝나면, 양손으로 견갑골외측에서 내측으로 밀어 넣는 교정을 한다. 요령은, 양손 엄지를 견갑골외측에 대고 나머지 손가락으로 쇄골과 어깨를 잡는 이용을 한다.

3) 어깨의 외측 탈출교정이 이루어지면, 견갑골후방팽창에 대한 교정을 한다.

시술자는 오른손으로 환자의 어깨, 쇄골 앞쪽으로 잡는다. 왼손 엄지는 견갑골의 중앙 돌출 부위(견갑상극)에 엄지손가락을 댄다.

시술자는 오른손으로 잡은 쇄골을 당기면서 왼손 엄지로 후방으로 튀어나온 견갑골을 밀어 넣는 압박교정을 한다.

왼손 엄지로 견갑골을 밀어 넣을 때 나머지 손가락으로는 쇄골을 잡고 당기면서 힘을 쓰는 교정을 하면 효과적이다.

4) 양손 엄지로 교정한다.

5) 뼈(경추하부, 흉추상부)가 뒤로 굽거나 견갑골이 후방으로 팽창해서 등뼈와 견갑골 사이에 나타나는 통증도 위와 같이 교정을 하면 효과적이다.

한 손으로 쇄골을 잡고 당기면서 하는 교정은 목뼈의 후방전위 현상에도, 목뼈가 돌출한 뼈 주위로 어깨를 당기며 엄지손가락으로 척추주위의 근육을 밀어서 휘어 놓고 뼈를 밀어 넣는 압박교정을 하면 돌출한 뼈가 쉽게 잘 들어간다.

등뼈가 굽어지면서 같이 솟아오른 근육부위에도 이렇게 근육을 휘어서 밀어 넣는 교정을 하면 등을 펴는데 도움이 된다.

6) 오른쪽 어깨의 견갑골후방돌출교정에서 왼손으로 왼쪽 어깨 앞쪽으로 잡고 오른손으로 목주위와 견갑골과 척추사이의 근육을 푼다.

7) 왼손으로 왼쪽 어깨 앞쪽으로 잡고 오른손으로 후방으로 팽창된 견갑골을 압박교정한다.

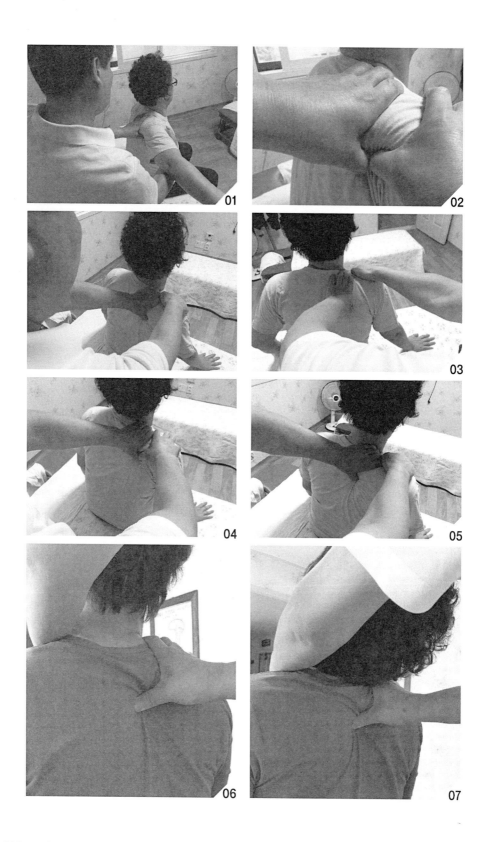

01

02

03

04

05

06

07

3. 어깨관절의 전방전위 교정(좌측)

1) 자율교정

2~3일 전부터 무단히 팔을 치켜들면 팔이 잘 안 올라가고 어깨에 충돌이 일어나며 팔을 등 뒤로 보내도 어깨의 견봉(尖)이나 견봉 앞쪽에 통증이 나타났다.

시술자는 오른손으로 환자의 왼쪽 팔, 팔꿈치 위를 잡고, 왼손 엄지를 어깨앞쪽의 쇄골의 어깨 쪽 끝부분, 즉 어깨와 접합부분에 뼈가 튀어나온 부분이 있으면 그 부분에 왼손 엄지를 댄다.

나머지 네 손가락은 왼쪽 어깨 뒤쪽을 잡는다. 네 손가락으로 어깨를 앞쪽으로 당기면서 왼손 엄지손가락으로 튀어나온 뼈를 뒤로 민다.

쇄골과 어깨의 접합부분의 어깨 위쪽에 뾰족하게 솟아오른 부분이 있으면 그 분분도 앞에서 한 요령으로 네 손가락으로 어깨 뒤로 잡고 왼손 엄지로 그 부분을 뒤로 밀어준다.

어깨 부분의 견봉(어깨봉우리)의 앞쪽 부분에도 뼈가 튀어나온 부분이 있으면 네 손가락으로 어깨 뒤를 잡고 당기면서 왼손 엄지로 뒤로 민다.

엄지손가락으로 뼈를 밀어 넣을 때는 지긋하게 힘이 지속적으로 밀고 가게하고 뼈가 밀려들어가는 느낌이 엄지손가락에 느껴지도록 뼈가 밀려들어가는 휨이 엄지손가락에 와 닿아야 한다.

교정은 뼈가 휘면서 밀려들어가는 느낌이, 교성이 충분하게 이루이졌다는 만족감이 생기는 정도로 한다.

하루에 교정이 다 이루어지지 않을 수 있기 때문에 팔을 들어 올릴 때 지장이 없을 때까지 한다.

어깨교정도 하면서 팔의 상완골(상완골과 어깨관절 바로 앞), 어깨관절 가까이에도 교정을 해준다. 교정은, 환자에게 주먹을 쥐게 하고, 시술자는 오른손으로 환자의 왼팔을 잡고 안쪽으로 약간 돌려(내전)서 왼손 엄지로 상완골의 어깨조금 밑에 대고 네 손가락으로 팔을 잡고 팔(상완골)을 엄지로 앞쪽에서 뒤쪽으로 팔이 약간 휘는 느낌을 받을 수 있도록 민다.

팔을 밀어주는 교정은 어깨교정이 다 끝난 다음에 해 주는 것이 좋다.

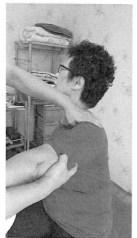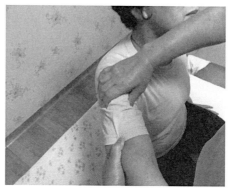

시술자가 왼손으로 환자의 우측팔을 잡고 오른손 엄지손가락을 환자의 우측상완골관절의 앞에 대고, 상완골이 약간 앞쪽으로 쏠린 것을 뒤로 살짝 밀어주는 교정을 한다.

4. 어깨관절 전방전위 교정(우측)

시술자는, 왼손으로 환자의 오른쪽 팔의 팔꿈치 위로 잡고, 오른손 엄지를 환자의 어깨 앞쪽 쇄골과 어깨의 접합부분에 뼈가 튀어나온 부분이 있으면 그곳에 오른손 엄지를 댄다. 시술자의 오른손 엄지를 제외한 나머지 손가락은 환자의 오른쪽 어깨 위로 올려 어깨나 어깨 너머로 잡는다. 시술자는 잡은 환자의 오른팔을 단단히 잡고 팔을 앞쪽으로 지긋하게 당기면서 오른손 엄지로 어깨와 쇄골의 접합부분의 튀어나온 뼈를 지긋하게 민다. 뼈를 밀 때, 튀어나온 뼈가 밀려가는 느낌이 오른손 엄지손가락에 느껴지도록, 환자의 오른쪽 어깨를 약간 앞쪽으로 당겨 휘는 느낌이 들 정도로 어깨를 당기면서 튀어나온 뼈를 밀어 준다.

1) 왼손으로 환자의 오른쪽 팔 밑으로 해서 오른쪽 어깨 뒤쪽에 받치고 오른손 엄지로 앞으로 쏠린 오른쪽 어깨를 민다.
   이 시술법으로 어깨와 쇄골의 접합부분, 쇄골, 상완골, 앞가슴흉골의 앞쪽으로 전위가 된 부분을 밀어 넣는 교정을 한다.

2) 어깨와 쇄골의 관절부위교정요법 중 시술자가 왼손으로 환자의 팔을 잡고 교정하는 요법이다.

3) 시술자는 오른손으로 환자의 오른쪽 어깨 너머로 잡고, 왼손 엄지로 어깨의 튀어나온 부위에 댄다. 오른손으로 어깨를 당기면서 왼손 엄지로 미는 압박 교정을 한다.
   어깨뼈가 앞쪽으로 딸려 나왔을 때 어깨뼈가 유달리 툭 튀어나온 부위가 있다. 이 위치는 팔을 뒤쪽으로 약간 틀면(보내면) 튀어나오기도 하는데 어깨변형이 되었을 때 팔을 뒤쪽으로 가지고 가면 통증이 나타나는 부위이다. 팔을 뒤쪽으로 가지고 가면 통증이 나타난다.

4) 양손 엄지로 어깨뼈의 튀어나온 부위를 교정한다. 요령은 양손 엄지를 튀어나온 부위에 대고 나머지 손가락으로 어깨 너머로 잡고 당기면서 미는 압박 교정을 한다.

5) 시술자는 오른손으로 환자의 오른쪽어깨너머로 잡고 왼손 엄지는 앞 쇄골의 중간 위치(튀어나온 부위)에 대고 오른손으로 어깨를 당겨주면서 왼손 엄지로 민다. 이때 당기는 힘과 밀어 넣는 힘이 지긋하게 작용되어 은근히 뼈가 휘면서 밀려들어가는 느낌이 손에 닿으면 좋다.
   어깨가 앞(전방) 쪽으로 쏠리면 쇄골도 앞으로 딸려 나오는 경우가 있다. 그러므로

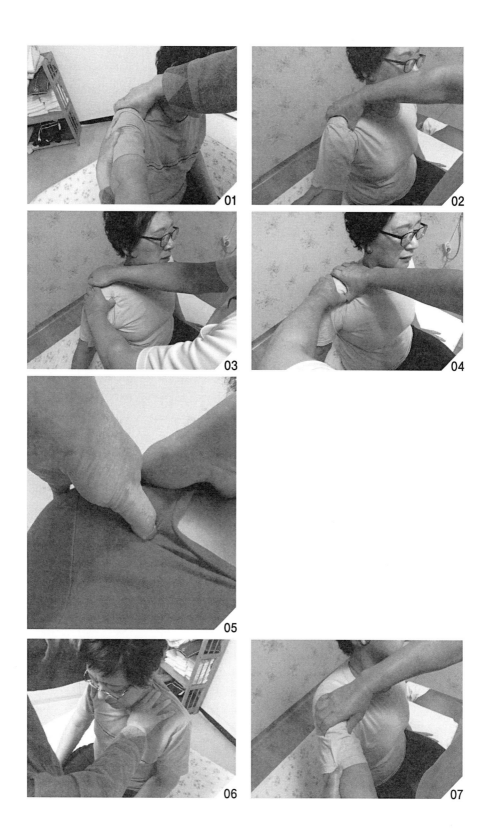

쇄골을 앞쪽에서 뒤쪽으로 밀어 넣는 교정을 해야 한다. 부위는 쇄골이 앞으로 볼록하게 튀어나온 부위에서 손을 대고 미는 교정을 한다.

6) 시술자는 왼손으로 환자의 목 오른쪽으로 해서 등의 상부를 잡는다. 오른손 엄지 손가락을 앞가슴 흉골 부위에 댄다. 왼손을 당기면서 오른손 엄지로 튀어나온 흉골을 밀어 넣는 압박교정을 한다. 이때 당기는 힘과 밀어 넣는 힘이 동조를 이루어 지긋하게 뼈가 밀려들어가는 느낌을 손에 받는다. 이렇게 교정을 하면서 환자에게 팔을 들어 올리게 해 증상을 확인하면서 4~5회 정도 하고, 다음날 다시 교정을 시작한다.

어깨뼈가 앞(전방)으로 쏠리게 되면 쇄골과 흉골이 맞닿는 앞가슴 부위가 튀어나오는 경우도 있다. 그러므로 이 부위도 뒤쪽으로 밀어내는 교정을 해 주어야 한다.

7) 앞쪽으로 쏠린 상완골도 뒤쪽으로 밀어주는 교정을 한다. 시술자는 왼손을 환자의 오른쪽 팔 밑으로 넣어서 팔꿈치 위 상완골 뒤쪽을 잡는다. 오른손 엄지를 환자의 우측 팔 상완 앞쪽에 댄다. 잡은 왼손을 팔 뒤쪽에 받치고 오른손 엄지로 살짝 민다. 이때 밀어 넣는 손에 '팔뚝'이 살짝 밀려들어가는 느낌을 받는다. 1~3회 정도 살짝 밀어서 증상을 살펴보는 교정을 한다.

어깨나 쇄골이 앞쪽으로 무게중심이 쏠리게 되면 어깨봉우리 앞쪽과 쇄골도 앞쪽으로 쏠리거나 튀어나오는 경우가 있다.

앞에서도 설명을 했지만 팔을 치켜들 때 팔이 위로 안 올라가는 증상이나 팔을 등 뒤로 가지고 갈 때 팔이 뒤로 안 돌아가고, 팔을 뒤로 가지고 가면 어깨봉우리 앞쪽에 통증이 나타나는 경우는 어깨가 앞쪽으로 쏠렸을 때 주로 나타나는 현상이므로 앞에서 설명하고 있는 것처럼 교정을 하면 효과를 볼 수가 있다.

이런 상태는 집안 식구나 또는 시술원에서 타인으로부터 전문적으로 교정을 받겠지만 갑자기 팔이 안 올라가는 것이 며칠 되지 않은 상태는 스스로 교정을 해도 효과를 볼 수 있다.

5. 오른쪽 어깨전방 쏠림 자율교정

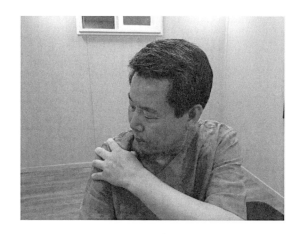

1) 오른쪽 어깨 앞으로 쏠림의 자율교정: 왼손 엄지손가락을 쇄골과 어깨의 접합부분(볼록하게 튀어나온 부분이 있으면 그 부분)에 댄다. 나머지 손가락을 상완골과 어깨뼈 뒤쪽으로 잡고, 뒤쪽으로 잡은 손을 당기면서 엄지손가락으로 뒤쪽으로 민다. 밀어 넣을 때 뼈가 밀려들어가는 느낌을 손가락에 받는 그런 힘을 쓴다.

2) 접합부분에 교정이 끝나면, 같은 방법으로 엄지손가락을 어깨뼈 앞쪽 중앙위치(볼록하게 튀어나온 부분이 있으면 그 부분)에 대고, 앞과 같은 시술법으로 교정을 한다. 교정을 할 때 뼈가 밀려들어가는 느낌을 3~4회 정도 밀려서 들어가는 교정을 하고 팔을 들어서 올려본다. 증상을 확인해 보고 부족하면 처음처럼 3~4번 정도 뼈가 뒤쪽으로 밀려들어가는 교정을 한다. 그리고 다시 팔을 쳐들어 통증과 운동 상태를 확인한다. 한번 교정을 할 때 3~6번 정도 뒤로 뼈가 밀려가는 느낌을 손가락에 받는 교정을 1일 1~2회 정도 하고 다음날 한다. 이렇게 매일 교정을 해서 통증이 줄어들거나 없어지면 통증이 나타날 때마다 교정을 한다.

이 상태는 어느 날 갑자기 팔을 앞으로 치켜들 때 팔이 안 올라가고 어깨에서 결리는 통증이 나타나고 그리고 팔을 등 뒤로 가지고 갈 때 팔이 뒤로 안 돌아가는 상태일 때 스스로 교정을 해 보는 방법이다.

왼손 엄지를 어깨 앞쪽의 쇄골과 어깨가 접합하는 부위의 중간에 댄다. 그리고 어깨와 쇄골의 접합부분을 엄지로 더듬어보면 어깨와 쇄골의 접합부분에 뼈가 도드라진 부분이 만져지기도 한다. 이 부분에 엄지를 대고 민다.

엄지는 이곳에 대고 나머지 손가락은 어깨너머로 넘겨서 잡는다. 어깨 넘겨서 잡은 손으로 어깨를 앞쪽으로 당겨주면서 왼손 엄지로 튀어나온 뼈를 뒤쪽으로 지긋하게 민다.

튀어나온 부분을 밀 때는 튀어나온 부분이 휘면서 밀려들어가는 느낌이 엄지손가락에 받도록 지긋하게 힘을 쓴다.

어깨가 앞쪽으로 쏠려 팔이 안 올라가게 되면, 어깨와 쇄골의 접합부분뿐만 아니라 어깨봉우리 앞쪽이나 어깨와 쇄골의 접합부분의 어깨 위쪽으로도 튀어 오르는 부분이 생길 수가 있다. 그리고 목 앞의 쇄골부위도 앞으로 튀어나오는 경우가 있다.

목 앞의 쇄골, 어깨 위로 솟은 부분, 어깨봉우리 앞쪽 등, 튀어나온 부분을 엄지손가락으로 지긋하게 밀어서 넣어 주는 것이 좋다.

만약 내가 며칠 전까지도 멀쩡했는데 갑자기 팔을 올리면 어깨가 걸리고 팔이 치켜 올라가지 않고 등 뒤로 돌려도 어깨가 걸리면서 잘 안 돌아가면, 스스로 교정을 해 보기 바란다.

교정은, 튀어나온 부분에 손을 대고 지긋하게 밀 때 2~4회 뼈가 안으로 밀려들어가는 느낌이 엄지손가락에 받도록 교정을 한다. 그리고 엄지로 밀 때 어깨너머로 잡은 손으로 어깨를 당겨서, 어깨가 휘는 느낌이 들도록 당기면서 엄지로 민다.

한번, 어깨를 잡고 당기면서 엄지로 밀어 넣는 교정을 할 때 잡은 손을 놓치 말고 연속적으로 엄지손가락으로 민다. 이때 밀어 넣는 흐름이 끊어지지 않도록 힘의 흐름이 지속적으로 연결되면서 튀어나온 뼈가 밀려들어가도록 한다.

일단, 이러한 방식으로 한 번 교정이 만족할 만큼 이루어졌다고 생각이 되면 교정을 멈추고 팔을 치켜들어 본다. 팔을 들어 올려서 효능이 부족하면 2~3번 정도 교정을 더 해 주고 교정을 멈추고 다음날 해 준다.

갑자기 팔이 안 올라가게 된 그러한 경우는3~5일 정도 교정을 해 주면 효과가 나고, 팔이 안 올라가게 된 것이 오래 되었으면 지속적으로 꾸준히 교정을 해 본다. 매일매일 꾸준히 하면 팔을 치켜들 때 어깨가 걸리고 깜짝깜짝 놀라는 현상도 점차 사라진다.

6. 왼쪽 어깨전방 쏠림 자율교정

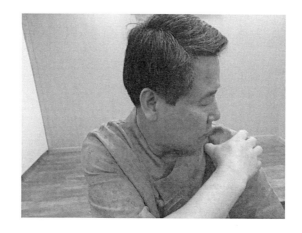

1) 왼쪽 어깨는 오른쪽 어깨 자율교정의 반대 방법으로 하면 된다.

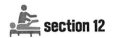

section 12

과골(복사뼈)변형

우리는 흔히 발목을 삐었다거나 가무 탔다고 한다. 한 번 삐끗하면 꼭 그 발목이 계속 삔다. 주로 순간적으로 걸음걸이가 안맞다거나 계단이나 비탈길을 내려올 때 몸의 중심이 흔들리면서 발목을 삐끗해서 잘 삔다. 그런데 대개 한 번 삐끗한 그 발목이 꼭 삔다. 어떤 사람들은 같은 쪽만 3~4번 삐기도 한다.

발목은 우리 몸의 무게중심(중력선)의 가장 바닥에서 우리 몸의 체중을 감당하는 부분이다. 신체가 섰을 때 발목은 머리에서 척추를 타고 내려와 골반을 거쳐 대퇴 뒤쪽으로 그리고 무릎 앞으로 내려오는 신체의 무게는 발에 와서 땅으로 빠져나간다.

신체의 무게를 가장 바닥에서 감당하고 있는 발목(목말골)은 무릎에서 내려오는 경골과 비골이 발목에 와서 두 개의 뼈가 인대결합으로 하나의 뼈 같이 발목에서 발목뼈(목말골)와 관절하고 있다.

신체가 서서 움직일 때 발목은 나무의 뿌리처럼, 신체가 흔들리든, 신체를 앞으로 굴곡 시키던 뒤로 젖히던, 또한 걸음걸이를 하던 신체가 서서 동작을 할 때 넘어지지 않도록 버팀 역할을 하고 있다.

그렇게 힘을 많이 써야 하므로 발목은 하퇴의 긴 뼈 두 개가 발목에 와서는 인대결합에 의해서 한 개의 강한 뼈로 발목뼈와 관절을 하고 있는 것이다. 그러나 사람의 평생 동안 일어나는 동작 중에서 발목관절에 해를 끼칠 수 있는 동작이 일어날 수가 있고, 또한 발목에 충격을 받아 발목관절에 변형을 가지고 올 수도 있다.

흔히 발목관절에 변형을 일으킬 수 있는 경우는 걸음걸이를 하다가 자세의 균형이 안 맞을 때 발목을 삐끗하고 염좌를 당하는 경우이다. 그리고 많은 사람들이 경험하는 일이지만 한 번 삐끗하고 발목을 삐면 자주 그런 현상을 초래하고 또 한 번 삠을 당한 발목이 삠을 당하는 경우가 많다. 그것은 처음에는 발목과 관절하는 하퇴의 경골과 비골이 사이에 강한 인대결합으로 하나의 뼈 같이 강한 뼈로 발목뼈와 관절하고 있지만, 한 번 발목에 휘청하고 충격을 받으면 강하게 결합되어 있던 뼈가 흔들림을 당한다. 한 번 크게 흔들림을 당하면 강하게 결합되어 있던 두 뼈 사이의 인대도 흔들림을 당해 느슨해져 있고, 그리고 발목관절을 붙들고 있던 인대나 근육들도 흔들림을 당해 강한 접착력이 떨어지고 느슨해지기 마련이다. 그러므로 강하게 붙들고 있던 힘줄이 느슨해지면 뼈가 움직이기가 싶다. 그러면 자세가 흔들려서 균형이 안 맞으면 강하게 뼈를 잡아줄 수가 없는 것이다. 그러므로 신체의 무게중심이 흔들리면 한 번 접질려서 인대와 힘줄이 느슨해 있는 쪽의 뼈에 충격이 갈 수밖에 없는 것이다.

신체가 걸음걸이를 하던, 어떤 순간적인 동작에서건 신체의 무게중심(중력선)이 늘 상 탈출을 할 수 있는 방향이 있다. 즉 위에서 무거운 무게가 눌리면 물체는 내압을 받아 휘는데, 신체의 무게가 발목까지 내려왔을 때 발목에서 신체의 무게가 탈출을 할 수 있는 쉬운 쪽이 있는 것이다.

가설로, 몸통이 무게의 압력을 받으면 신체의 내압은 신체의 밖으로 나갈 려고 하지 신체의 안으로 들어가지 않는다는 것이다. 그러므로 발목에서도 신체의 무게중심이 흔들리면 발목의 내압은 신체의 구조상 신체의 외측, 즉 발의 내측보다 외측으로 무게가 탈출하는 경향을 가질 수가 있다는 것이다. 즉 좌측이든 우측이든 자세가 균형이 안 맞아 발목에 충격을 받으면 외측으로 충격을 받을 경우가 많을 수 있다는 것이다.

높은 신발을 신고 기우뚱하거나 바닥에 불균형한 보행 물 때문에 몸이 기우뚱하거나 몸에 중심이 흔들려서 발목을 삐끗할 때 신체의 무게중심이 탈출하기 쉬운 곳이 발목의 내측보다는 발목의 외측이 삠을 당하기가 쉽다는 것이다. 그리고 한 번 삠을 당하면 또 자세가 안 맞아서 삠을 당할 때 한 번 삠을 당한 쪽으로 삠을 당하기가 싶고,

발목에 삠을 자주 당하는 사람을 보면 삠을 연속 당한 쪽의 발목관절을 이루고 있는 외측복사뼈가 튀어나와 있는 것을 볼 수 있다. 그리고 이 충격이 무릎관절까지 올라가 무릎관절이 외측으로 휘는 것 같은 형상을 보이는 사람들도 있다.

하여튼 과골(복사뼈)을 자주 삠을 당하는 사람들은 스스로도 복사뼈가 튀어나왔음을 인지 할 수가 있는 경우가 많다.

1. 우측 발목 외측 복사뼈 교정

(1) 견인

시술자는 환자를 반듯하게 눕게 한다. 그리고 오른손으로 환자의 발등을 잡고 왼손은 환자의 우측발목 밑(뒷꿈치)으로 받쳐 잡는다. 그리고 환자의 발목을 지긋하게 당겨서(견인) 튀어나온 복사뼈를 밀어 넣기 좋게 한다.

(2) 교정

시술자는 환자의 우측 다리를 들고 오른손으로 환자의 발목의 내측 복사뼈와 발꿈치를 감싸 잡는다. 잡을 때 환자의 내측 복사뼈를 받쳐 잡아 왼손 엄지로 외측 복사뼈를 밀어 넣을 때 밀려가지 않도록 한다.

오른손으로 환자의 발목 내측을 잡았으면 왼손 엄지로 환자의 우측복사뼈를 밀어서 넣는다. 이때 오른손으로 잡은 환자의 발목을 약간 휘면서 왼손 엄지로 복사뼈를 밀어 넣는다. 밀어 넣을 때는 왼손 엄지에 환자의 복사뼈가 밀려들어가는 느낌을 받을 수 있도록 힘을 써야 하고, 이때 오른손을 환자의 발목을 당겨서 휘는 느낌을 받으면서 뼈가 조금씩 밀려들어가는 느낌으로 교정을 하다. 밀어 넣고, 당길 때도 지긋하게 휘는 느낌을 받고, 밀려들어가는 느낌을 받는 교정을 한다. 그리고 발목을 먼저교정을 하고 나면 복사뼈의 약간 위쪽하고, 하퇴의 중간쯤에도 같은 방법으로 다리를 약간 휘면서, 휜 뼈를 펴는 느낌으로 오른손으로 잡은 손을 당기면서 왼손 엄지로 하퇴를 밀어서 펴는 교정을 해준다.

발목을 삠을 당한지 며칠 안 된 경우는 한 번 밀어 넣는 시술을 할 때 2~3번 정도 밀어 넣는 교정을 1일 1~2회 정도 2~3일 해 주면 된다.

그리고 몇 번 삠을 당한 만성화 된 경우는 통증이 없어질 때까지 며칠 꾸준히 해 준다. 그리고 하루에 지나치게 많은 회수를 하는 것은 좋지 않다. 1일 1~2회 정도 하는 것이 좋다. 그리고 만성이 된 경우는 교정을 해서 통증이 사라지면 통증이 나타날 때마다 교정을 해 주는 것이 좋다.

발목 삠을 당해 고통을 받는 사람은 가족으로부터 여기서 설명하는 대로 교정을 받아도 효과를 볼 수 있다. 또 침이나 물리치료를 받더라도 발목을 교정을 하고 침이나 물리치료를 받으면 효과가 더 좋다.

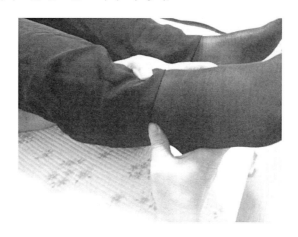

1) 발을 약간 들어 올려서 튀어나온 복사뼈를 밀어 넣는 교정

2) 발을 바닥에 두고 하는 교정

2. 좌측 발목 외측 복사뼈 교정

⑴ 견인

환자를 반듯하게 눕게 한다. 시술자는 오른손으로 환자의 발등을 잡고 왼손으로 환자의 발뒤축과 발목을 감싸 잡는다. 환자의 발목을 지긋하게 당겨준다.

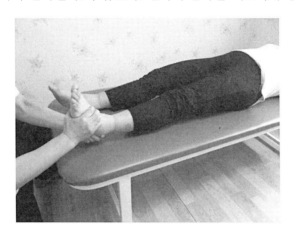

⑵ 교정

시술자는 왼손으로 환자의 왼쪽 발을 들어 올려 왼손을 환자 왼쪽 발 복사뼈를 감싸 잡는다. 왼손으로 환자의 왼쪽 발의 내측복사뼈와 발목을 감싸 잡고 당기면서, 오른손 엄지로 환자의 왼쪽 발복사뼈에 대고, 왼쪽손으로 잡은 환자의 발목을 지긋하게 당기면서 오른손 엄지로 튀어나온 환자의 복사뼈를 지긋하게 밀어 넣는다.

그러니까 이 동작은 시술자가 왼손으로 잡은 환자의 왼쪽 발을 지긋하게 당기면서 오른손 엄지로 튀어나온 복사뼈를 지긋하게 밀어 넣는다. 이때 왼손으로 잡은 환자의 발목을 약간 휘는 느낌을 받을 수 있도록 당기면서 오른손 엄지로 튀어나온 복사뼈를 밀어 넣는 것이나. 이렇게 오른손 엄지로 튀어나온 복사뼈를 밀어 넣을 때 복사뼈가 휘면서 밀려들어가는 느낌이 엄지손가락에 느낌을 받도록 휨과 밀어 넣는 교정이 동시에 이루어지도록 한다.

교정은 휘면서 밀어 넣는 교정을 한 번 힘을 써서 하는 것을 기준으로 2~3회 정도 한다. 이런 방식으로 1일 1~2회 정도 교정을 한다. 발목을 접질린 상태가 며칠 안 되었으면 2~3회 정도 해 주면 괜찮아진다. 만약 통증이 남아 있으면 통증이 없어질 때까지 몇 번 더 해 주고 통증이 사라지면 며칠 지내본다. 만약 통증이 안 나타나면 교정을 멈추고, 만약 통증이 나타나면 통증이 나타날 때마다 한 번씩 해 주면 된다. 대개는 교정이 끝나도 약간의 후유증이 남을 수 있고, 이런 남아 있는 잔통은 며칠 지나면 통증이 자연히 사라진다.

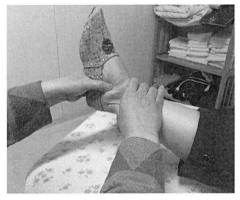
발을 약간 들어 올려서 튀어나온 뼈를 밀어 넣는 교정

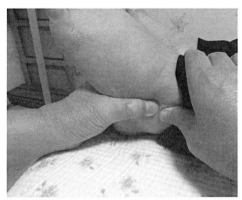
발을 바닥에 놓고 교정

(3) 발목교정의 여려가지 요령

1) 엎드려서 하는 과골(복사뼈)교정

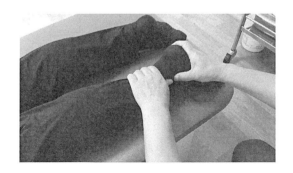

2) 복사뼈가 삠을 당하여 외측으로 튀어나오면 하퇴의 비골까지 외측으로 무게중심
   이 쏠릴 수가 있고, 또한 복사뼈의 습관적 외측 삠으로 인하여 하퇴가 외측으로
   무게중심이 쏠리면 복사뼈 삠을 더 자주 당할 수가 있으므로 하퇴의 외측교정을
   해 주는 것이 좋다.
   하퇴의 외측 측면 중앙에 엄지손가락을 대고 발을 감싸 잡고 하퇴를 지긋하게 휘
   면서 엄지로 미는 교정을 하면 된다. 엄지손가락에 하퇴가 휘는 느낌을 받도록 교
   정을 한다.

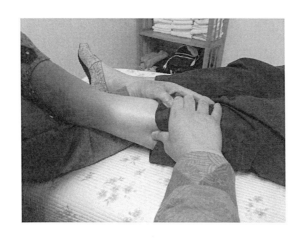

오른쪽 발목이든 왼쪽 발목이든 내측으로 삠을 당해 복사뼈가 튀어나오거나, 발의 내측으로
삐끗하면, 외측복사뼈교정의 방법으로 교정을 하면 된다.

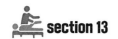

무릎교정

무릎교정은 다음과 같은 상태일 때는 교정이 필요하다.

무릎은 관절이 닳아 나타나는 관절염도 있고, 류마티스성관절염도 있다. 무릎연골이 닳아 나타나는 관절염은 무릎에 물이 차기도 하고 걸음을 걸을 때 뼈가 맞닿는 통증으로 걸음을 걸을 수가 없는 통증으로 나타나기도 한다. 이런 통증은 무릎연골이 닳아서 연골이 뼈가 맞닿는 것을 방지하는 완충역할을 못해서 생기는 현상이다. 그리고 류마티스성관절염은 신체의 대사의 변질로 나타난다고 보고 있다.

이런 통증들은 무릎을 교정해서 해결할 성질은 아니다.

다음 설명과 같은 현상을 겪고 있는 사람은 무릎관절을 교정을 해 보시기 바랍니다.

며칠 전까지, 아니 어제까지 아무런 이상이 없었는데 갑자기 걸음 걸을 때 무릎이 시큰거리거나 일어서면 무릎에 힘이 주어지지 않고 걸음을 걸을 때 절뚝거리는 시원찮은 상태, 이런 상태는 무릎관절의 무게중심(중력선)선이 어긋나서 일어나는 현상일 수가 있다. 무슨 말인고 하니 무릎관절이 뒤틀렸다는 것이다.

무릎은 위에서 내려오는 대퇴(뼈)와 하퇴의 경골과 비골(뼈)와 관절하고 있고 그 위로 종지뼈가 관절을 덮고 있다. 그러니까 뼈가 서로 관절로 잇대어 있다는 말이다. 그러므로 다른 뼈와 마찬가지로 관절이 서로 어긋날 수가 있다는 것이다. 관절은 어긋나거나 휘어 틀어지면, 관절의 중심선이 틀어져 무게를 감당할 수가 없다. 그렇게 되면, 무률 같은 경우는 체중을 받쳐주는 중심선이 어긋나, 무게를 중심선에서 받쳐주지를 못하니까 상체의 무게가 한쪽으로 쏠려 무릎관절이, 마치 저울추 기우려지듯이 무게가 한쪽으로 쏠려 무릎이 힘을 받아주지를 못하고 통증이 유발될 뿐만 아니라 걸음걸이를 제대로 할 수가 없는 것이다.

1. 무릎관절이 어긋났다고 판단되는 정황들

1) 무릎관절이 어긋나서 오는 통증은 무릎자체의 중앙부위에 통증이 나타날 수가 있고, 무릎의 외측이나 내측. 즉 오른쪽이나 왼쪽의 피부 밖으로 통증이 나타날 수가 있다. 그리고 무릎관절의 오른쪽 피부나 왼쪽피부에 나타나는 경우는 관절이 그쪽으로 휘었다는 것을 말한다. 즉 관절이 휘거나 틀어진쪽으로 통증이 나타난다는 것이다.

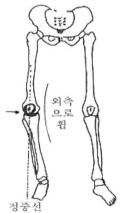

2) 무릎의 전방과 후방으로 오는 통증, 즉 무릎(뼈) 앞쪽 종지뼈쪽으로 오는 통증과 무릎 뒤 오금 쪽으로 오는 통증이 있다. 무릎관절이 어긋나면 어떤 경우는 무릎 뒤 오금이 당기는 현상이 나타나는 경우도 있다.

이 경우, 즉 무릎의 앞쪽으로 오는 통증은 무릎관절이 앞으로 튀어나왔거나 앞으로 휨을 말하는 것이다. 그리고 무릎의 뒤쪽으로 오는 통증은 무릎관설이 뒤쪽으로 물러났거나 휨을 말하는 것이다.

무릎관절이 관절이 지나펴짐을 의미할 수 있는데, 이런 경우는 걸음을 걷다가 휘청하고 무릎이 되짚어지는 경험을 할 때 무릎관절이 뒤로 물러날 수가 있다. 즉 무릎이 되짚어지는 것을 말한다.

이런 경우는 등산을 하고 산에서 내려올 때 많이 경험을 하게 되는데, 산에 올라갈 때까지 아무런 이상이 없다가 산의 내리막에서 통증을 경험을 하게 된다. 이런 이유는 산에서 내려오는 각도는 무릎의 무게중심선을 뒤쪽으로 휘게 하는데 이때 무릎(관절)이 뒤쪽으로 휨을 받아 일어나는 일이다. 이럴 때의 응급조치는 정강이를 당겨서 무릎을 접어주면 괜찮아진다.

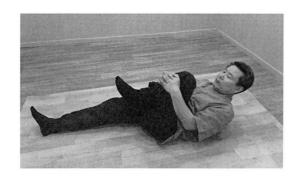

멀쩡하던 무릎이 산이나 비탈길을 내려올 때 갑자기 통증이 오면 이렇게 정강이를 접어서 당겨주면 괜찮아진다. 사진처럼 누워서 하든, 앉아서 하든 무릎을 접어서 정강이를 당겨주면 효과가 난다.

2. 무릎관절이 앞으로 휘는 전방과 뒤로 휘는 후방의 정황

신체의 체중은 머리의 측두에서 척추를 타고 골반으로 와 골반에서 양쪽 다리 대퇴의 후방으로 해서 무릎앞쪽으로 타고 내려와 발에서 땅으로 흘려간다. 그리고 이 체중은 신체의 대칭구조에서 저울대가 수평을 맞추듯이 무게가 평형을 이루게 하고 있다.

신체의 체중은 척추의 만곡에서 무게의 균형을 맞추고 무게를 떨어내고 밑으로 내려오면서 골반이나 대퇴부위, 무릎부위 관절의 굽힘이나 펴는 관절, 근육의 수축과 평창에 의해서도 신체의 무게를 떨어낸다. 그리고 신체의 체중을 저울추를 수평으로 만드는 것 같은, 체중을 좌우, 앞뒤로 쏠리지 않도록 하는 신체의 체중의 균형을 맞추는 중력선(무게중심)이 있다.

이 무게중심선이 신체가 섰을 때나 걸음을 걸을 때, 신체가 굽힘을 받거나 펴지는 자세를 받는 각도가 걸음걸이에서 일어날 때, 관절에 심하게 변형을 유발하는 신체의 부위가 있다. 이렇게 나타나는 현상은 관절의 변형상태를 판별하는 요긴한 방법이 된다.

뼈가 탈골이나 휘었을 때, 걸음걸이를 할 때 신체가 굽힘이나 펴지는 자세가 되는 보행에 각도를 받을 때 신체의 골격에 변형을 심하게 주는 곳은 무릎과 허리 부위이다. 즉 신체, 허리나 무릎부위에 굽힘이나 펴짐을 받는 곳은 비탈길을 올라갈 때와 내려올 때인데 이때 허리(요추)와 무릎관절이 탈골이나 휨이 되어 있으면, 비탈길을 '올라갈 때와 내려올 때' 통증이 달리 나타날 수가 있다.

이 현상은 허리(요추)나 무릎관절이 탈골이나 휘면, 굽힘이나 펴지는 자세가 일어나면 신체의 무게중심선에 변형이 일어나, 상체의 무게가 집중되고 척주(脊柱)만곡이 심한 허리 부위와 굽힘이 심하게 일어나는 무릎에 신체의 무게가 누르는 상태가, 허리의 굽힘이 일어날 때와 펴질 때 무릎이 굽혀질 때와 펴 질 때 신체의 무게를 달리 받을 수가 있어 허리(뼈)와 무릎관절이 앞 또는 뒤로 변형이 될 때 통증이 달리 나타날 수가 있다. 즉 허리(요추)의 탈골이나 휨의 방향(전,후)과 무릎관절의 앞, 뒤로 휘는 방향에 따라서 비탈길이나 계단 등, 허리나 무릎을 굽히고 펴지는 자세에 의해서 통증이 달리 나타날 수가 있다는 것이다.

이 상태는 많은 사람들이 경험을 했을 것이다. 어떤 사람은 계단이나 산을 올라갈 때는 별로 통증이 못 느끼는데 내려올 때 허리가 아프거나 걸음걸이를 겨우 하는 사람.

어떤 사람은 계단이나 비탈길을 내려올 때는 별 이상이 없는데 올라갈 때는 허리가 무겁고 통증이 오면서 엉덩이가 무거운 느낌을 받는 사람.

무릎부위도 마찬가지로 계단이나 비탈길을 올라갈 때는 별 이상을 못 느끼는데 내려올 때는 심한 통증을 느끼거나 걸음걸이를 제대로 못하고 벌벌 기는 사람.

어떤 사람은 계단이나 비탈길을 내려올 때는 아무렇지 않거나 견딜만 한데 올라갈 때는 무릎이 무겁고 통증을 느끼는 경우.

무릎은 계단이나 비탈길을 올라갈 때와 내려올 때 굽힘이나 펴지는 관절의 운동범위가 크게 일어난다. 즉 계단이나 비탈길을 올라갈 때는 무릎이 많이 굽혀지는 각도가 일어난다는 것이다. 이때 만약에 무릎관절이 앞으로 휘어 있으면 무릎이 굽혀지는 동작이 일어날 때는 무릎관절이 더 앞으로 튀어나올 수가 있는 각도가 이루어져 무릎통증이 더 심하게 나타날 수가 있다는 것이다. 반대로 무릎관절이 뒤쪽(오금)으로 물러나 있으면 계단이나 비탈길을 내려올 때는 무릎관절이 더 뒤쪽으로 휘(되짚어짐)는 각도가 일어나 휜 무릎을 더 휘게 해 통증을 더 심화시킬 수가 있는 것이다.

요추(허리) 같은 경우도 허리가 전만(앞쪽)으로 탈골이나 휘어 있으면 계단이나 비탈길을 올라갈 때는 신체를 약간 앞으로 수그려지는 자세가 취해지기 때문에 통증이 덜하고 편하다. 그러나 요추가 후방(뒤쪽)으로 탈골되었거나 휘었으면 상체를 앞으로 수그리면 요추가 더 후방으로 튀어나오는 상태가 되어 통증이 심하고 허리가 무거울 수가 있는 것이다. 반대로 요추가 앞(전방)으로 휘면 계단이나 비탈길을 올라갈 때는 상체를 약간 굽히는 자세가 되므로 통증이 덜하고 편할 수가 있다. 그러나 요추가 앞(전방)으로 전위가 된 상태인데 계단이나 비탈길을 내려오는 자세가 될 때는 상체도 되짚어지거나 복막에 내려와 있는 무게도 아래로 떨어지는 자세가 되어 요통을 심하게 하거나 디스크나 척추변형으로 다리까지 통증이 내려와 있는 상태이면 걸음걸이가 벌벌 떨 수 있다.

3. 무릎후방(오금)교정

무릎이 뒤로 되짚어 졌을 때 나타나는 정황, 앞에서 설명을 했지만 며칠 전까지, 또는 어제까지 멀쩡했는데 갑자기 일어서거나 걸음을 걸을려면, 무릎이 힘이 빠지거나 무릎뒤쪽 오금이 당기는 현상, 그리고 무릎을 굽히는데 장애가 오는 상황 그리고 무릎이 아리고 붓지도 않고 물이 차지도 않는데 일어서거나 걸음걸이를 할 때 힘이 빠지거나 무릎에 힘을 줄 수 없는 상황.

이런 상황은 분명 무릎이 오랜 전부터 관절의 물렁뼈가 낡아서 뼈끼리 충돌을 일으키는 상태도 아니고 또한 염증이 유발되어 물이 차는 상태가 아니므로 무릎관절이 낡아서 오는 퇴행성이나 루마티즘하고는 성격이 분명이 다른 상황이다.

그리고 그동안 무릎이 퇴행성관절이나 루마티즘으로 알아온 것이 아니고, 갑자기 무릎에 힘이 빠지거나 일어서면 통증이 나타나고 힘이 빠지는 상태임으로, 이 상태는 무릎관절이 뒤틀린 탈골이나 휨을 의심해 볼 수 있다.

그런데 무릎관절이 탈골을 했는데 무릎관절이 앞(전방)으로 튀어나왔는지 아니면 무릎관절이 뒤(오금쪽)로 휘어 무릎이 되짚어졌는지, 틀어진 방향을 알아야 한다.

4. 무릎관절이 앞(전방)또는 뒤(오금)로 휘어졌을 때 나타나는 정황

무릎관절이 '뒤(오금)'로 휘어졌을 때 나타나는 정황은, 계단이나 비탈길을 내려올 때 통증이 심하거나 걸음걸이를 제대로 할 수가 없다. 그러나 계단이나 비탈길을 올라갈 때는 별 이상을 못 느끼거나 증상이 가볍다.

무릎관절이 후방(오금)으로 휘었다는 것은 무릎관절이 되짚어졌다는 의미이다. 무릎관절이 뒤쪽으로 물러나면 무릎에서 받는 체중의 무게중심(중력선)이 뒤로 물러나 있는 상황이다. 무릎관절이 뒤로 물러나 있는 상황에서, 계단이나 비탈길을 내려오는 자세는 무릎관절의 자세가 되짚어지는. 즉 뒤로 휘는 자세가 되어, 뒤로 휘어 있는 상태에 더 뒤로 휘게 하는 상태가 되는 것이다.

그러므로 비탈길이나 계단을 내려올 때 통증이 나타나거나 걸음걸이를 제대로 할 수 없는 상태는 무릎관절이 뒤로 휘었다고 판단할 수가 있는 것이다.

그리고 무릎의 좌측이나 우측의 옆면에 통증이 오면 통증이 오는 쪽으로 관절이 물러났음을 말한다. 즉 관절이 휜 쪽으로 통증이 오기 때문에, 가령 무릎의 오른쪽 측면에 통증이 나타나고 계단을 내려올 때 통증이 나타나거나 걸음걸이를 못하면 무릎관절이 뒤로 물러나고 오른쪽으로 물러난 것이므로, 교정을 무릎의 후방과 우측을 해야 하는 것이다.

5. 무릎관절후방전위 및 우측전위교정

⑴ 증상

우측 다리 무릎관절 우측면에 통증이 나타나고 계단을 내려가기가 힘들다. 그런데 계단을 올라갈 때는 별 이상을 못 느낀다.

⑵ 무릎관절 측면통증 교정(우측무릎 우측면 통증)

우측 무릎이 뒤틀려서 통증이 있는데, 무릎관절이 뒤(후방)로 물러나고 무릎의 우측 옆으로 통증이 있다.

관절에서 오는 통증은 관절이 물러난 쪽(휜 쪽)으로 통증이 온다. 즉 무게중심(중력선)이 물러난 쪽으로 통증이 온다. 무게중심이 물러난 쪽이라는 것은 뼈가 휜 쪽이라는 말이다.

뼈골은 목뼈, 등뼈, 요추, 어깨관절, 손목, 발목을 비롯해서 관절이 휘어진 쪽으로, 즉 탈골되어 튀어나온 쪽으로 통증이 온다. 그러므로 통증이 오는 쪽이 뼈가 휨을 당한 곳이라고 판단하면 된다.

(3) 견인

환자를 반듯하게 눕게 한다. 시술자는 오른손으로 환자의 오른쪽 발뒤꿈치를 잡고, 왼손은 환자의 아픈 무릎 종지뼈 밑에 손가락을 모아서 대어 무릎을 잡는 역할을 하고 발목을 잡은 오른손으로 발목을 당겨서 무릎관절이 약간 늘어나도록 지긋하게 당겨준다. 견인은 무릎관절이 약간 당기는 느낌으로 하면 된다.

1) 우측 무릎견인: 시술자는 오른손으로 환자의 우측 발 뒤측의 약간 위쪽에서 잡는다. 왼손은 무릎의 약간아래서 손가락을 모아서 엄지손가락은 밑으로 하고 나머지 손가락은 위로 모아서 잡고 견인을 한다. 견인은, 다리가 팽창되게 당겨서 약간 무릎이 늘어나는 느낌으로 지긋하게 1~2회 힘을 써서 당겨주면 된다.

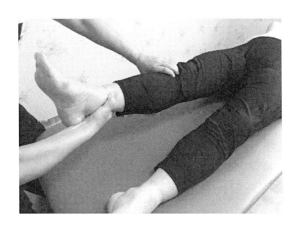

⑷ 우측다리 우측면통증 교정

경추, 요추 무릎관절, 발목 등, 뼈의 탈골이나 휨에 있어서 항상 먼저 교정을 해야 할 부분은 측면부터 먼저 교정을 하고 전, 후방교정을 해야 한다. 뼈의 관절의 무게중심선의 탈골이나 휨에 있어서 옆으로 휜 것을 먼저 무게중심선으로 갖다놓는 교정을 하고 그 다음에 뒤로 탈골한 부분이나 전방으로 전위된 부분을 교정을 해야 한다.

견인이 끝났으면, 시술자는 오른팔로 환자의 오른다리를 껴안는다. 그리고 오른손바닥으로 환자의 오른쪽무릎의 왼쪽(내측) 측면을 손바닥으로 받쳐 잡는다. 시술자는 왼손 엄지를 환자의 오른쪽무릎 통증부위에 댄다. 시술자는 오른팔과 오른손으로 잡은 환자의 다리를 지긋하게 당겨 약간 휘는 느낌이 오도록 당기면서 환부에 댄 왼손 엄지로 휜 무릎을 지긋하게 밀어 넣는 교정을 한다. 그러니까 오른팔로 잡은 다리를 당기면서 왼손 엄지로 휘어진 부분을 밀어 교정을 하는데, 이때 오른팔로 잡은 다리를 당기고, 왼손 엄지로 미는 교정이 무릎관절이 약간 휘면서 들어가는 느낌으로 교정을 한다. 한 번 교정 시 2~3회 정도 무릎 휜 측면이 펴지는 느낌이 들 정도로 교정을 한다.

무릎교정에 있어서 매번 측면교정을 먼저 하고 그리고 전후방의 교정 순서로 해야 한다.

1) 우측 무릎관절의 측면 중앙교정: 시술자는 오른손으로 환자의 우측 다리를 들어 밑으로 받쳐 잡고 손바닥은 좌측면에 대고 왼손 엄지로 환자의 우측 다리 무릎관절우측 중앙에 대고, 우측으로 밀려나온 관절을 왼손 엄지로 민다. 이때 오른손으로 잡은 다리를 당겨서

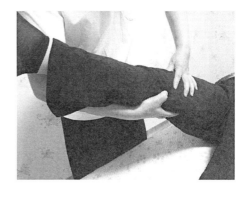

휘는 듯하면서 왼손 엄지를 민다. 무릎이 약간 휘면서 굽은 것이 밀려들어가는 느낌을 엄지손가락 받는 힘을 쓴다.

2) 우측 무릎관절우측면의 중앙교정: 환자의 다리를 바닥에 두고 시술자는 오른팔을 환자의 다리 밑으로 넣어서 손을 무릎관절의 좌측면을 잡고 왼손 엄지는 무릎관절우측면 통증이 있는 부위에 댄다. 오른손과 협력해서 다리를 약간 휘는 듯하면서 왼손 엄지로 튀어나온 부분을 지긋하게 민다.

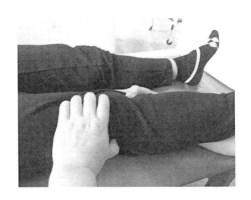

6. 우측무릎 후방전위(탈골)교정

⑴ 견인

시술자는 환자를 엎드려 눕게 한다. 시술자는 오른손으로 환자의 발목을 잡고 왼손 손가락을 모아서 환자의 오금에 되어 약간 누르듯이 하면서 오금에 대어 환자의 오금을 고정시키고 오른손으로 환자의 오른쪽 발목을 잡아 오금을 누르고 있는 왼손과 동조해서 환자의 무릎이 약간 당기(견인)는 느낌이 들 정도로 오른손으로 잡은 환자의 오른쪽 발목을 당겨준다.

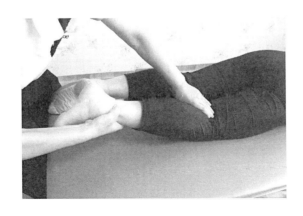

(2) 우측무릎후방전위(탈골)교정

환자가 엎드려 있는 그 상태로, 시술자는 왼손으로 환자의 오른쪽 발목복사뼈의 약간 위쪽에 잡는다. 시술자는 오른손 엄지로 환자의 무릎관절오금에 댄다. 시술자는 왼손으로 잡은 환자의 오른발 발목을 치켜들어 대퇴쪽으로 휘면서 오른손 엄지로 환자의 오금을 앞쪽으로 민다.

교정은 발목을 잡은 환자의 다리(발)를 대퇴쪽으로 휘면서 오른손 엄지로 무릎관절의 중앙(오금부위)을 민다. 환자의 다리를 치켜들어 대퇴쪽으로 휨과 오른손 엄지로 오금을 밀 때 무릎관절이 약간 휘는 즉 앞쪽으로 밀려가는 느낌이 오른손 엄지에 느껴지도록 무릎관절을 휘면서 민다.

한 번 교정을 할 때 무릎관절이 앞쪽으로 밀려가는 휨이 3~4회 느껴지도록 교정을 한다. 이렇게 교정을 하고 잠깐 쉬었다가 한 번 더 앞의 교정 방법으로 해준다.

갑자기 무릎이 탈이 난 사람은 이렇게 교정을 한두 번 해 주어 경과를 봐가면서 교정을 한다. 대개 갑자기 무릎이 틀린 경우는 1~3회 정도 교정을 해 주면 괜찮아진다.

통증이 며칠 된 사람은 2~3일 교정을 해 본다. 그리고 증상이 오래된 사람은 하루에 1회 정도 통증이 줄어들 때까지 꾸준히 해 본다. 그리고 빨리 효과를 보려고 하루에 지나치게 많은 회수를 하면 부작용이 생길 수가 있으므로, 증상이 오래된 사람도 1일 1회 정도 며칠을 꾸준히 해 본다. 그리고 통증이 줄어들거나 통증이 사라지면 교정을 멈추고 경과를 봐가면서 통증이 나타날 때마다 교정을 해준다.

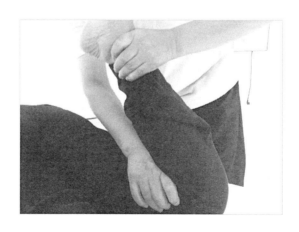

7. 무릎관절전방전위교정(무릎관절이 앞으로 튀어나온 상태)

이 상태는 무릎관절(슬개골)이 앞으로 튀어나온(휨) 상태를 말하는 것이다. 퇴행성무릎관절염으로 고생하는 사람들 중에는 무릎관절이 앞으로 볼록하게 튀어나와 휘어 있는 상태를 많이 볼 수 있다. 즉 무릎관절이 앞으로 물려져 나올 수 있다는 것이다.

무릎관절이 앞쪽으로 물려져나오면 비탈길이나 계단을 오르기가 더 힘들다. 그것은 비탈길이나 계단을 올라갈 때는 내려올 때보다 다리를 더 들어 올려 무릎을 접어야 하고, 무릎을 접어(굽힘)면 무릎관절이 더 튀어나오는 자세가 되어 튀어나온 무릎관절이 더 튀어나와 통증이 더 심하게 온다는 것이다. 무릎관절이 이렇게 탈골이 되면, 반대로 비탈길이나 계단을 내려 올 때는 상대적으로 통증이 덜하고 걸음걸이가 훨씬 편 할 수가 있다.

8. 우측무릎 전방전위탈골 및 우측면통증교정

⑴ 측면교정

1) 견인

시술자는 환자를 똑바로 하늘을 쳐다보고 눕게 한다. 시술자는 오른손으로 환자의 오른쪽 발뒤꿈치 복사뼈 위로 잡는다. 왼손은 손가락을 모아서 환자의 오른쪽 다리 무릎(종지뼈)에 손가락을 모아서 댄다. 그리고 시술자는 왼손을 환자의 무릎을 약간 누르듯이 고정을 하고 오른손으로 환자의 발목을 당겨 무릎을 견인을 한다.

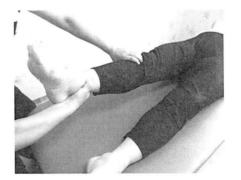

9. 우측무릎 우측면(옆) 휨 교정

용법

시술자는 환자의 다리를 견인한 그 상태에서, 오른팔로 환자의 오른쪽 다리를 약간 들어 올려 껴안고 오른손으로 손바닥을 환자의 오른쪽무릎내측에 대어 무릎을 받쳐 잡는다. 시술자는 왼손 엄지로 환자의 오른쪽무릎측면 통증이 나타나는 부위에 댄다. 시술자는 오른손으로 잡은 환자의 오른쪽 다리를 지긋하게 당기면서 왼손 엄지로 옆으로 튀어나온 무릎을 민다.

통증이 오른쪽외측으로 나타난다는 것은 뼈가 오른쪽외측으로 물러났음을 의미하므로 오른쪽으로 물러난 관절을 먼저 무게중심으로 가져가는 교정을 하고, 다음 앞으로 튀어나온 교정을 해야 한다. 다만 무릎통증이 측면으로 나타나는 것은 없고 무릎관절이 앞으로만 튀어나왔을 때는 측면교정은 안 해도 된다.

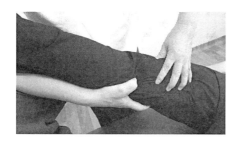

1) 시술자는 환자의 우측다리를 오른팔로 들어서 잡고 왼손 엄지로 우측면에 대고 휜 다리를 교정.

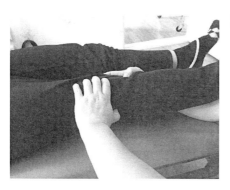

2) 환자의 다리를 바닥에 두고 오른팔로 다리 밑으로 넣어서 오른쪽무릎의 왼쪽 측면을 잡고 왼손 엄지로 튀어나온 부위에 대고 오른팔로 다리를 지긋하게 당기면서 왼손 엄지로 민다.

10. 우측무릎 전방(앞) 휨 교정

(1) 교정

시술자는 오른팔로 환자의 오른쪽 다리를 약간 들어 올려 껴안아 잡고 , 오른손바닥을 환자의 무릎 밑(오금)에 받쳐 잡는다. 왼손 엄지는 환자의 무릎(종지뼈)에 댄다. 시술자는 오른팔과 오른손바닥으로 환자의 무릎을 받쳐 잡고 지긋하게 휘면서 왼손 엄지로 튀어나온 무릎관절을 밀어 넣는다.

교정을 할 때 오른팔과 손으로 받쳐 잡은 환자의 다리를 지긋하게 당겨 휘면서 왼손 엄지로 무릎을 지긋하게 누른다. 오른손을 당기면서 왼손 엄지로 밀면 환자의 무릎이 휘어 굽은 것이 펴지는 느낌이 오도록 당기는 힘과 미는 힘이 동조를 해야 한다.

한 번 교정을 할 때 휜무릎이 휘면서 밀려들어가는 느낌이 3~4번 정도 왼손 엄지에 느껴지도록 교정을 한다.

이렇게 한 번 교정을 시작할 때 굽은 무릎이 3~4번 정도 휘어서 밀려들어가는 느낌을 받도록 교정을 한다. 한 번 교정을 할 때 1~3회 정도 하고, 한 번 하면 잠깐씩 쉬어가면서 해 주면 된다.

며칠 전까지 아무런 이상이 없던 다리가 갑자기 삐끗했거나 뒤틀려서 오는 통증 같으면 2~3회 정도 하루에 1~2회 정도 시술하면 괜찮아진다. 그리고 통증이 없으면 상태를 봐가면서 통증이 나타나면 그 때 또 한 번 교정을 해 주는 것이 좋다.

그리고 무릎관절의 무게중심(중력선), 즉 무릎관절이 앞쪽으로 물러났는지 뒤쪽(오금)으로 물러났는지 그 것을 잘 판별하고 교정을 해야 한다.

무릎관절이 앞으로 튀어나왔는지, 뒤로 물러났는지 하는 것을 판별하는 것은 앞에서 설명한 계단이나 비탈길을 오르내릴 때 나타는 무릎의 통증변화, 이것이 판별하는데 요긴하다. 그리고 통증이 나타나는 쪽이 뼈가 물러난 정황이 된다. 즉 아픈쪽으로 뼈가 물러난 쪽이다.

상체에서 하체를 내려오는 신체의 체중은, 체중을 감당하고 분산시켜는 우리 몸의 내부의 조절기능이 있어서 몸의 무거운 체중을 감당한다.

그 일한으로 무릎도 '관절의 중심'에서 신체의 체중을 받아야 무릎에 이상이 없이 감당을 할 수 있는 것이다. 그러나 무릎관절의 중심에서 체중을 받지를 못하고 관절에서 받는 체중이 어느 한쪽으로 쏠리게 되면, 상체에서 내려오는 체중이 물러나는 쪽으로 무릎이 시큰 거린다든지 통증이 오든지, 하는 등 걸음걸이에 지장을 준다.

그리고 무릎관절을 지나가는 무게중심(중력선)은 무릎관절이 물러난 방향에 따라서 자세나 걸음걸이를 할 때 무게중심선이 물려난 것을 가중 시키면 더 통증이 오고, 반대로 무게중심(관절이 물러난 것)이 틀어진 것을 제자리 쪽으로 돌아오게 동작이나 자세가 취해지면 통증이 줄어든다.

상체의 체중이 무릎에 내려올 때, 무릎이 굽혀지는 자세가 들어갈 때와 무릎이 관절이 역으로(뒤) 되짚어지는 자세가 일어날 때 무릎관절은 크게 움직임이 일어나는데, 이 움직임은 계단이나 비탈길을 오르내릴 때 무릎관절이 굽힘과 펴지(되짚어지는)는 움직임이 크게 일어난다.

이때, 만약 무릎관절이 앞으로 심하게 물러나와 굽어있다면 계단을 올라갈 때는 무릎관절이 접어지는 운동이 크게 일어남으로 앞으로 튀어나온 무릎관절이 더 튀어나오게 되어 통증을 더 심화시킬 수가 있는 것이다. 또 반대로 무릎관절이 뒤(오금 쪽)로 물러나 있는 상태이면 비탈길이나 계단을 내려올 때는 무릎관절이 더 펴지는 자세가 되어 뒤로 물러나 있는 무릎관절을 더 뒤로 물러나게 해 통증이 더 심하고 걸음걸이를 더 못하게 되는 현상이 생긴다.

1) 사진과 같은 자세로 무릎관절의 슬개골, 무릎관절을 형성하는 대퇴와 하퇴의 경골을 왼손 엄지로 지긋하게 눌려서 무릎관절이 앞으로 불거져 나오는 변형을 교정한다.

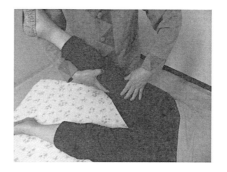

2) 시술자는 오른팔로 환자의 오른쪽 다리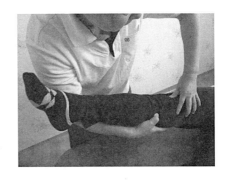
밑으로 손을 넣어서 오금을 잡고 왼손 엄지
로 무릎의 튀어나온 종지뼈에 댄다. 시술자
는 오금으로 잡은 오른손과 힘을 합쳐 다
리를 약간 휘면서 왼손 엄지로 튀어나온 종
지뼈를 지긋하게 휘어 민다.

무릎이 불거져 나올 때의 교정법이다. 무릎꽉이 심하게 앞으로 불거져 나오면 이
런 방법으로 종지뼈도 밀어 넣고 종지뼈의 약간 위 대퇴부위와 아래의 경골부위
도 같은 방법으로 교정을 한다.

11. 우측무릎내측교정

오른쪽 무릎이 전방(앞)으로 굽었거나, 또는 후방(뒤)으로 물러났거나 하면서 내측으
로도 통증이 오면, 앞에서 교정할 때 옆면(외측)교정을 먼저 했듯이 역시 내측부터 교
정을 한 다음 뒤 또는 앞으로 굽은 부분을 교정한다.

(1) 요령

시술자는 환자를 반듯하게 눕게 하고, 환자의 왼쪽 편에서 환자의 무릎에 수건 등을
올려놓고, 왼손으로 환자의 오른쪽 다리 발목(복사뼈)위로 잡는다. 시술자의 오른손 엄
지로 환자의 무릎내측통증부위(수건으로 덮은)에 댄다. 시술자는 발목을 잡은 왼손으로
환자의 오른쪽 다리를 지긋하게 당기면서 오른손 엄지로 물러난 관절(통증부위)을 민다.

여기서도 마찬가지로 왼손으로 잡은 다리를 당기고 오른손 엄지로 물러난 관절을
밀 때 당기고 미는 힘이 무릎관절을 약간 휘게 하면서 지긋하게 물러난 관절이 밀려들
어가게 해야 한다.

1) 왼쪽 다리 무릎관절의 내측 통증부위
   에 왼손 엄지손가락을 대고 오른손은
   다리 밑으로 손을 넣어 팔로 걸쳐 잡고
   손바닥은 무릎외측에 댄다. 왼손 엄지
   로 밀 때 우측 손은 무릎이 밀려나지
   않도록 힘을 쓰고, 우측팔도 동시에 힘

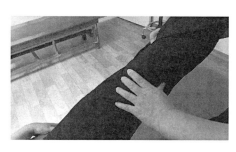

을 쓰서 다리를 지긋하게 당기면서 교정이 되도록 한다.

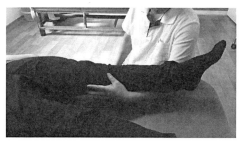

무릎교정시, 팔을 다리에 걸쳐서 잡는 자세.

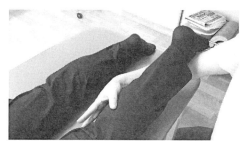

엎드려서 무릎 교정시 손으로 잡는 방식.

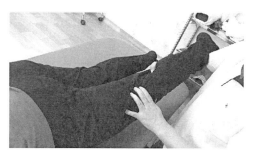

엎드려서 왼쪽무릎관절의 외측이 물러나서 통증이 오
는 부분을 교정하는 자세.

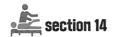

손목관절교정 1

며칠 전까지 아무런 이상이 없었는데 갑자기 손목을 움직일 때나 손목을 돌려서 행주 같은 빨랫물을 비틀 때 손목에 통증이 오고 손목이 시큰거려서 힘을 제대로 못 쓰는 상태. 또한 꽤 오랜 전부터 손목이 통증이 왔고 계속 손목을 움직일 때나 손목을 틀어서 행주 등을 짤 때 손목에 힘이 들어가지 않는 상태.

이 상태도 역시 아무런 이상이 없던 손목이 갑자기 아프거나 또는 오래 되었지만 특정한 동작이나 손목을 움직이면 손목이 시큰거려 힘을 못 쓰거나 통증이 오는 상태. 이 역시, 손목은 팔뼈와 관절을 하고 있는 부위이고 손목이 시큰거리거나 힘을 못 쓰는 것은 팔뼈와 관절을 잇대어 손목이 움직이거나 힘을 쓰게끔 잇대어져 있는 관절이 무게중심이 틀어져 관절이 어느 한쪽으로 물러났거나 틀어져 있다는 상태이다.

허리(요추), 무릎관절, 손목 등에 시큰거리는 증상이 나타나는 것은 뼈와 뼈가 맞닿아 정렬상태를 유지하는 무게중심이 어긋날 때 주로 그 부위의 관절이 시큰거리거나 힘을 못 쓰는 상황이 생긴다. 뼈와 뼈는 관절로 맞대어 있고 인대와 힘줄, 근육 등이 뼈를 단단히 연결하여 기능을 작동시킨다.

그런데 이 맞대어 있는 관절이 어긋나면 뼈가 지탱하는 무게(힘)를 감당할 수가 없다. 그래서 동작이나 관절에 영향이 가는 자세가 취해지면 관절이 힘을 감당하지를 못하고 통증을 보내거나 시큰거림, 또는 힘을 쓸 수 없는 지경에 이르게 된다.

어제 아래부터 통증이 니타났다든지 또는 오래된 통증이라든지 또는 특정 동작을 할 때마다 특정부위에 통증이 나타나거나 또는 좀 오래전부터 시큰거림과 통증이 있었다 해도, 그 이전에는 통증이나 시큰거림이 없었지만 뼈가 뼈와 맞닿고, 그 맞닿는 중심부분(무게중심)이 흩트려져 뼈의 관절이 무게(중력)를 감당하지 못해서 일어나는 일이다.

가령, 어제까지 손목이 아무런 이상이 없었는데 오늘 갑자기 손을 비틀어서 행주를 짜니까 손목이 시큰거리고 힘이 주어주지 않는 현상이 왔다. 이런 현상이 갑자기 나타났다 해도 그것은 대개 오랫동안 어떤 특정한 자세나 동작이 반복(습관)적으로 들어가서 뼈를 잇대어 있는 조직들이 한계상황이 와 오늘부터 통증이 오기 시작할 수 있는 것이다. 또 인대, 힘줄, 근육이 무력하거나 느슨한 사람이 어느 날 한꺼번에 많은 일을 하고 손목이 시큰거리는 경우도 있다.

손목을 비틀어서 행주를 짤 때 통증이 오는 경우는, 비틀 때 통증이 오는 동작의 반대 동작으로 비틀어 보는 것도 방편이 될 수 있다. 만약 그래서 통증이 완화된다면, 지금까지 행주를 짜는 같은 동작이 반복적으로 들어가서 뼈가 정렬상태서 물러나게 된 원인이 되므로 앞으로 그 반대로 동작을 취하는 것이 좋다.

1. 손목관절을 변형시킬 수 있는 자세와 동작

목, 허리, 무릎 등의 변형은 자세나 동작 등 몸을 쓰는 움직임과 무관할 수가 없다. 쪼그리고 앉아서 오랫동안 일을 한 사람은 허리가 뒤로 굽어지고 무릎관절이 앞으로 튀어나오는 등 신체가 만들어지는 자세나 동작과 일치 한다. 또 목고개를 수그리면 목뼈는 뒤(후방)로 튀어나오는 움직임이 일어난다. 그러므로 만약에 목고개를 수그려서 책을 많이 봐 왔거나 또는 뜨개질 등 목고개를 수그려서 하는 동작이나 자세를 오랫동안 해 오면 목뼈는 뒤로 튀어나와 목뼈가 뒤로 굽을 수가 있는 것이다.

그러므로 내가 갑자기 손목이 시큰거리고 손목에 힘이 들어가지 않으면, 지금까지 내가 손목이 변형할 수 있는 어떤 동작이나 자세를 찾아야 하는 것이다.

2. 손목에 습관적으로 들어가는 자세나 동작

1) 앉을 때 손바닥으로 바닥을 짓는 자세에서 손목이 접히는 자세: 이 자세는 거의
모든 사람들이 손가락이 앞쪽방향으로 향하게 하고 손을 딛고, 이때 손목이 접히
게 되고, 이 자세는 대부분 평생 동안 그러한 자세를 취한다고 보면 된다.

2) 행주를 짤 때 손목을 비트는 방향

3) 직업적으로 손목에 특정한 방향으로 힘이 가해지는 자세나 동작: 작업을 할 때
손목을 어느 한 방향. 즉 내전(內轉), 외전(外傳)등 비틀거나 굽히는 굴곡이나 배굴
등 어떤 특정한 방향으로만 손목이 쓰이게 한 일이 있었나를 찾아낸다.

이런 경우를 한 번 생각해 보자. 손목이 시큰하다. 손으로 빨래를 짜든지 물건을 들
때 손에 힘이 안 들어간다. 그런데 얼마 전까지는 멀쩡했는데 어느 날부터 그런 낌새
가 왔다.

이런 상황이면 그 이전까지는 멀쩡하게 손을 잘 써 왔다는 것이다. 그리고 손목에
힘이 안 들어가고, 손목이 시큰거리는 것은 어디에 중점을 둬야 할까. 당연히 손목에
서 원인을 찾아야 한다. 그런데 며칠 전까지도 멀쩡했는데 갑자기 손목이 시큰거리고
손목에 힘이 들어가지 않는다. 물론 손목을 다치면 그러한 현상이 올 수도 있다. 그리
고 손목을 다쳤다 치더라도 손목은 손바닥을 이루는 뼈와 팔뼈가 서로 관절화를 이루
고 있는 곳이다. 손목을 다쳐서 충격을 받아도 그것은 손목관절에 충격이 가서 손목
관절을 이루고 있는 뼈에 영향이 가서 손목이 시큰거리거나 손에 힘을 쓸 수 없는 것
이다. 그렇다면, 손목근육이 곪아서 열이 나거나 충격으로 손목뼈를 잇대고 있는 힘줄

이나 인대 근육이 찢어진 상태가 아니고, 충격도 없이 어느 날부터 손목이 시큰거린다 하는 것은 어디에서 원인을 찾아야 할까. 당연히 손목관절에서 원인을 찾아야 하지 않을까. 충격을 받은 일도 없고, 곪아서 터진 것도 아니라면.

그러면, 어느 날부터 무단히 손목이 시큰거리고 손에 힘이 안 들어간다. 그런데 손목을 다쳐서 충격을 받은 일도 없고, 곪아터진 것도 아니고, 이런 상황이면 당연히 손목관절을 의심해야 하는 상황이다. 물론, 병원에서 말하는 손목터널 증후군이라는 병이 있기는 하다. 터널증후군, 이것도 한번 생각해 보자. 이것도 관절과 관절이 잇대어 있는 무게중심선(중력선)이 정렬상태가 흩뜨려지지 않으면 뼈 사이로 신경이 지나가는 터널을 침범하지 않는다고 본다. 뼈가 힘을 당하거나 탈골을 해서 뼈와 뼈를 통행하는 관통선이 왜곡되므로 해서 터널이 굴절되어 신경길이 침범을 당한다고 보는 것이다.

그러면 뼈의 변형을 어떻게 찾아야 할까.

어제 아래까지 아무런 이상이 없었다는 것은, 그 때까지는 아직 뼈의 관절화가 정상적으로 작동을 하고 있었다는 사실이 된다. 그런데 오늘부터 느낌이 왔다는 것은, 지금까지 뼈의 관절이 변형이 될 수 있는 어떤 동작들이 지속적으로 되어 와 비로소 뼈의 관절화가 정렬상태를 벗어나는 단계까지 왔다는 가정이 된다. 즉 뼈의 관절화가 어느 한쪽으로 물러나는 상황에 이르러, 비로서. 증상이 나타나는 시기에 이르렀다는 가정이 되는 것이다.

목뼈든 허리(요추)든 손목이든 또는 무릎이나 발목뼈 등. 뼈와 관절은 신체(자세, 동작)가 움직일 때 뼈도 움직이는 동작이 일어나고, 이 움직임이 뼈를 변형시킬 수 있는 요소가 된다. 앞에서도 설명을 했지만 목고개를 수그리면 목뼈가 뒤로 물러나는 움직임이 일어나고 허리도 신체를 앞으로 수그리면 허리뼈가 뒤로 물러나는 움직임이 일어난다. 그것은 스스로 목이나 허리에 손을 대고 목을 수그리거나 신체를 앞으로 수그리면 뼈의 움직임을 촉지 할 수 있는 것이다.

그러면, 어느 날부터 갑자기 손목이 시큰거린다. 당연히 손목뼈를 의심해야 하는 상황이고, 그리고 손목뼈의 변형은 신체(손목)를 써 왔던 자세나 동작에서 손목관절의 부정렬(不整列) 상태를 찾아야 하는 것이다.

그리고 부정렬 상태를 찾는 것은 지금까지, 어쩌면 평생 동안 내가 써 왔던 어떤 자세나 동작이 있었는지를 찾아야 하는 것이다.

이것이 앞에서 설명한 빨래 짜는 동작이나 손목을 딛고 앉는 자세나 또는 직업적으로 손목을 쓰는 동작 등.

여기서 깊이 인식을 해야 할 상황은 내가 자세나 동작을 취하면서 어느 한쪽으로 편중되게 오랫동안 해 왔나를 찾는 것이다. 이 습관적인 동작이나 자세가 뼈의 관절을 어느 한쪽으로 물러나게 할 수가 있는 것이다. 예를 들어 이런 것이다, 빨래를 짤 때 어느 한쪽 방향으로만 짜는 동작을 취하는 것, 즉 팔목을 오른쪽 방향으로만 비틀었다든지.

만약 내가 며칠 전까지 멀쩡했는데 갑자기 손목이 시큰거리면, 이것부터 한 번 찾아서 해 보자. 행주를 짤 때 어떤 방향으로 손목을 비트는 지 확인을 해서 그 반대 방향으로 행주를 짜 보자. 그리고 아마도 그 동작은 평생 동안 같은 방향으로 해 왔을 것이다. 그러므로 이제부터 행주 짜는 동작을 이제까지 한 반대방향으로 지속적으로 해 보자. 이제까지 오랫동안 가지고 온 습관이기 때문에 앞으로는 가지고 온 습관을 바꿔주어야 된다. 그리고 습관을 바꾼다고 단 며칠 만에 효과가 안 나더라도 앞으로 계속 습관을 바꿔서 동작을 하면, 만약 습관에 의해서 뼈의 관절이 부정렬상태가 되었다면, 계속 습관의 반대 동작을 해나가거나 의도적으로, 지금까지 해 왔던 동작에서 반대로. 꼭 행주를 짜는 것만이 아니라 맨손으로 그 반대로 손목을 비틀어주는 동작을 해 보자. 그래서 손목의 통증이 줄어들거나 손목에 힘이 들어가면, 좋아질 때까지 계속 그렇게 밀고 나가야 한다.

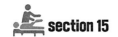

손목관절 교정 2

1. 자율교정

다음 상황은, 신체가 어떤 자세를 취할 때 손목에 무리가 가고 또 반복해서 취해지는 자세가 될 수밖에 없는 손목 쓰임의 자세를 찾아보자.

이 자세는 앞에서도 언급을 한 자세인데 우리가 맨바닥에 앉을 때 일어나는 신체의 자세에서 손목을 꼭 그렇게 자세를 취하는 경우가 있는데 그 자세를 찾고, 자율교정 방법을 설명하겠다.

우리는 어떤 자세로 앉든지 손바닥으로 바닥을 딛고 몸을 지탱한다. 그리고 손가락의 방향은 앞(전방)으로 향하고, 그리고 손목이 접혀지는 자세가 된다. 이 자세는 아마 누구든지 평생 동안 그렇게 할 것이다. 손가락을 뒤쪽 방향으로 향하게 하고 손을 바닥에 딛는 사람은 거의 없다.

어느 날부터 손목이 시큰거리거나 손목에 힘이 안 들어가는 사람들의 대부분이 40대 중반 이후에서 50대로 넘어가는 사람들이 많이 경험하는 상황이다. 이것은 무엇을 의미하는 것이다. 즉 40년 이상 써 오니까 문제가 나타나는 의미가 된다. 40년 이상 어떤 한 방향으로만 손목에 동작이나 자세가 가해졌다는 것이다. 물론 신체적으로 그런 방향으로 동작이나 자세를 취해도 아무런 문제가 되지 않도록 되어 있지만, 그러나 멀쩡하던 손목이 어느 날부터 갑자기 시큰거리거나 또는 설상 그날 조금 무리하게 일을 했다 치더라도 예전부터 다 해오던 일이고, 그런데 갑자기 손목이 시큰거리는 현상이 나타났다는 것이다. 그러면 요 며칠 전까지 멀쩡했는데 갑자기 손목이 시큰거리는 상황이고 크게 다친 기억도 없고, 또 설사 다친 일이 있더라도, 인대가 늘어나거나 근력이 무력해져 뼈가 움직이는 상황이 생겨도, 뼈가 움직이게 되는 신체를 쓰는 동작이나 자세에 의해서 뼈가 움직임으로 손목이 쓰이는 동작이나 또는 직업적으로 반복해서 손목을 쓰는 동작이 있으면 그것을 찾아야 하고, 그리고 앞에서 설명한 앉을 때 신체를 지탱하는 손목의 자세. 이것들이 손목관절의 변형에 나타날 수 있는 상황인 것이다.

우리가 맨바닥에 앉을 때 손가락을 앞쪽방향으로 하고, 이때 손목이 접히는 자세, 그리고 평생 동안 이 자세를 취하는 신체의 구조, 손목터널증후군도 이 자세와 무관하지는 않을 것이다.

허리를 굽혀서 일을 하거나 쪼그리고 앉아서 일을 하면, 허리뼈가 뒤로 물러나는 움직임이 일어나고, 이런 동작을 오랫동안 반복하면 허리뼈도 뒤로 휘고 하는데 손목관절이 계속 접혀지면 관절의 움직임이 없을까. 그리고 쪼그리고 앉아서 오랫동안 일을 해 왔던 사람들을 보면 무릎이 앞으로 튀어나와 휘고, 무릎연골도 압박을 받아 닳은 경우를 우리는 흔히 볼 수 있는 상황이다.

그러므로 뼈의 관절은 신체가 어떤 동작이나 자세를 지속적으로 가하면 움직이는 것은 물론이고, 이 움직임이 편중되면 변형을 가지고 올 수 있다는 것이다.

그러므로 우리가 평생 동안 앉을 때 손가락이 앞쪽방향으로만 향하게 하고 신체를 지탱할 때 손목이 접히는 상태는 오랜 세월이 지나면 손목관절에 변형을 줄 수 있는 것이다. 그러므로 갑자기 손목이 시큰거려서 손목관절에 의심을 둘 때는 우선적으로 손목관절이 취해지는 자세를 찾아야 하는 것이고, 손목관절이 취하는 가장 많은 자세, 앉을 때 손목이 접히는 상태, 이 부분도 고려를 해야 할 상황이 되는 것이다.

그러므로 어느 날 갑자기 손목이 시큰거리고 손목에 힘이 들어가지 않는다면 이때까지 손목이 접혔던 이 상태를 역으로 교정을 해 볼 필요가 있는 것이다.

2. 좌측 손목 우측 휨 교정

(1) 방법

손바닥을 짚으면 손가락이 앞(전방)쪽 방향으로 향하고 짚기 때문에 손목의 외측이 접어지고 내측이 휘는 자세가 된다. 평생 동안 이러한 손목자세를 유지하기 때문에 이제까지 별 이상이 없다가 갑자기 손목이 시큰거리거나 손목에 힘이 들어가지 않으면, 내측으로 오랫동안 휘는 자세를 유지해 왔기 때문에 내측에서 외측으로 밀어쳐 교정을 해 보는 것이 우선적으로 해 볼 필요가 있는 것이다.

그리고 손목이 시큰거리는데 손목의 어느 한쪽, 즉 오른쪽이나 왼쪽으로 치우쳐 통증이 나타나면, 뼈는 물러난 쪽으로 통증이 오기 때문에 아픈 쪽을 중심부로 교정을 하고 외측이나 내측교정을 해야 한다.

즉, 손목이 시큰거리거나 통증이 있는데 손목에서 오른쪽으로 치우쳐서 나타나면, 오른쪽 측면교정을 먼저 하고, 내측으로 물러난 관절을 교정을 해야 하는 것이다.

(2) 자율교정

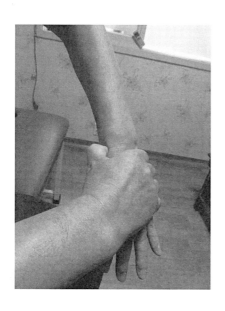

환자는 오른손으로 왼쪽손목을 잡고 오른손 엄지를 내측(우측, 통증이 있는 쪽) 손목관절부위의 뼈에 팔꿈치방향으로 길게 댄다.

나머지오른손가락은 왼손을 잡고 약간 왼쪽으로 휘어주면서 오른손 엄지로 팔목관절과 팔뼈(요골)을 오른손 엄지로 민다.

이때 오른손으로 왼손팔목을 왼쪽으로 지긋하게 휘어주면서, 역시 오른손 엄지로 댄 왼손목의 관절과 팔뼈(요골)을 지긋하게 밀어준다.

이때 손목관절부위가 왼쪽방향으로 밀려들어가는 휨이 오른손 엄지손가락에 느껴지도록 힘을 쓴다. 그러니까 뼈를 밀 때 뼈가 밀려들어가는 휨이 엄지손가락에 느껴지도록 뼈를 '휘어서' 오른쪽에서 왼쪽으로 밀어 넣는다는 의미이다.

1) 오른손으로 왼손을 잡고 오른손 엄지손가락으로 왼쪽 손목의 우측 측면에 대고, 오른손으로 왼쪽 손목을 좌측으로 휘면서 오른손 엄지로 왼쪽 손목을 지긋하게 민다.

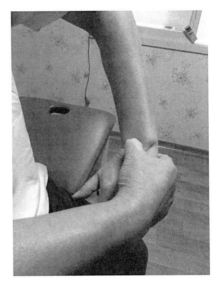

  이 상태는 어느 날 갑자기 손목이 아픈데, 아픈곳이 손목의 우측으로 치우쳤을 때 우측에서 좌측으로 밀어주는 교정을 한다. 갑자기 손목이 아픈 것은, 순간적으로 손목이 비틀렸을 때 나타날 수 있는 현상이고, 아픈 것이 우측으로 아프면 뼈가 우측으로 물러났을 때 나타나는 현상이므로 우측에서 좌측으로 보내는 교정을 해야 한다.

2) 팔목이 아픈데 팔목이 외측(손등 쪽)으로 아픈 상태의 교정: 팔목이 손등 쪽으로 아프면, 오른손 엄지를 손등 쪽의 손목에 댄다. 나머지 손으로 왼손을 잡고 손목을 지긋하게 휘면서 우측 엄지로 살짝 휘면서 민다.

  뼈의 관절의 통증은 뼈가 물러난 쪽으로 통증이 오기 때문에 통증이 오는 쪽에서 교정을 한다.

3. 손목교정 내측

⑴ 측면교정

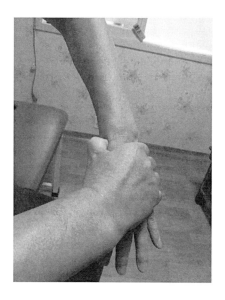

1) 손목의 측면교정, 손목이 아픈데 아픈 것이 어느 한쪽으로 치우쳤을 때 아픈 쪽 측면교정을 먼저 하고 내측 또는 외측의 통증이 오는 쪽을 교정한다. 왼쪽 손목의 우측으로 통증이 나타났을 때의 교정이다.

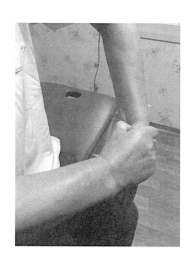

측면교정이 끝이 나면 내측에서 외측으로 교정을 한다.

환자는 오른손으로 왼손을 잡고, 오른손 엄지를 왼쪽 손목관절의 내측중앙에 대고 엄지손가락을 팔의 위쪽방향(어깨쪽)으로 향하게 한다. 엄지손가락을 제외한 나머지 손가락으로 왼손목을 지긋하게 외측으로 휘어주면서 왼손목관절에 댄 오른손 엄지로 왼손목관절을 내측에서 외측으로 지긋하게 민다. 이때 왼손등을 잡은 손가락으로 왼손목관절을 외측으로 지긋하게 휘면서, 왼손목관절이 외측으로 밀려가게 한다. 이때 오른손 엄지로 미는 손가락에 휘는 느낌을 받도록 힘을 쓴다.

교정의 회수는 한 번 교정을 할 때 2~3번 정도 손목관절이 휘게 교정을 하고1~3일 정도 교정을 하면서 통증의 변화를 관찰해서, 한 번 하고도 통증이 없으면 교정을 멈추고, 그렇지 않은 경우는 통증이 멈춰질 때까지 교정을 하고, 통증이 멈춰지면 교정도 멈춘다. 그리고 경과를 봐가면서 통증이 나타날 때마다 한 번씩 교정을 해 주고, 통증이 안 나타나면 계속 교정을 할 필요는 없다.

2) 손목의 통증이 내측으로 나타났을 때의 교정: 우측손 엄지를 손목의 내측에 대고 나머지 손가락으로 왼쪽 손을 잡고 손목을 살짝 휘면서 우측엄지손가락으로 지긋하게 밀어 손목이 가볍게 휘는 느낌이 미는 엄지손가락에 받도록 힘을 쓴다.

우측손목자율교정: 우측손목교정은 왼손목교정의 반대로 하면 된다.

왼쪽손목좌측통증 및 내측교정

손목이 시큰거리고 좌측에 통증이 오는 상태, 관절의 통증은 관절이 물러난 쪽으로 통증이 오기 때문에 만약에 손목이 시큰거리고 손목에 힘이 들어가지 않고, 좌측에 통증이 오면 좌측 측면부터 먼저 교정을 하고 내측교정을 해야 한다.

좌측손목의 좌측면교정

시술자는 왼손으로 환자의 팔꿈치 아래 중간쯤, 팔을 잡는다. 그리고 오른손으로 오른손 엄지가 손등으로 오게 하고 나머지 네 손가락으로 손바닥쪽으로 잡고 환자의 손목을 당겨서 견인을 한다. 견인을 할 때, 시술자는 왼손으로

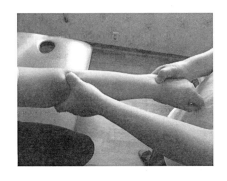

환자의 아래팔(팔꿈치부위)을 잡고 오른손으로 환자의 왼손을 잡고 지그시 환자의 손목 관절을 당겨서 견인을 한다. 이 요법은 뼈를 맞추기 위해서 관절이 잘 움직이게 할 수 있도록 간격을 넓혀주는 요법이다.

왼쪽손목왼쪽 측면교정

왼쪽 측면교정은 왼쪽손목의 통증이 약간 왼쪽으로 치우쳐서 나탈날 때는 통증이 나타나는 쪽 손목의 측면부터 교정을 하고, 손목의 외측 휨이 든 내측 휨이든 손목의 앞뒤교정을 해야 한다. 물론 손목의 오른쪽으로 통증이 오면 오른쪽부터 먼저 하는 것이 당연한 순서이다.

요법

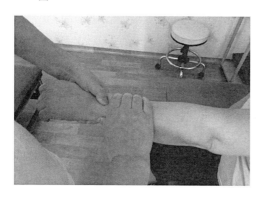

시술자는 왼손으로 엄지는 환자의 손등을 잡고 나머지 다섯 손가락으로는 환자의 왼손바닥과 왼쪽손목의 오른쪽 측면을 감싸 잡는다.

시술자는 오른손 엄지로 환자의 왼손목의 척골두에 댄다. 시술자가 오른손 엄지를 환자의 왼손목의 왼쪽 측면에 될 때 엄지손가락을 환자의 손가락쪽으로 해서 손목의 측면에 된다. 그리고 나머지 손가락으로 환자의 손목위쪽으로 팔을 잡는다.

시술자는 왼손으로 환자의 왼손목과 왼팔을 약간 당겨서 휘면서 환자의 왼손목 측면에 댄 오른손 엄지로 환자의 팔을 휘면서 민다. 이때 환자의 척골이 휘면서 밀려들어가는 느낌을 시술자가 엄지손가락에 받도록 힘을 쓴다. 환자의 손목이 휘는 느낌은 살짝 받도록 팔을 휘어주면 된다.

한 번 교정을 하고 약간 부족한 느낌이 들면 1~2번 정도 더 왼쪽에서 오른쪽으로 척골을 밀어주는 교정을 하고 내측으로 휜 교정을 한다.

1) 시술자는 왼손으로 환자의 왼손의 손목을 잡고 오른손 엄지손가락을 왼손목의 좌측옆 측골두에 댄다. 잡은 왼손과 엄지로 미는 오른손의 힘이 합쳐져 저 팔이 약간 휘는 느낌을 오른손 엄지에 받도록 하면서 지긋하게 민다.

4. 왼쪽 손목 내측 휨 교정

용법

손목의 내측이라 함은 손등의 반대, 즉 손목의 내측(안)을 말한다. 앞에서 설명을 했지만 어느 날 갑자기, 며칠 전까지도 괜찮았는데 그리고 다치거나 충격을 받은 일도 없었는데 손목이 시큰거리거나 손목에 힘이 들어가지 않는 일이 생겼을 때, 손목은 팔과 손의 뼈가 관절을 하고 있으므로 관절이 어느 한쪽으로 물러(무게중심의 변형)나면 그러한 현상이 올 수 있으므로 일단은 손목의 관절을 교정을 해 주어 통증의 변화를 모색할 필요가 있는 것이다.

간혹, 주부들이 명절 일을 하고나서 손목이 시큰거리거나 통증을 경험하는 예를 볼 수 있는데, 그러면 이러한 상황을 고려 해 보면. 이렇게 무리하게 일을 하지 않은 며칠 전까지는 손목이 멀쩡했는데 무리하게 일을 좀 하고 나서 손목이 시큰거리는 현상이 나타난 것이다. 그러니까 며칠 전까지는 멀쩡했든 것이다.

이러한 경우뿐만 아니라 직업적으로 손을 쓰는 자세가 바르지 못하거나 또는 손을 쓰는 동작이나 자세가 편중되게 쓰고 나서 어느 날 갑자기 손목이 시큰거리는 것을 경험하는 경우도 있다. 이러한 경우는 팔과 손을 잇는 손목관절이 변형이 될 때 나타나는 현상일 수 있다.

그러면, 여기서 물론 손목을 무리하게 쓰거나 특정한 자세나 동작을 오랫동안 편중되게 동작을 가하면 관절이 변형이 될 수 있다. 그러나 갑자기 무리하게 손을 많이 쓰거나 특정한 동작을 하고 나서 손목이 시큰거렸다 치더라도, 이보다도 우리가 신체를 쓸 때 평생 동안 동작이나 자세를 손목에 들어가게 한 동작이나 자세가 있는지 그것을 찾아볼 필요가 있는 것이다.

뼈의 관절은 우리가 신체를 쓰는 동작이나 자세에 따라서 관절도 움직이고, 그것을 쉽게 알 수 있는 것이 허리 같은 경우 자세를 부정하게 하면 등뼈나 허리뼈가 굽어져 구부정한 자세가 되듯이 뼈의 관절은 신체의 자세나 동작에 따라서 변형을 일으킬 수가 있는 것이다.

그러면, 여기서 손목이 갑자기 시큰거리는데 왜 손목의 안쪽을 교정을 해 주느냐 하면, 그것이 앞에서 말한 신체가 움직일 때나 자세를 취할 때 편중되게 되는 자세나 동작을 찾은 것이다.

손목을 많이 쓰는 동작이나 자세 중에서, 앞에서 설명한 빨래를 짤 때 손목을 어느 한쪽방향으로만 비트는 동작을 계속 해 왔다거나, 또 한 가지인 앉을 때 손가락을 앞쪽방향만 하고 앉는 자세, 손가락을 앞쪽방향으로만 하는 것은 거의 모든 사람이 다 그렇게 자세를 취하고 또 손의 구조가 앉을 때 손가락을 뒤쪽으로 틀어서 앉는 자세는 부자연스럽고 신체의 구조상 손가락을 뒤쪽으로 틀어서 앉는 자세를 취하기는 편리하게 되어 있지 않기도 하기 때문에 우리는 앉을 때 항상 손가락이 앞쪽으로 향하게 하고 앉는다.

손가락을 앞쪽방향으로 하고 손을 바닥에 짚으면, 손목이 앞쪽에서 접히게 되고, 그러면 손목관절은 팔의 내측(앉은 자세에서는 뒤쪽)으로 물러나는 움직임이 일어나고 이때 손목관절, 인대, 근육 등에 불균형한 무게중심의 변형을 가하게 된다. 그리고 이러한 불균형한 무게중심의 변형을 가하는 것이 평생 동안 계속하고 있는 것이다.

어느 날 손목이 시큰거리거나 갑자기 손목에 힘이 안 들어가고 통증이 나타날 때는 관절의 변형을 의심할 수 있는 것이고, 그러면 관절이 변형이 되게 지속적으로 가한 자세를 찾아야 하는 것이, 그 자세를 찾아서 뼈가 어느 방향으로 물러나게 자세를 취했는지 판별을 하고, 이때까지의 자세에서 뼈가 역으로 갈 수 있는 교정을 해 주거나 자세나 동작을 해 주어야 하는 것이다.

가령 이것하고 똑같은 위치이다. 우리가 구부정하게 앉아 있으면 허리가 뒤로 휘어 구부정하고 허리뼈가 뒤로 물러나 요통이 오고, 그러면 허리를 뒤로 펴는 동작을 하는 것이나 같은 위치인 것이다.

그러므로 손목의 내측을 교정을 해 주는 것이 이제까지 손목에 많은 자세가 들어간 것을 찾아서 역으로 교정을 해 주는 것이다.

5. 왼쪽 손목교정(내측)

용법

다시 한 번 더 말하지만 손목에 통증이 나타났을 때 손목의 우측이나 좌측의 측면으로 통증이 있으면 통증이 있는 측면부터 교정을 해, 뼈를 중심부로 가게하고 손목의 앞이나 뒤쪽의 교정을 해야 한다.

그리고 이 교정요법은 손목의 내측교정을 설명하는 것이고, 만약 손목의 외측(손등)으로 통증이 나타나면 내측으로 교정을 하면 안 되고, 뼈가 물러난 쪽으로 통증이 오기 때문에 통증이 있는 손등 쪽에서 교정을 해야 한다.

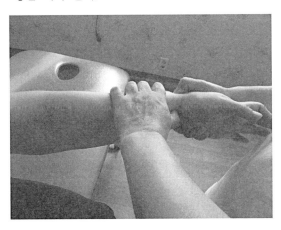

시술자는 오른손으로 환자의 왼 손목을 잡는다(엄지와 집게손가락으로 환자의 손목 처골이 볼록한 부분쯤에 위치를 정해 손목의 양 옆으로 잡음).

시술자는 왼손 엄지손가락을 환자의 손목내측 중앙부위에 엄지손가락방향이 손바닥쪽으로 해서 댄다.

오른손으로 잡은 환자의 왼손목을 약간 휘면서 왼손 엄지로 왼손목의 관절을 외측으로 민다. 그러니까 시술자는 오른손으로 잡은 환자의 왼손목을 약간 휘면서 왼손 엄지로 환자의 왼손목관절을 지긋하게 외측으로 밀어서 내측으로 쏠린 손목관절을 외측으로 약간 휘어서 밀어 넣는 교정을 한다.

이 교정요법은 어느 날, 며칠 전까지도 괜찮았는데 갑자기 손목이 시큰거리고 손목에 힘이 들어가지 않는 상태가 발생했을 때, 평소에 손목에 어떤 자세가 많이 일어나는가를 판별해서, 그 자세 따라서 손목관절이 부담이 되고, 그래서 관절이 물러나는 탈골이나 휨 또는 무게중심의 쏠림, 이러한 원인으로 손목관절이 변형이나 무력해져 손목에 힘이 들어가지 않고 통증이 나타나는 것을 교정해 주는 것이라고 이해하면 된다.

이 교정을 해 보는 것은, 이 며칠 전까지 손목이 시큰거리거나 힘이 들어가지 않는 증상이 없었고, 그리고 손목관절의 이상증상이 아니면 손목이 시큰거리거나 손목에 힘이 들어가지 않는 상태가 거의 있을 수가 없고, 손목관절에 이상이 생겨서 올 수 있는 상항이므로, 그래서 평소나 또는 우리가 신체를 움직이는 상태에서 손목관절이 어떤 상태로 많이 쓰이고 있었나를 찾으면, 손목이 취해지는 자세를 알 수 있고, 이 자세를 찾으면 손목관절이 어느 방향으로 물러날 수가 있는지 판별을 할 수가 있으므로 교정을 시도 해 볼 수가 있는 것이다.

이 번 손목교정, 내측에서 외측으로 보내는 교정은 우리가 신체를 쓸 때(앉는 자세 등) 손을 바닥에 짚을 때 손가락방향이 앞으로 향하게 향상 짚기 때문에, 손가락이 앞으로 가게하고 손을 짚으면 손목 앞(손등)이 접히게 되고 그러면 손목이 내측으로 휘는 움직임 일어나므로, 그리고 이러한 자세를 평생 동안 하는지라 일단 갑자기 별 충격을 받은 일도 없는데 손목이 시큰거리면 평소에 손목이 쓰이는 자세를 찾아 손목관절이 어느 방향으로 쏠릴 수가 있는지 그것을 찾아, 이때까지 손목관절이 쏠리는 데서 되돌아갈 수 있는, 역으로 관절을 보내는 교정을 해 주는 것이 쏠려 있는 관절의 무게중심을 바로잡아줄 수 있는 것이다.

6. 손목관절외측 교정

요법
만약에 손목관절외측. 손등쪽으로 통증이 오면 손목의 외측에서 교정을 해야 한다.

손목관절외측 왼손교정
시술자는 왼손으로 환자의 왼손바닥으로 해서 손목쪽으로 겹쳐서 잡는다.

시술자는 오른손 엄지를 환자의 왼손목관절의 중심부에 댄다. 환자의 왼손목을 당겨서 휘면서 오른손 엄지로 환자의 손목관절의 지긋하게 민다. 이때 환자의 손목관절이 약간 휘는 느낌이 시술자의 엄지손가락에 느껴지도록 관절에 휨을 준다. 즉 환자의 손목관절을 살짝 휘어서 밀어 넣는 다는 의미이다. 그러므로 시술자가 엄지손가락에 환자의 손목이 휘는 느낌을 받아야 교정이 이루어진다는 것이다.

손목관절의 외측교정순서
견인

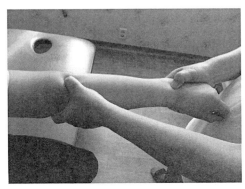

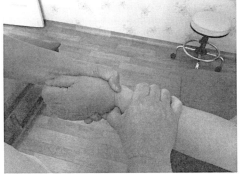

팔을 잡고 손목을 약간 당겨서 견인을 한다.

손목의 통증부위 또는 손목의 정중에 엄지손가락을 대서 교정을 한다. 손목을 잡고 엄지손가락으로 밀 때 팔목이 약간 휘면서 밀려들어가는 느낌으로 팔목을 휘어서 민다.

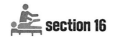

턱관절교정

이런 경우가 생기는 예가 있다. 귀밑 턱관절위치가 부풀려 있고, 입을 벌리거나 음식을 씹을 때 턱관절에서 소리가 나거나 무엇인가 모루지만 느낌이 안 좋을 현상이 생기는 사람이 있다. 그래서 입을 크게 벌릴 때 불편하거나 입을 벌리기가 불안한 경우가 있다. 이런 경우도 관절이 정상적인 상태에서 움직일 때는 그런 현상이 안 생긴다. 관절이 관절화의 확실한 위치에서 작동하지 못한다는 증거이다. 즉 턱관절의 무게중심의 변형인 것이다. 음식이 입 안 가득 들어가면 볼이 팽창된다. 볼이 팽창되면 턱관절도 외부로 밀려나는 움직임이 일어났다가 다시 제자리로 돌아가는, 길항력 범위에서 턱관절이 작동을 하고 있다. 그리고 이때는 정상적이 신체의 활동인 것이다.

그런데 입을 벌릴 때 턱관절에서 소리가 나거나 턱관절의 위치(귀밑의 약간 앞쪽)에 통증이 느껴지는 것은 턱관절의 관절화가 변형이 되었다는 것이다. 즉 관절화가 정렬상태가 아니라는 것이다. 그러니까 턱관절이 어긋났다고 보면 된다. 턱관절이 어긋날 수 있는 요인은 앞에서도 말했지만 음식을 입 안 가득 넣을 때와 음식을 씹을 때 한쪽으로 편중되게 쓰거나, 그리고 어떤 요인들이 작용했을 때 턱 관절이 변형될 수 있는 여러 요인이 있을 수가 있다.

어떤 사람은 쌈을 한 입 가득히 넣고 씹다가 턱이 내려앉는 경험을 하는 사람도 있고 또 어떤 사람을 한 바탕 크게 웃음을 하고 그런 경험을 하는 사람도 있다.

턱관절의 변형은 통증이 있는 쪽이 변형이 되었다고 보면 된다. 오른쪽 턱관절위치에 통증이 오면 오른쪽 턱에, 왼쪽 턱관절위치에 통증이 오면 왼쪽 턱의 관절에 변형이 왔다고 보면 된다. 그러므로 통증이 있는 턱의 관절을 교정을 해 주면 되는 것이다.

1. 턱관절 교정(좌측)

용법

앞에서도 설명을 했지만, 통증이 있는 쪽이 변형이 되었고 그리고 그 부분이 약간 부풀거나 얼굴의 대칭에서 턱관절부분, 즉 귀밑의 약간 앞쪽. 이 부분이 튀어나와 턱이 불균형한 형이 되어 있는 경우도 있다.

견인

턱관절견인이라 함은 턱관절의 관절머리를 일단 좀 움직여서 턱관절의 움직이게 용이하게 한다고 보면 된다. 환자를 반듯(시선을 천장을 향하게)하게 눕게 한다. 환자를 입을 크게 벌려서 턱관절이 움직이는 운동이 일어나게 한다. 이렇게 환자가 스스로 입을 벌려서 관절이 움직이게 하는 견인이 있고, 시술자가 직접견인요법을 할 수도 있다.

타율견인

시술자는 환자의 입에 깨끗한 수건으로 입 위에 올려놓는다.

환자를 입을 벌리게 하고 양손 엄지손가락으로 환자의 아래 어금니 부위에 대고 나머지 손가락으로는 턱을 받쳐 잡는다. 네 손가락으로 아래턱을 약간 들어주면서 양손 엄지손가락으로 아래 어금니를 지긋하게 누르듯이 아래턱을 아래로 약간 당겨서 되밀어 올린다.

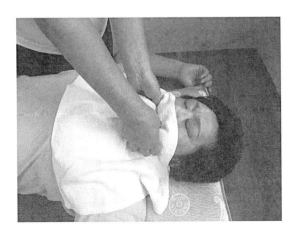

2. 왼쪽 턱 변형교정

시술자는 환자의 머리맡에서 약간 왼쪽으로 위치한다. 시술자는 오른 손으로 환자의 오른쪽 귀첨(윗귀)에서 엄지와 집게손가락을 벌려서 엄지는 귀 앞으로 해서 턱까지 내려서 잡도록 하고 집게손가락과 나머지 손가락은 머리 밑으로 손을 넣어서 귀 뒤쪽으로 해서 아래 턱관절이 위치하는 곳까지 손바닥으로 턱관절을 막는다.

시술자는 왼손 엄지를 환자의 왼쪽 턱(이상 부위)에 댄다. 시술자는 오른손으로 환자의 오른쪽 턱을 막고, 왼손 엄지로 환자의 아랫턱(귀밑에서 약간 앞쪽)을 지긋하게 민다. 이때 아래턱이 약간 밀려들어가는 느낌이 엄지손가락에 느껴지도록 힘을 써서 밀어 넣는다. 시술자가 오른손으로 환자의 오른쪽 턱을 받쳐주고 왼쪽에서 엄지로 아래턱을 밀면 물러난 턱이 약간 움직이는 느낌이 엄지손가락에 느껴진다.

시술은 2~3번 정도 턱이 밀려들어가는 교정을 하고 환자로 하여금 입을 벌려보게 한다. 2~3번 정도 밀어 넣는 시술을 해서 환자의 상태를 확인하고 좀 부족하면 2~3번 정도 다시 교정을 한다. 이렇게 2회 정도 교정을 하고 상태를 보고 부족하면 다음날 다시 교정을 한다. 교정을 해서 통증이 없어지면 교정을 멈추고, 통증이 나타날 때 다시 교정을 한다.

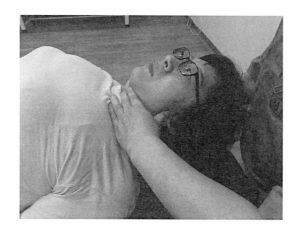

3. 턱관절 교정(우측)

용법

환자를 반 듯(배를 위로 향함)하게 눕게 한다. 시술자는 환자의 머리맡의 약간 오른쪽으로 치우쳐 위치한다. 시술자는 왼손으로 환자의 왼쪽 귀 위로해서 엄지와 집게손가락을 벌려 귀를 감싸 턱 있는 쪽으로 잡고 나머지 네 손가락을 머리 밑으로 손가락이 들어가서 측두로 해서 아래턱을 잡고 엄지손가락은 귀 앞으로 내려가서 아래턱을 잡는다.

시술자는 오른손 엄지손가락으로 환자의 오른쪽 턱관절위치에 댄다. 시술자는 왼손으로 환자의 왼쪽 턱을 막고 오른손 엄지로 밀려 나온 아래턱관절을 지긋하게 민다. 이때 시술자가 엄지손가락에 환자의 아래턱이 밀려들어가는 느낌을 받을 수 있도록 지긋하게 힘을 쓰서 턱을 밀어 준다. 2~3번 정도 밀어 넣는 교정을 하고 환자에게 입을 벌려 보게 한다. 통증의 변화를 확인해서 통증이 멈춰졌으면 교정을 멈추고 만약에 다시 통증이 나타나면 시술 받으러 오도록 한다.

일차로 교정을 해서 부족하면 2~3번 밀어 넣는 교정을 한 번 더 실시하고 그래도 부족하면 다음날 오도록 한다. 통증이 멈출 때까지 며칠 교정을 한다.

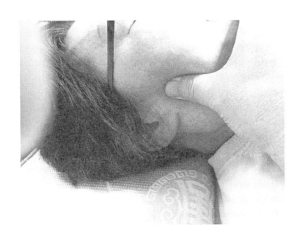

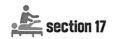

요추(허리)디스크 및 요통(염좌)의 교정 사례 및 전형적인 예

요통이 발생하고, 증세가 진행되면서 나타나는 증상에는 척추 추간판탈출증, 척추간 협착, 허리통이 발생하면서 전형적으로 나타나는 통증이나 운동장애, 저림, 국소 부위의 통증 등이 있다. 이렇게 요통이 발생할 때 전형적으로 운동이 안 되는 상태(굴신, 배굴)와 통증이 나타나는 부위 등이 있다.

이것이 무슨 말이냐 하면, 척추의 변형에 따라서 전형적으로 운동이 안 되는 방향이나 신체에 통증이 나타나는 형태가 있다는 것이다. 척추(요추)의 변형에 따라서 전형적으로 나타나는 이 운동장애나 통증은 요추의 변형 상태를 구분(판별)하는 진단요법이 된다.

많은 사람들이 허리(요추)통증을 경험하고 있다. 어떤 사람은 쪼그리고 앉아서 머리를 감으면 허리가 끊어질 것 같이 아프고 또 맨바닥에 앉아 있으면 허리가 아파서 벽에 기대고 싶다. 또 맨바닥에 앉아 있으면 허리가 아프고 앉아 있다가 일어서면 자세가 엉거주춤해지면서 허리를 금방 못 펴고 이리저리 좀 움직여야 허리를 펼 수 있는 상태이다. 그리고 이런 상태가 오래되어 나중에는 허리를 뒤로 젖히면 엉덩이나 다리로 통증이나 전기현상이 내려가고 비탈길이나 계단을 올라가면 엉덩이가 무겁고 허리나 다리통증이 더 심해지는 상태이다.

어떤 사람은 처음에는 허리가 좀 아프다가 나중에는 허리통증은 없고 엉덩이나 다리로 통증이 내려가고, 운동 상태에서 신체를 앞으로 굴신시키는 운동이 잘 안 되고, 신체를 앞으로 굴신시키려고 하면 몸이 경직되거나 뻣뻣하게 굳어져, 서서 상체를 앞으로 구부리가 힘든 상태. 그리고 엉덩이나 다리로 통증이 내려가도 서 있을 때나 걸을 때는 통증이 심하게 오나 드러누우면 통증이 줄어들거나 통증이 안 나타나는 상태. 그리고 계단이나 비탈길을 올라갈 때는 편하고 통증이 심하지 않는데 내려올 때는 통증이 심해지고 다리가 떨리거나 보행이 불안해서 한 발씩 계단을 못 내려오는 상태. 그리고 샅(사타구니)에 무게감이나 통증이 오거나 무릎에 통증이 오고 무릎 위쪽 대퇴부앞쪽으로 통증이 나타나는 상태.

어떤 사람은 요통이 나타났다가 요통은 심하지 않고 엉덩이와 하지로 통증, 저림, 마비, 현상이 내려갔는데, 가만히 누워 있을 때는 통증을 많이 못 느끼고 서서 걸을 때도 처음에는 통증이 안 나타나다가 20~30m쯤 걸어가면 엉덩이에서부터 다리까지 통증이 시작되고, 그때부터 통증이 심해져서 가다가 주저앉으면 통증이 좀 가라앉고, 또 앉았다가 걸어서 조금 가면 통증이 나타나는 상태.

샅(사타구니)통증, 무릎통증과 무릎 위쪽으로 나타나는 통증, 오금 당김, 과골(복사뼈)에 심한 알림통증과 하퇴(장딴지)의 측면에 나타나는 통증, 발등에 나타나는 통증, 엄지발가락에 나타나는 통증, 발바닥에 무엇이 붙은 것 같은 무게감이나 나타나는 통증, 대퇴부의 위쪽(고관절 위치)의 측면에서 약간 앞쪽과 장골 쪽으로 올라가면서 나타나는 통증.

앞에서 나타나는 운동장애나 통증위치 등은 척추(요추)가 특정한 방향으로 물러났을 때 나타나는 현상들이다. 이 현상들은 요추가 특정한 방향(전방, 후방)으로 뼈가 탈골이나 무게중심이 쏠릴 때 나타나는 전형적인 현상이다.

척추(요추)는 신체 활동할 때 같이 움직이는 운동이 일어난다. 예를 들어서 허리를 굽히면 요추(척추)는 뒤로 물러나는 운동이 일어나고 또 허리를 뒤로 젖히면 요추는 앞(전방)으로 휘는 운동이 일어난다. 즉 척추(요추)는 신체의 측면에서 볼 때 신체의 움직임에 따라서 뼈가 뒤(허리)로 물러나는 움직임과 앞쪽(복부 속으로)휘는 움직임 등 크게는 두 방향과 그리고 좌우측면으로 물러나는(휨) 움직임이 일어난다.

앞에서 설명한 운동장애나 통증의 위치 등은, 척추가 뒤 또는 앞(전방)으로 휘거나 탈골되었을 때 나타나는 전형적인 형태다.

척추(요추)가 서로의 관절화에서 변형이 되는 탈골이나 부정렬 상태는 신체가 쓰는 자세, 운동. 그리고 충격 등으로 변형이 되고, 이런 변형을 예방하기 위해서 요추 부위에는 만곡(복부 쪽으로 C자형)이 형성되어 있어 상체의 무게나 자세를 취하거나 운동을 할 때 무게중심(중력선)을 지킬 수 있도록 구조가 되어 있고, 이 구조를 유지할 수 있도록 힘줄, 근육, 인대 등 여러 구성체가 척추를 지키고 있는 것이다.

그리고 이 구조를 지켜지도록 하는 역할을 길항력이라고 하는데 힘줄, 인대, 근육 등이 뼈의 관절화와 정렬상태를 척추의 가동범위 안에서 움직이게 하도록 잡고 있는 역할을 하는 영역이 있다. 그리고 뼈가 변형이 되는 것은 뼈가 가동범위(길항력)를 벗어나는 것이고, 그리고 이 길항력이 무력해지는 것은 근육의 약화나 편중되는 신체의 지속적인 쓰임 등으로 인하여 뼈를 잡고 있던 힘줄이 두 손을 들어버리므로 인하여 뼈가 탈골이나 휨이 일어난다.

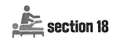

요추(허리)변형의 전형적인 예와
교정 및 운동요법

신체를 사용할 때, 즉 동작이나 자세를 취할 때 뼈(척추)도 움직임이 일어난다.

이렇게 신체를 움직이는 동작이나 자세에 따라서 척추(허리뼈)도 움직임이 일어나고, 이런 움직임이나 자세가 편중되거나 부정(不正)한 자세가 오랫동안 반복되거나 습관이 되어서 어느 한쪽으로 신체를 편중되게 쓰면, 신체가 쓰는 자세에 따라서 움직이는 척추가 계속 편중되는 움직임에 의해서 뼈가 탈골을 일으키거나 휘는 변형을 겪게 된다. 이렇게 되면 요통이 발생하고 여기서 더 만성이 되거나 증상이 심해지면 요통에서 하지로 통증이 내려가는 통증이 방산되는 증상을 겪게 된다.

그러므로 어느 날부터 요통을 겪게 되는 사례는 특별히 다친 일이 없는데 요통이 오고 또 점점 심해져서 통증이 엉덩이, 대퇴, 하지, 발로 내려가는 통증, 저림, 마비 등을 겪게 되는 경우는 습관적으로 취하는 동작이나 자세, 그리고 이 자세들이 부정한 자세가 되었을 때 척추의 변형을 가지고 오게 된다.

실례로, 허리를 굽혀서 한참 동안 일을 하고 있으면 대개의 사람들은 요통이 온다.

이러한 상태는 신체를 앞으로 굽힐 때 척추(요추)는 뒤로 물러나는 운동이 일어나고, 이러한 상태로 한참 동안 있으면 요통이 오는 경우가 많다. 이때, 즉 상체를 앞으로 굽혔을 때 허리뼈기 뒤로 물러나는 움직임이 일어나는데, 이런 자세를 오래 취하나보면 척추의 정렬상태가 부정렬(不整列)하게 된다. 그러니까 무슨 말인고 하니 척추(뼈)가 뒤로 튀어나오는, 휘는 상태가 된다는 것이다.

실제로 누구든지 상체를 앞으로 구부리고 허리에 손을 대 보면 허리(뼈)가 뒤로 튀어나오는 것을 알 수 있다.

이렇게 척추(뼈)마디가 뒤로 튀어나오면 뼈와 뼈를 잇대는 관절화가 뒤로 굽게 되고, 이렇게 뼈마디가 튀어나오면 척주(脊柱)의 무게중심(중력선)이 무너져 척추가 신체의 상체의 무게를 중심에서 받지 못 할 뿐만 아니라, 신체를 굽혔을 때 뼈가 뒤로 물러나면서 척추를 받쳐주는 후방인대와 더 나아가서 근육을 압착하게 되게, 척주도 휘면서 척추관이 왜곡되어 신경을 밀수도 있어 요통을 유발할 수가 있는 것이다.

그리고 이렇게 상체를 굽혔을 때 허리뼈가 뒤로 물러나는 상태를 척추의 후방전위 상태라고 한다. 즉 척추가 뒤로 물러나는 것을 후방으로 전위가 되었다고 하는 것이다.

이렇게 신체를 앞으로 굽혔을(굽혀서 좀 있으면 나타나는 통증)때 요통이 나타나는 것을 요추 후방전위상태라고 하는데, 이렇게 신체를 앞으로 굽혔을 때 통증이 나타나는 경우, 이와 같이 상체가 앞으로 굽혀지고 허리가 뒤로 휘는 자세나 동작에서 나타나는 통증은 척추(요추)가 뒤로 튀어나오는 상태이므로 이때 나타나는 통증은 척추(허리뼈)가 뒤로 튀어나오면서 통증이 오게 되는, 즉 상체가 앞으로 수그려지고 허리뼈가 뒤로 튀어나오면 통증이 오게 되는 허리뼈의 후방전위 상태의 전형적인 예 가 되는 것이다.

그르므로 상체를 앞으로 굽혔을 때 나타나는 요통이나 상체가 앞으로 수그려지게 되는 동작이나 자세를 취했을 때 요통이 오는 것은 요추가 뒤(후방)로 휠 때 나타나는 통증이라고 판별할 수 있는 것이다.

이렇게 나타나는 통증은 허리를 굽히고 한참 동안 일을 하거나 구부정한 자세로 한참 동안 있다가 허리를 펴려고 하면 통증과 함께 허리가 금방 펴지지 않고 이리저리 움직거리고 해야 허리를 펼 수 있는 경우가 많다.

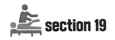

요추가 뒤로 튀어나오게 되는 동작이나 자세와 그에 따른 통증

- 맨바닥에 앉으면 허리가 아파서 벽에 기대고 싶거나 드러눕고 싶다.

  맨바닥에 앉으면 대개 자세가 구부정하게 되고, 이미 이렇게 구부정한 자세가 오랫동안 지속되어 왔다면 이미 요추가 뒤로 물러나 요추간의 관절이 뒤로 휘어 있고 추골도 뒤로 탈골이 되어 있다고 판단할 수 있다.

  앞에서도 설명을 했지만, 뼈의 관절은 서로 잇대고 정렬상태를 유지할 수 있도록 하는 항상성(길항력)이 있어 신체를 굽혀도 뼈가 항상성범위에서 움직일 수 있도록 한다. 그런데, 신체를 쓸 때 편중되게 쓰고 이것이 오랫동안 반복되면 길항력이 무너져 뼈가 제자리를 이탈하여 탈골을 하게 되고 뼈와 뼈를 잇대는 관절화선도 휘게 된다. 상체를 앞으로 굽혀서 조금 있으면 요통이 심하게 오거나 허리가 앞으로 굽어지는 자세를 조금 취하고 있으면 요통이 온다는 것은 뼈가 뒤(후방)로 부정렬상태에 들어가 있다는 것이다.

- 쪼그리고 앉아서 머리를 감거나 또는 빨래 또는 일을 할 때 요통이 있다.

  쪼그리고 앉아서 조금 있으면 요통이 오는 상태로 심한 경우는 허리가 끊어질 것 같은 통증이 있다. 이 자세도 상체가 앞으로 수그려지므로 해서 허리뼈가 뒤로 나오는 자세가 된다.

- 허리를 굽혀서 하는 일을 할 때 통증이 오는 경우이다.

싱크대 앞에서 상체를 약간 굽혀서 설거지를 할 때, 직장에서 용접 등 허리를 굽혀서 하는 작업을 할 때, 탁구 등 허리를 굽혀서 하는 운동을 할 때 요통이 있다.

- 비탈길 계단 등 오르막을 올라갈 때 요통이 오거나 엉덩이가 무겁고, 다리까지 통증이 방산된다. 오르막이나 계단을 올라갈 때 더 통증이 심하고 다리, 엉덩이가 무거워서 오르막을 오를 때 힘들다. 비탈길이나 계단을 오를 때는 상체가 앞으로 수그려지는 자세가 된다. 그러므로 허리뼈가 뒤로 물러나는 움직임 일어나고, 만약 척추변형으로 인하여 통증이 엉덩이 하지로 내려간 상태이면, 비탈길이나 계단을 오를 때 무게중심이 더 뒤로 물러나게 돼 통증이 더 심화된다.

- 상체를 수그려서 하는 일을 오랫동안 해 왔거나, 요가 등 운동을 할 때 다리를 뻗고 앉아서 이마를 무릎에 붙이는 운동을 뒤로 젖히는 운동보다 편중되게 한 경우 또는 앉는 자세가 구부정하여 등이나 허리가 굽은 경우. 이런 경우에는 신체(상체)를 앞으로 굽히는 운동은 잘 되어 손을 바닥으로 내리면 부드럽고 바다까지 내려가나 반대로 뒤로 젖힐 때 뻣뻣하면서 뒤로 젖히는 동작이 잘 안 되고, 이미 요통증이 있거나 척추변형으로 인하여 하지까지 통증이 내려간 경우 허리를 뒤로 젖히면 뻣뻣하면서 요통이 오고 다리까지 증상이 내려간 사람은, 허리를 뒤로 젖힐 때 엉덩이 통증이나 하지로 통증이나 전기현상 마비 등이 나타날 수가 있다.

목뼈(경추)든, 허리뼈(요추)든 변형으로 통증이 오게 되면 맨 처음 통증이 나타난 상태를 찾아내야 한다. 그것은 무슨 말인고 하니 예전에 목이나 허리가 아팠든 기억이 있으면 그 상태를 알아내야 한다는 것이다.

뼈의 변형은 앞에서 설명했지만 몸(신체)을 쓰는 동작이나 자세에 의해서 일어나기 때문에, 목이나 허리에 통증이 온다는 것은 뼈가 변형을 가지고온 것이고, 뼈가 정렬 상태를 벗어나게 되는 것은 신체가 움직일 때 뼈가 움직이는 운동이 일어나면서 관절이탈을 하는 것이기 때문에, 목이나 허리 부위에 처음 통증이 나타날 때의 상태가 신체를 어떤 방향으로 썼는지와 뼈가 변형된 방향을 찾는 판단을 할 수가 있다.

그리고 목디스크나 요추디스크도 처음에는 목이 어떤 동작이나 자세를 취할 때 목에 통증이 나타나다가 이것이 좀 시간이 지나면 뼈 간의 협착이나 디스크로 발전을 한다. 허리 부위도 만찬가지로 처음 요통이 반복되다가 어느 시기가 되면 협착이나 디스크로 증상이 심해지는 상태로 된다.

그러므로 디스크든 협착이든 처음 통증이 나타났던 그 상태가, 동작이나 자세가 편중되게 반복되거나 습관적인 상태에 의해서 뼈가 제자리에서 이탈하기 시작하고, 그래서 목에 통증이나 요통이 나타나기 시작한 것이고 이 상태가 반복되고 시간이 지나면서 디스크나 뼈의 협착이 진행되는 것이기 때문에 이때 시작되었던, 즉 목의 통증이나 요통이 나타나게 되었던 자세나 동작, 이것을 알아내어야 한다는 것이다.

처음 목이나 허리에 통증이 나타나기 시작한 자세나 동작을 찾으면 뼈의 변형된 방향을 찾을 수가 있고 또 한 어떤 방향, 예를 들어서 요추가 뒤(후방)로 탈골이나 휨이 일어났으면, 계속 뼈가 뒤로 휜 상태에서 증상이 심해지는 것이다. 그러니까 처음 뒤로 탈골된 뼈는 그 방향으로 증상이 더 심해지는 것이지, 그 상태가 반대로 앞(전방)으로 뼈가 휘는 경우는 드물기 때문이다.

그리고 목이나 허리 부위에 처음 통증이 나타나는 그 상태는 어떤 동작이나 자세일 때 통증이 나타나기 때문에, 이 동작이나 자세는 몸을 쓰는 상태이고, 이 몸을 쓰는 상태(동작, 자세)는 뼈를 움직이게 하는 상태이기 때문에, 이 몸을 쓰는 동작이나 자세는 뼈가 어느 방향으로 움직이게 했는지 알 수 있는 자세이기 때문에 처음에 목이나 허리가 아플 때의 동작이나 자세를 찾아야 하는 것이다.

예를 들어서 내가 허리를 굽혀서 일을 하고 있을 때 통증이 나타나거나 또는 '쪼그리고 앉아' 일을 할 때 노는 '머리를 삼을 내' 요동이 오고, 노 맨바닥에 앉아있으넌 요통이 오고 그래서 벽에 기대고 싶고 벽에 기대면 허리가 좀 편해지고, 이런 상태는 신체(상체)가 앞으로 수그려지는 동작이나 자세이다. 신체가 앞으로 수그려지면 허리뼈는 뒤로 물러나는 운동이 일어나는데 이때 요통이 온다는 것은 허리뼈가 뒤로 물러남(휨)

을 말하는 것이다. 즉 뼈가 뒤(후방)로 휘어서 요통이 오는 것이고, 상체를 구부리는 동작이나 자세가 편중되게 일어났다는 것을 알 수 있는 상황이다.

목의 경우도, 예를 들어서 목고개를 수그려서 책을 보고 있을 때 통증이 나타나거나 또는 목고개를 수그리는 동작이나 자세로 일을 하고 있을 때 목에 통증이 나타나는 현상이 온다면, 이 상태는 목고개를 수그리면 목뼈가 뒤로 물러나는 움직임이 일어나므로, 목이 뒤로 휠 때 통증이 나타나는 상황이 되는 것이다. 즉 목뼈가 뒤(후방)로 탈골이나 휨을 당해서 통증이 나타나는 상태가 되는 것이다.

이렇게 목뼈나 요추 부위가 어떤 자세로 있을 때 통증이 시작되었는지 알게 되면 교정이나 운동을 어떤 방향으로 해야 뼈가 원래대로 돌아갈 수 있는지 판별을 할 수 있는 것이다.

즉 내가 허리를 굽혀서 일을 하거나 쪼그리고 앉아서 일을 하면 허리가 아프다. 그리고 이 상태는 신체(상체)가 앞으로 수그려지는 상태이고 이때 요추가 뒤로 물러나는 상태이다.

이렇게 뼈가 뒤(후방)로 물러나서 요통이 오고 있는 상황인데 신체를 앞으로 굽히는 동작이나 자세를 구부정하게 할 수는 없다는 것이다. 신체를 앞으로 굽히거나 자세를 구부정하게 하면 뒤로 물러나 있는 뼈를 더 뒤로 물러나게 한다는 것이다.

그러므로 이 상황에서는 상체를 뒤로 젖혀야 뒤로 휜 뼈를 앞으로 돌아가게 할 수 있다는 판별을 할 수 있는 것이다.

이것을 인식해야 탈골이나 휜 뼈를 제자리로 돌아갈 수 있는 운동이나 교정을 맞게 할 수 있다는 것이다.

그러면 내가 지금 상체를 굽혀서 '조금 일을 하고 있으면' 허리에 통증이 와서 허리가 끊어질 것 같이 아프고 더 이상 허리를 굽혀 있지를 못하고 허리를 펴야 한다.

이런 상태이면 어떻게 운동을 해야 할 것인가? 그리고 자세는 어떻게 해야 할 것인가?

앞에서도 설명을 했듯이 상체를 굽히면 허리뼈(요추)는 뒤로 물러나는 운동이 일어난다. 그러니까 뼈가 정렬상태에서 뒤(후방)로 휘는 움직임이 일어난다는 것이다.

이런 자세, 즉 상체를 굽혀서 한참 동안 있으면 대개 허리가 좀 아플 수가 있다. 이때, 상체를 굽힐 때 척추는 뒤로 물러나 척추의 후방인대가 팽창되고, 뼈가 밀려가면 근육도 압박을 당하고, 혈관이나 신경도 뼈가 밀려나면서 긴장이 된다. 그런 관계로 굽혀서 한참 동안 일을 하고 있으면 누구나 요통이 올 수가 있다.

그러나 앞에서 말한 쪼그리고 앉아서 머리를 감고 있으면 허리가 끊어질 것 같이 아프다든가 또는 맨바닥에 앉아 조금 있으면 허리가 아파서 벽에 기대고 싶을 정도로 허리가 아프다는 것은, 자세가 습관적으로 구부정해서 허리가 뒤로 굽었다든지 허리를 굽혀서 일을 하거나 쪼그리고 앉아서 오랫동안 일을 해 와 허리뼈가 뒤로 이미 굽어 있다는 사실이 된다.

만약 이런 상태에서 허리가 아프다면, 허리를 굽혀 있다가 일어서든지 또는 앉아 있다가 일어나면 금방 허리가 펴지지 않는 운동장애가 온다.

이런 상태는 의심할 여지없이 명백하게 요추(척추)의 전위상태를 판별할 수 있다.

우리의 신체는 상체를 앞으로 수그리면 척추는 뒤로 휘는 것이 명백하기 때문이다. 실제로 손을 허리에 대고 상체를 수그리면 척추가 뒤로 물러나 튀어나오는 것을 알 수 있기 때문이다. 그리고 이때, 즉 신체를 굽혔을 때(척추가 뒤로 물러날 때)요통이 왔기 때문에 척추가 뒤로 물러날 때 통증이 오는 명백한 사실이 되는 것이다. 그리고 신체를 앞으로 굽히거나 앉아 있다고 모두 다 통증이 오는 것은 아니고, 척추뼈가 정렬상태(척추마디의 관절화)를 벗어나는 상태에 있는 사람만이 신체를 앞으로 굽혀서 좀 있으면 통증이 오는 것이다. 이런 상태는 앞에서 이미 설명했듯이 척추(요추)가 뒤(후방)로 휘어 있는 사람에게 통증이 온다. 그리고 척추가 정렬상태를 벗어나 뒤로 튀어나온 상태가 될 때는 허리를 굽히는 동작을 오랫동안 했거나 앉을 때 자세가 구부정한 것이 습관이 되어서 척추가 뒤로 휜 상태가 된 것이다.

그러면 이런 사람은 어떤 운동이나 자세를 취해야 하는가?

만약 내가 이런 상태에 있다면, 이제부터는 허리가 앞으로 수그려지는 운동은 하지 말아야 한다. 요가할 때 다리를 펴고 앉아 이마를 무릎에 붙이는 동작이나 몸을 부드럽게 한다고 신체(상체)를 앞으로 수그리는 푸쉬업 동작 같은 것은 하면 안 된다. 그리고 앉는 자세도 허리를 펴서 직각으로 자세를 취해야 한다. 소파 같은 뒤로 깊이 펴인 의자에 기대서 앉지 말고 식탁의자 같은 직각으로 되는 의자를 사용해서 허리를 곧게 세우고 앉아야 한다.

그리고 운동은 요가에서 하는 코브라자세, 활자세, 아치자세 등. 뒤로 굽은 척추가 앞으로 오게 하는 동작을 해야 한다. 서서 양손을 요대부위에 잡고 상체를 뒤로 젖혀주는 운동이 좋다. 만약 작업현장에서 허리를 굽혀서 일을 할 때 심하게 허리가 아프면 일어서서 허리가 펴지게 상체를 뒤로 젖혀주는 동작 몇 회씩 해 주고 일을 하는 것도 하나의 방법이 될 수가 있다.

그리고 규칙적으로 걷는 운동도 척추를 곧게 할 수 있는 운동이다. 규칙적으로 걷는 운동을 하면 등이나 허리 등 배근(背筋)을 발달시켜 근육이 척추를 제자리로 돌아가게 할 수도 있다.

앞에서 설명한 상황은 요추가 후방으로 전위가 되면 나타나는 전형적인 예이다.

- 주요인식: 요추가 급성(부정렬)으로 후만으로 변형이 되면 다리를 치켜들거나 상체를 앞으로 굽히는 동작을 할 수가 없는 경우가 있다. 이때는 허리 상태가 심하고 불안해서 척추의 앞뒤 다 운동이 안 되고 운신을 못할 수가 있다. 특히 요추 4, 5번이 후방으로 빠져 나오면, 급성상태에서는 다리를 들 수 없거나 몸을 앞뒤 굴신이나 배굴운동을 할 수가 없는, 꼼짝 못하는 경우가 있다. 목뼈도 갑자기 뼈가 후방으로 빠져나오면 고개(목)를 들 때 머리가 움직이지 않아 머리를 손으로 들어주어야 고개를 세울 수가 있는 경우가 있다.

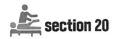

요추후방상태에서의 운동

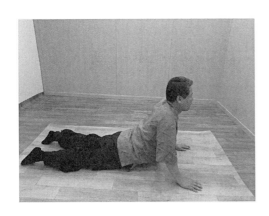

1. 코브라자세

허리뼈가 뒤로 굽었다고 판별이 되면 이런 운동을 해 주는 것이 좋다. 운동은 한 번 할 때 10회 정도한다. 팔을 쭉 뻗어서 등짝이 쫙 펴지게 한다.

2. 활자세

허리가 뒤로 굽은 경우 필요한 운동이다.

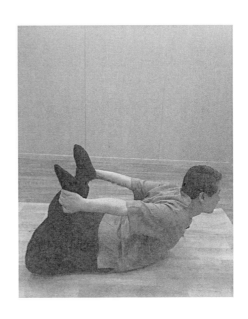

3. 메뚜기자세

턱을 손등에 괴고 다리를 치켜든다. 한 번 운동을 할 때 양쪽 5~10회 정도 한다. 골반후굴이나 요추 후방전위에 좋은 운동이다.

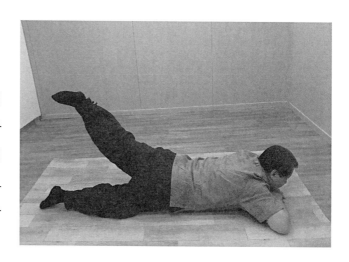

4. 상체 뒤로 젖히기

이 자세는 현장에서 일을 하다가 허리가 아프면 할 수 있는 운동이다. 발을 어깨넓이만큼 벌리고 양손으로 요대부위를 잡고 상체를 뒤로 젖힌다. 등뼈가 휘게 허리를 뒤로 젖힌다. 처음에 지긋하게 가볍게 시작해서 쭉 펴 주면 된다. 요통이 심할 때 2~3회 정도 뒤로 젖혀 주면 시원해진다.

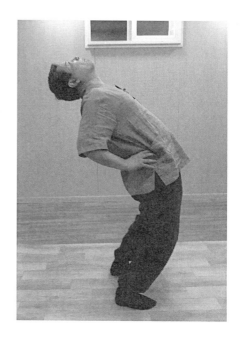

주의 허리가 뒤(후)로 굽었다고 판별이 되면 이와 같은 운동을 해야 한다. 그러나 요추 전만(복부 쪽으로 휜 상태)현상은 이 운동을 하면 뼈가 더 복부 쪽으로 들어가는 상황이 되므로, 전만 상태에서는 이 운동을 해서는 안 된다.

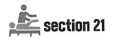

요추후방전위자율교정운동

1. 견인

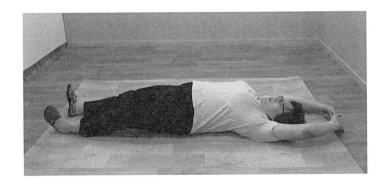

운동요령: 반듯하게 눕는다. 두발을 가까이 두고, 두 손을 깍지 끼고 뒤 짚어서 머리 위로 밀어 올린다. 발뒤축을 바닥에 대고, 팔을 위로 뻗으면서 가슴을 위로 끌어올린다. 가슴을 위로 끌어 올릴 때 허리가 늘어나도록 위로 끌어 올린다.

2. 물고기체조

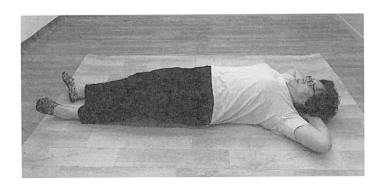

운동요령: 양손을 깍지 끼고 머리 밑에 받친다. 양발은 서로 가까이 둔다. 신체를 편안하게 둔 상태로 허리를 좌우로 흔든다. 허리를 좌우로 흔들 때 다리나 머리로 흔들려고 하지 말고, 2~3분 정도 허리가 좌우로 왔다 갔다 하도록 한다.

3. 골반교정

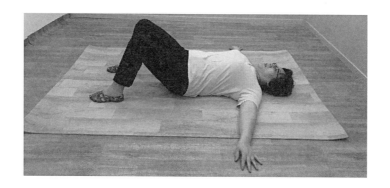

골반체조 1) 물고기체조를 마친 상태에서 무릎을 세우고 양발을 어깨넓이만큼 벌린다. 이때 양팔을 십자 형태로 펴고 손바닥을 바닥을 짚는 자세도 괜찮다.

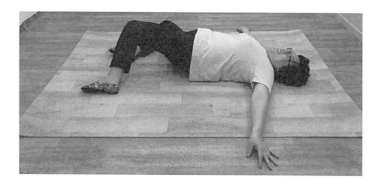

골반체조 2) 아프지 않는 다리부터 무릎을 구부려서 반대편 발목 쪽으로 당겨준다. 동작은 지긋하게 한다. 한쪽 편 운동이 끝나면 반대편 쪽도 같은 방식으로 한다. 한 번 할 때 양쪽 4~6회 정도.

4. 상체들기(코브라운동)

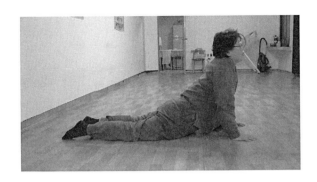

골반운동이 끝나면 엎드린다. 양손을 가슴 앞 어깨 밑에 둔다. 상체를 들어 올린다. 이때 등이 활처럼 휘게 쭉 들어서 등짝, 허리를 편다. 한번 운동을 할 때 4~7회 정도. 허리뼈가 뒤로 튀어나오는 부정렬이 되면 이때 허리 부위에 뼈가 맞따뜨려지는 느낌, 그리고 뒤로 펴는 운동이 잘 안 되는 상태가 될 수 있고, 신경장애가 심한 경우는 엉덩이, 다리, 발 등으로 저림, 마비, 통증이 내려 갈 수도 있다.

5. 허리후방전위운동 활자세

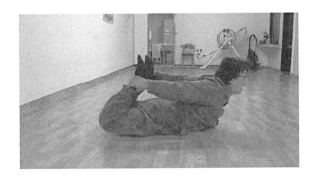

허리뼈가 후방으로 휘었을 때 뼈를 되펴게 해서 뼈를 정렬상태로 회복하는데 좋은 운동이다.

6. 메뚜기자세 1

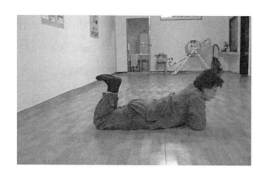

엎드려서 무릎을 접어서 양발을 엉덩이 쪽으로 지긋하게 당겨다놓는다. 운동은 발이 엉덩이 쪽으로 가까이 오도록 당겨다놓는다. 반복한다. 한 번 운동을 할 때 4~6회 정도. 무릎에 이상이 있는 사람은 이 운동을 빼는 것이 좋다.

7. 메뚜기자세 2

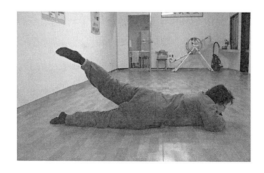

턱을 손등에다 괴고 다리를 든다. 다리를 들 때 쭉 펴서 들고, 아프지 않는 쪽 다리부터 먼저 든다. 양쪽 반복해서. 한번 운동을 할 때 5~7회 정도. 다리를 들어 올릴 때 허리뼈의 튀어나온데 까지 휨(허리가 휘어지는 느낌)이 미치도록 쑥 들어 올린다.

8. 코브라운동

메뚜기운동까지 하고, 다시 코브라운동을 한 번 더 한다. 그리고 앞으로 돌아서 천
장을 쳐다보고 눕는다.

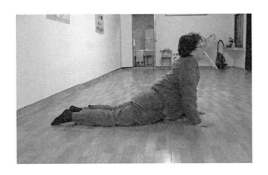

9. 물고기체조

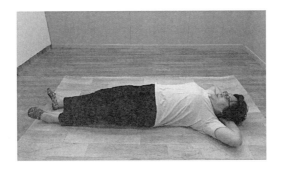

코브라운동을 마치면 물고기제소를 하고 허리후방전위운동을 마친다. 운동 을 순서
대로 하고 마지막으로 물고기체조로 뼈를 조정(調整)해 주고 운동을 마친다.

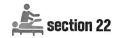

요추측면운동

좌측운동

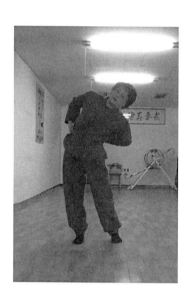

이 운동은 허리가 아프면서 우측, 좌측 등 어느 한쪽으로 통증이 오면, 이 운동을 먼저 하고 허리운동을 하는 것이 좋다. 즉 허리가 아픈데 왼쪽으로 아프면 이 운동을 먼저 하고 후방운동을 순서대로 해야 한다. 운동은 발을 어깨 넓이만큼 벌려 서 양손으로 양 장골의 상극, 골반을 겹쳐서 잡고 엉덩이를 왼쪽에서 오른쪽으로 지긋하게 밀어넣는다. 만약 허리통증이 다리까지 내려간 상황이면 이렇게 엉덩이를 밀어 넣으면 다리까지 찌릿하게 신경반응이 오기도 한다.

이 상태는 뼈가 허리의 왼쪽으로 물러난 상태이므로 왼쪽으로 물러난 뼈를 우측으로 보내, 뼈를 가운데로 돌아가게 하는 운동이다. 운동은 한번 할 때 2~4회 정도 지긋하게 밀어 넣는다. 이때 허리 부위가 쑥 밀려가는 느낌을 손에 받을 정도로 힘을 지긋하게 써서 민다. 그리고 이 운동을 마치면 누워서 하는 순서를 하면 된다.

허리의 오른측면으로 통증이 오면 왼쪽의 반대로 하면 된다.

허리 뒤로 젖혀주기 운동

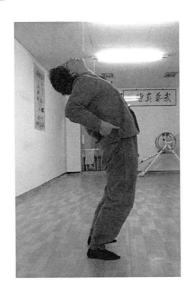

이 운동은 작업을 하다 허리가 아프면, 현장에서 해 줄 수 있는 운동이다. 다만 구부려서 일을 하고 있는데 통증이 오는 경우, 맨바닥에 앉아서 조금 있으면 통증이 와서 벽에 기대고 싶은 그런 상태의 허리. 이런 상태는 허리뼈가 후방으로 전위가 된 상태에서 나타나는 현상이므로 위와 같은 운동을 해 주면 좋다. 운동은 한 번 할 때 3~4회 정도 하고, 등짝, 허리 등을 짝 펴지게 뒤로 젖혀준다.

쪼그리고 앉아서 머리 감을 때, 허리를 굽혀서 청소기를 미는 징도, 맨바닥에 앉아서 조금 있으면 요통이 와서 벽에 기대고 싶은 정도의 요통이 오는 사람은, 요추 후방전위 상태이므로 앞에서 설명한 요추 후방전위운동을 하면 교정을 할 수가 있다. 운동은 허리가 좋아질 때까지 꾸준히 하고, 허리가 좋아지고 나면 아플 때마다 해 주는 것이 좋다.

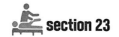

요추 전방전위상태

요추가 앞(전방)으로 전위가 되면 전형적으로 나타나는 통증이나 운동장애의 예

요추의 전방(허리의 앞쪽으로)전위상태란 허리뼈(요추)가 허리의 앞쪽, 즉 복부 쪽으로 허리뼈의 휨이 일어나는 현상을 말한다. 이 상태는 허리뼈(척추)가 뒤쪽으로 탈골하거나 척주(脊柱)가 뒤로 휘는 것과 반대로 복부 쪽으로 내려앉는 것을 말한다. 허리의 고유만곡, 허리부분이 앞(복부)쪽으로 오목하게 들어가 있는 형태에, 요추의 추골 중 어느 추골이 복부 쪽으로 쏙 들어가는 상태가 일어나는 경우가 있는데 이 상태를 요추 전방전위증이라고 한다.

이 상태를 척추골옆면 X-ray를 보면 척추가 전방 쪽으로 내려앉으면, 척추의 후방돌기가 정렬상태에서 심하게 복부 쪽으로 밀려들어가 있고 추체간격의 앞쪽이 지나치게 넓어져 있고 뒤쪽은 붙어 있는 것을 볼 수 있다. 그러면 요추만곡에 의한 원래의 경사도에서 복부 쪽으로 지나치게 기울어져 있고, 이런 상태이면 요추를 잡고 있는 힘줄과 그 주위의 조직이 앞쪽으로 끌려가 긴장상태에 빠져들 수가 있고 뼈사이의 구조물(디스크)도 앞쪽으로 몰려가게 된다.

요추가 앞쪽으로 잘 밀려들어가는 위치는, 허리 부위가 복부 쪽으로 오목하게 휘어 경사도가 심한 요추 5, 4번 부위가 전방으로 잘 밀려들어가는 경향이 있다.

요추(척추)가 복부 쪽으로 밀려들어가면 복막이나 복강내에 압력을 주어 복부의 장기까지 영향을 받아 대소변장애나 하복통을 유발하고 신체의 앞쪽 부위에 통증 반응이 오는 경우도 있다.

이때 오는 통증은 사타구니(샅)나 무릎통증과 무릎 위쪽으로 대퇴의 전면부위와 하퇴의 정강이 앞쪽으로 통증이 나타나는 경우도 있다.

물론 척추변형으로 오는 좌골신경자극이나 대퇴신경자극 등. 척추가 후방으로 튀어나왔을 때 나타나는 통증과 비슷하게 오는 것이 대부분이지만 간혹, 요추(척추)가 앞(복부) 쪽으로 밀려들어가면 신체의 무게중심을 조절하고 있는 복부의 가로막에 영향을 주어 하복부에 무게중심이 쏠려 서혜부(샅)나 대퇴앞쪽, 또 특수한 경우는 신체의 생식기에 통증이 나타는 예도 볼 수 있다.

이렇게 요추(척추)의 전방전위현상을 X-ray 사진으로 확실하게 전방 쪽으로 추골이 내려앉아 척추간격이 시소현상으로 뚜렷하게 전방 쪽으로 입이 크게 벌어져 확연하게 알 수 있는 상황도 있지만, 약간 밀려들어가거나 밀려들어가도 원래의 요추만곡과 별 차이가 없으면서도 신경장애는 심하게 겪어, 보행 장애나 운동장애를 심하게 앓게 되는 경우도 있다.

이때는 척추의 전위(탈골)방향을 쉽게 판별을 할 수 없는 경우가 되는 것이다.

이렇게 X-ray로 잘 판별이 안 될 때, 척추의 무게중심이 앞(복부) 쪽으로 쏠리면 신체에 나타나는 통증부위와 운동장애로 판별을 할 수가 있는 것이다.

이 판별법은 신체사용(운동, 자세)시 역(逆)으로 나타나는 운동역학인, 역체요법으로 찾아낸 것이다.

즉, 이런 것이다. 우리가 많이 겪고 있는 현상, 상체를 구부려서 한참 동안 있다가 일어서면 허리가 금방 안 펴지는 요추 후방전위상태일 때의 운동장애를 분별하면 예상되는 일이다. 앞에서도 설명을 했지만, 우리가 신체를 쓸 때 상체를 앞으로 구부리고 손을 허리에 대보면 허리뼈(요추)가 뒤로 물려져 나와 허리 부위의 척추가 뒤로 휘는 것을 알 수 있다. 만약에 요추가 후방돌기의 정렬상태를 벗어나 있는, 즉 길항력상태를 벗어나 있는 상태의 요추변형이 있는 사람이면 상체를 앞으로 구부려서 조금있거나 맨바닥에서 구부정한 자세로 앉아 있으면(요추가 후방으로 탈골을 하거나 요추관절이 후방으로 휘어 있는 상태라면) 신체를 구부렸을 때 허리(요추)가 뒤로 더 물러나게 되고, 이 휜 상태에서 일어서게 되면 휜 척추가 되펴지게 되는데 이때 허리가 금방 펴지지 않는 운동장애를 맞게 된다는 것이다.

이와 같은 현상으로 요추가 전방으로 전위가 되어도 척추(뼈)가 뒤로 튀어나온 것 같이 운동장애가 나타나므로 이 운동 상태로 요추의 전위상태를 판별할 수 있다는 것이다.

한 번 더 인식하면, 이런 것이다. 휘어져 있는 물체를 되펴려고 하면 잘 안 펴지는 것과 똑같은 이치인 것이다. 구체적인 사물로 설명할 것 같으면 휘어져 있는 대나무나 쇠파이프 같은 것을 곧게 되펴려고 하면 휘어져 고착이 된 물체를 역으로 펴려고 하면 물체내의 고착된 요소로 인하여 내부의 물체들이 휨을 당하거나 분쇄되는 상황을 맞이하므로 인하여 내부물질들의 움직임의 저항을 받는 것이다.

이러한 원리로 신체(요추)가 뒤로 구부정하게 굽으면 신체를 뒤로 젖히는 운동을 할 때 척추가 저항을 받아 금방 펴지지 않는 상황을 맞이하고, 반대로 신체(요추)가 앞(전방)으로 휘면 신체를 앞(전방)으로 굴신을 할 때 저항을 받는 현상이 나타난다는 것이다. 즉 요추(척추)가 앞쪽으로 밀려들어가 휘어 있으면 신체(상체)를 앞으로 굽히게 되면 휜 뼈가 되펴지는 상태가 되므로 해서, 휘어있던 것이 제자리로 되돌아오는 움직임이 쉽게 잘 되지 않는다는 것이다. 그러므로 운동장애를 받는다는 것이다.

이 운동장애는 신체(상체)를 앞으로 수그릴 때 수그리는 운동이 잘 안 된다는 것이다. 그리고 신체를 앞으로 수그리게 되는 동작이나 자세가 다 장애를 받을 수가 있다.
다리를 쭉 뻗고 앉으면 요추가 후방으로 전위가 된 사람은 별 장애가 없으나 요추가 전방으로 전위가 된 사람은 대개 다리를 쭉 뻗고 앉으면 신체(상체)가 자연스럽게 앉아지는 자세가 안 되고 상체가 뒤로 넘어가 손을 뒤에 짚어야 다리를 펴고 앉을 수 있는 자세가 되기도 한다.

이런 현상은 신체(상체)가 앞으로 잘 안 수그려지는 운동장애가 있기 때문에 다리를 펴고 앉으면 상체가 원래상태의 운동이 일어나지 않으므로 해서 신체가 굴신이 되지 않으므로 앉는 자세가 잘 되지 않는 것이다.

이 상태는 요추가 전방으로 전위가 되면 전형적으로 일어날 수 있는 운동장애의 하나이다.

이런 상태, 즉 요추가 앞(전방)으로 휜 사람들은 허리를 뒤로 젖힐 때는 운동장애를 별로 못 느끼고 허리를 앞으로 수그리면 허리가 뻣뻣하면서 잘 수그려지지 않는 운동장애가 일어나는 것이다.

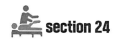

요추(척추)가 앞(전방)으로 밀려들어갔을 때 나타나는 전형적인 현상들

- 상체를 앞으로 굴신(수그림)할 때 몸이 뻣뻣하면서 잘 수그러지지 않고 허리 부위 뼈가 전방으로 심하게 밀려들어갔으면 그 부분이 당길 수도 있다.

- 아침에 잠을 자고 일어났을 때 금방은 몸이 더 뻣뻣하고 신체를 앞으로 수그리는 동작이 더 잘 안될 뿐만 아니라, 통증이 엉덩이나 하지로 방산이 된 경우에는 잠을 자고 일어난 아침이 통증이 더 심하게 오기도 한다. 그리고 몸을 조금 움직이고 나면 다소 좀 부드러워지고 통증도 좀 완화되는 듯한 기분이 들기도 한다.

- 다리를 쭉 뻗고 반 듯(앙와위자세)하게 누운 자세에서 아픈 쪽 다리를 치켜들어 올리면 통증이나 당김으로 인해 다리가 안 올라간다. 그리고 전방전위 상태가 심하면 다리가 20cm 높이도 안 올라가는 경우도 있다.

- 양다리를 쭉 뻗고 앉으면 앉는 각도가 잡히지 않고 상체가 뒤로 넘어가고 손을 뒤쪽에다 짚어야 다리를 쭉 뻗고 앉을 수가 있기도 한다.

- 복강 내의 무게감이나 통증 등, 기분 나쁜 느낌이 들기도 하고 전방전위 상태가 심할 경우 대소변장애를 겪는 증상이 나타나기도 한다.

- 척추의 무게중심(중력선)이 앞(복부 쪽)으로 쏠려 사타구니, 생식기 등에 무게감이나 통증이 오고, 대퇴앞쪽이나 무릎, 정강이에 통증이 오기도 한다.

- 발바닥에 뭐가 붙은 것 같은 무게감이 느껴지고 감각이 둔한 현상이 생기기도 한다.

- 요추 하부(요추 5, 4번)가 금세 전방으로 전위가 되면 자세를 바꾸어 누울 때 뜨끔거리기도 하고, 누워 있을 때는 잘 모르다가도 일어서면 엉덩이(허리 밑)가 무거워지고 통증이 오는 경우가 있다.
- 요추 5, 4, 등, 허리 하부가 전방으로 전위가 되면 종아리 통증이 심하게 오는 예가 많다.

주의

- 엉덩이(엉치)에 통증이 오는데, 역체요법에서 설명하는 판별법에 요추후방전위 시 상체를 뒤로 젖히면 운동장애와 엉덩이, 하지로 신경을 따라서 내려가는 방산통이 온다고 했는데, 간혹 요추전방전위 시 상체를 뒤로 젖히면 엉덩이(엉치)에 평상 상태보다 더 아픈 경우가 나타날 때가 있다. 또 요통으로 요추후방전위 교정이나 상체를 뒤로 젖히면 안 아프던 엉덩이(엉치)에 통증이 나타날 때가 있다.
- 이 현상은 요추 5, 4, 3번 등이 전방으로 전위가 되어 요통이 올 때 상체를 뒤로 젖히는 후방전위 운동을 할 때 나타나는 경우가 있다. 이럴 때 나타나는 통증은 신경을 따라서 다리로 내려가는 통증, 저림, 마비, 전기현상 같은 방산통보다는 엉덩이, 허리, 장골측면 등 뼈가 전방으로 내려갈 때 신경을 당기면서 내려가는 국소부위 통증이 나타나는 특이성이 있다.
- 이 부분은 잘 분별해야 한다. 이런 경우는 많지는 않지만은 간혹 있다. 그러나 대부분의 전방전위 현상은 상체를 뒤로 젖힐 때 나타는 통증보다는 상체를 앞으로 굴신할 때 통증이 심하다. 이럴 때는 역체요법에서 설명하고 있는 판별법의 여러 정황들을 동원해야 한다.

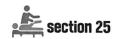

요추의 전방 또는 후방으로 전위된 것을 판별하는 요령

1. 운동 상태로 판별

1) 환자를 발을 어깨넓이만큼 벌려서 서게 하고, 양손을 바닥으로 내리게 한다. 이때, 손을 바닥으로 내릴 때 운동 상태를 확인 한다. 즉 허리가 잘 내려가는지 확인한다. 손을 내릴 때 허리가 잘 안 굽혀지고 뻣뻣한 지와 '요통이 있는 부위'가 땅기는지 확인한다. 이때 요추가 복부 속으로 내려앉는 전방전위가 되면 대개 상체가 뻣뻣하면서 허리가 잘 굽혀지지 않는다. 전방전위가 심하게 되면 목고개도 못 수그릴 정도로 뻣뻣하여 앞으로 잘 수그려지지 않는 경우도 있다.

반대로 이 상태에서 상체를 뒤로 젖힐 때는 심하게 운동장애를 받지 않는 경우가 많다. 즉 허리를 뒤로 젖힐 때는 앞으로 수그릴 때보다 상대적으로 운동장애가 덜 오고 잘 넘어간다는 것이다.

2) 발을 어깨넓이만큼 벌린 상태에서 쪼그려 앉아 보게 한다. 전방전위가 심하게 되면, 즉 요추가 복부 쪽으로 밀려들어가면서 장골, 좌골, 치골까지 무게중심이 쏠려 고관절까지 영향을 받아 고관절운동이 원만하지 못해 고관절이 제대로 접혀지지 않는 현상이 생겨, 다리를 접고 앉는 자세가 불안하거나 쪼그려 앉는 자세를 취하지 못하는 경우가 있다.

3) 발을 어깨넓이로 벌려서 섰을 때 골반이 변형이 있는지 확인한다. 즉 골반이 좌우 어느 쪽으로 튀어나온 쪽이 있는지 확인한다. 골반의 변형은 요추가 휜 쪽으로 골반이 튀어나오므로 통증이 있는 쪽으로 골반이 튀어나온다.

4) 환자를 반듯하게 눕게 하고 시술자는 환자의 양쪽 다리를 접어서 무릎을 복부 쪽으로 붙이는 운동을 시켜본다. 이때 대개는 전방전위가 된 사람은 고관절 부위가 뻣뻣하면서 다리가 잘 접혀지지 않고 또 다리를 접어서 복부 쪽으로 굴신운동을 시키면 허리가 뻣뻣하면서 굴신운동이 잘 안 된다.

5) 환자를 반듯하게 눕혀놓고 시술자는 환자의 양쪽 다리를 모아서 잡고 들어 올려본다. 전방전위가 된 사람은 양다리를 뻗은 상태에서 들어 올리면 허리가 뻣뻣하면서 전혀 다리를 들어 올릴 수가 없을 정도로 굴신이 안 되는 경우가 많다. 반대로 요추가 후방으로 전위가 된 사람은 다리를 들어 올릴 때 다리가 잘 올라가고 앞으로 굴신이 되는 운동은 별로 장애를 받지 않는다.

• 척추가 전방전위가 되면 아래 사진처럼 누워서 다리를 치켜들 때 다리가 잘 안 올라가는 운동장애가 올 수가 있다.

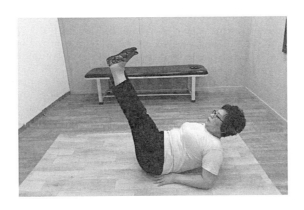

2. 뼈(脊椎)의 위치로 확인

환자를 엎드리게 하고 복부에 부유물을 고이면 뼈의 정렬상태를 확인할 수가 있다. 환자가 엎드린 상태에서 요추 부위 복부에 약 15㎝ 정도 높이의 부유물을 고이면 허리가 들어 올려 지면서 요추의 정렬상태를 확인할 수 있는 상태가 된다. 복부에다 부유물을 고이고 요추를 들어 올리면, 허리가 이상이 없는 사람은 요추후방관절화에 이상이 없이 요추의 후방돌기가 정렬상태로 유지 되어 있으나, 요추가 돌출(튀어나옴)했거나 함몰(전방전위)되었으면, 복부에 부유물을 고이면 돌기가 후방으로 돌출한 뼈는 다른 추체보다 뒤로 더 튀어나오고, 복부 쪽으로 내려앉은 추체는 다른 뼈보다 정렬 상태를 벗어나 함몰되어 있는 것을 볼 수 있다.

복부에 고이는 부유물은 목침(木寢)같은 것을 2개 겹쳐 받치고 그 위에 방석을 얹어 배에 고이기도 한다. 또 베게에 방석을 얹어 고여도 된다. 척추교정침대는 허리를 들어 올릴 수 있는 장치가 되어 있는 침대도 있다.

3. 자세나 동작 확인

운동 상태나 촉진(觸診)으로 뼈의 전위상태를 어느 정도 확인을 했으면, 이제까지 환자가 취해온 자세나 습관, 그리고 충격을 받은 일 등. 척추가 전방 또는 후방으로 변형이 될 수 있는 몸의 사용을 확인한다. 예를 들어서 엎드려서 잠을 자는 습관이 있거나 또는 책을 많이 봐왔다면 요추가 복부 쪽으로 휘게 되는 자세를 많이 가졌으므로 요추가 전방으로 전위가 될 수 있는 것이다. 이렇게 평소에 가지고 있는 습관이나 직업적인 자세를 추적해서 전방전위가 될 수 있는 자세나 동작을 취한 몸 쓰임을 찾아내어, 지금까지 나타난 전방전위 현상을 확증할 수 있도록, 환자와의 대화에서 그동안 척추가 변형이 될 수 있는 자세를 찾고 또 전방전위 시 신체에 나타나는 운동장애나 통증의 위치 등을 찾아낸다.

그래서 요추의 전방전위의 정황을 판별하고 교정에 들어간다.

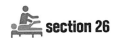

section 26

요추 후방전위 판별요령

환자로 하여금 발을 어깨넓이만큼 벌려서 서게 하고 몸의 운동 상태를 확인한다.

먼저 손을 앞으로 바닥으로 내려 보게 한다. 그리고 뒤로 젖혀 보도록 한다. 이때 몸의 운동 상태를 확인한다. 앞으로 신체를 굴신할 때와 상체를 뒤로 젖힐 때의 운동흐름을 확인한다.

즉 앞뒤 중에 어느 쪽으로 운동이 잘 안 되는지 확인하는 것이다. 우리 몸은 오랫동안 써온 쪽으로 유연하다. 그쪽으로 운동이 많이 되어 있다는 것이다.

예를 들어서 이런 것이다. 요가 운동이나 기타 체육을 할 때 신체를 앞으로 수그리고 또 다리를 쭉 뻗고 앉아서 이마를 무릎에 붙이는 운동을 계속하면 처음에는 몸이 뻣뻣하여 상체가 잘 안 수그려지고 이마가 무릎에 닿지 않더라도 계속해서 꾸준히 운동을 하면 나중에 이마가 무릎에 닿기도 하고 신체를 앞으로 수그리는 동작은 부드럽게 잘 된다. 그것은 그만큼 신체를 어떤 방향 쪽으로 계속해서 운동을 해 주니까 신체가 질이 난 것이다.

그런데 신체를 앞으로 수그리는 자세는 상체를 앞으로 수그리고 이마를 무릎에 붙이는 동작을 계속하는 것뿐만 아니라, 우리가 자세를 구부정하게 하고, 그것이 습관이 되면 신체를 앞으로 수그리는 운동을 계속하는 것과 같은 이치이다.

앞에서도 계속 설명을 하고 있지만 신체를 앞으로 수그리면 척추는 뒤로 물러나는 운동이 일어난다. 그러므로 신체를 계속 앞쪽으로 몸을 유연하게 하기 위해서 앞으로 수그리는 것은 척추를 계속 뒤로 물러나게 하는 운동을 반복시키는 것이다. 같은 상태로 자세를 구부정하게 하는 것은 신체를 앞으로 수그리는 자세이므로 척추는 뒤로 물러나는 휨이 일어나는 것이다. 이것이 습관적으로 반복해서 이루어지면 척추는 계속 뒤로 물러나게 되서, 운동 시 상체를 앞으로 수그리는 운동을 부드럽게 잘 될 수가 있다. 왜냐하면 상체를 앞으로 구부정하게 굽혀 왔기 때문이다. 상체를 앞으로 구부정하게 하는 것도 신체를 앞으로 굴신시키는 운동을 하는 것이나 같은 이치이다.

이렇게 상체를 앞으로만 굽혀지게 하는 자세나 동작은 신체를 앞으로 굴신하는 운동은 잘 되게 된다. 계속 앞으로 수그리는 운동을 해 왔으므로, 그런데 이렇게 상체를 앞으로 굴신하는 운동을 하거나 상체를 구부정하게 하는 자세는 척추를 뒤로 물러나게 하는 운동이 일어나게 하는데 이것이 오랫동안 지속되면 척추가 뒤로 휘는 상태가 생길 수가 있는 것이다.

우리는 자세를 구부정하게 앉는 사람들을 보면 등이나 허리가 굽어 있는 것을 볼 수 있는 것이다. 이런 자세나 또 상체를 앞으로 구부려서 오랫동안 일을 한 사람이나 또는 요가, 기타 운동 시 몸을 풀 때 앞으로 몸을 부드럽게 하기 위해서 신체를 앞으로 굴신시키는 운동위주로 하게 되면, 신체를 앞으로 수그리는 동작은 잘 된다. 그리고 계속 그러한 자세나 동작을 오랫동안 반복하면 척추는 항상성을 잃어버려 뼈가 뒤로 탈골하는 후방전위 현상이 생길 수가 있다.

맨바닥에 좀 앉아 있으면 허리가 굽어지고 허리가 아파서 벽에 기대싶은 사람은 허리가 뒤로 굽은 사람이다. 그리고 앉아 있다가 허리가 아파서 일어서려고 하면 금방 허리를 못 펴는 것은 구부정하게 앉아 있을 때 척추의 후방관절이 뒤로 물러나 척추관절의 정렬상태를 벗어난 것이고, 이때 뼈가 뒤로 튀어나와 있는 상황에서 일어서니까, 뼈가 제자리로 돌아오려고 하니까, 굽은 상태에서 되펴지는 상태가 되니까 저항을 받아 금방 허리가 되펴지지 않는 것이다.

그리고 척추(허리)변형을 관찰할 때 상체를 앞으로 수그리게 해서 수그리는 운동에 별 장애가 없으면 척추변형이 아니라고 판별을 하는 경우가 있는데 이것은 뼈의 전위방향에 따라서 뼈의 운동장애가 나타는 것을 판별하지 않은 것이다.

즉 뼈가 뒤로 휜 사람은 신체를 앞으로 수그리는 운동은 별 장애가 없다. 왜냐하면 그동안 신체를 앞으로 수그려지게 하는 운동이 많이 일어나게 했으므로 앞으로 신체를 수그리게 하는 데는 운동이 잘 되게 된다. 그러나 반대로 신체를 앞으로 수그리는 운동이 많이 일어나 뼈가 뒤로 물러나 뒤로 굽어 있기 때문에 상체를 뒤로 젖히는 운동은 잘 안 된다. 뼈가 뒤로 굽어 있어 상체를 뒤로 젖히면 굽은 뼈가 되펴지는 상황이므로 저항을 받을 뿐만 아니라 평소에 신체가 앞으로 수그려지는 자세가 많아 앞으로는 운동이 많아 신체를 앞으로 굴신시키는 동작은 부드러워 신체를 앞으로 수그리는 동작은 잘 된다. 그런데 앞에서도 설명을 했지만 척추(요추)가 전방(복부)으로 휘어 있으면 신체를 앞으로 굴신시키는 운동이 잘 안 된다.

그러므로 요추변형을 관찰할 때 반듯하게 서서 손을 바닥으로 내릴 때 잘 내려간다고 요추변형이 아니라고 판별할 수 없는 것이다. 허리뼈가 뒤로 탈골되어 디스크나 뼈 간의 협착이 왔을 때는 신체를 앞으로 수그리는 동작은 잘 될 수 있기 때문에, 요추의 전, 후방전위 상태에 따라서 신체의 운동 상태가 달리 나타나는 것을 인지해야 한다. 또 신체의 움직임에 따라서 뼈가 움직이면서, 이러한 움직임이 어느 한 방향으로 편중될 때 척추는 항상성을 잃어 변형이 되므로 신체를 어떤 방향으로 편중되게 써 왔는지 그것을 찾으면 척추의 변형 방향을 찾을 수가 있을 수 있고, 척추는 신체가 자세나 동작, 또는 충격을 받는 방향 등, 이런 상황에서 척추가 제자리에서 어느 방향으로 이탈하면서 변형이 된다는 것을 반드시 인지해야 하는 것이다.

요추 전방전위 자율교정운동

이 운동요법은 요추가 앞(전방)으로 전위가 되었을 때의 자율교정운동이다.

1. 견인

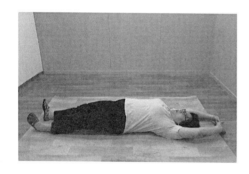

반듯하게 누워 두 발을 가까이 둔다. 손을 깍지 끼고 팔을 머리 위로 뻗쳐 올린다. 양발 뒤축을 바닥에 고정하고, 가슴을 위로 끌어올린다. 이때 팔도 뻗어 기지개를 펴듯 한다. 상체를 위로 끌어올릴 때 허리가 견인되도록 해, 허리가 늘어나게 한다.

2. 물고기체조

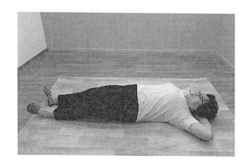

견인한 다음, 양손을 깍지 끼고 머리에 받쳐 벤다. 몸을 편안히 하고, 몸에 힘을 뺀다. 허리를 좌우로 흔든다. 이때 몸 전체를 흔들려고 하지 말고 허리를 좌우로 흔든다. 허리를 좌우로 흔들면 마치 물고기 헤엄치

듯 몸이 흔들려 척추가 조정이 되는 효과를 본다. 2~3분 정도 운동한다.

3. 골반조정운동

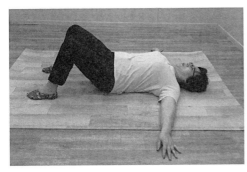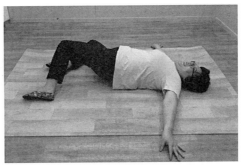

물고기체조를 마치고 무릎을 당겨서 세우고, 발을 어깨넓이만큼 벌린다.

허리가 아프지 않는 쪽부터 무릎을 반대쪽 복숭아뼈 쪽으로 당긴다. 이때 허리가 평창이 되게 한다. 양쪽 교대로 한 번 운동 시 4~5회 한다.

4. 무릎당기기

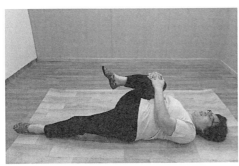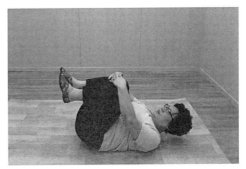

안 아픈 허리 쪽부터 무릎을 접어서 깍지 끼고 잡아서 무릎을 가슴 쪽으로 당긴다. 운동은, 무릎을 지긋하게 복부 쪽으로 당긴다. 한쪽씩 5회 정도 당기고 교대로 한다. 왕복으로 5회 정도 한다.

양쪽무릎을 잡고 복부 쪽으로 당긴다.

5. 호미자세운동

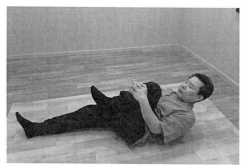

다리의 오금을 잡고 당긴다. 이 운동은 허리의 만곡이 전방 쪽으로 심화된 것을 완화하는 운동이다.

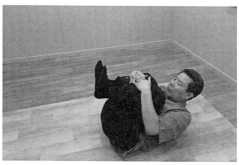

반듯하게 누워서 안 아픈 쪽의 다리부터 치켜든다. 양쪽을 교대로 한다.

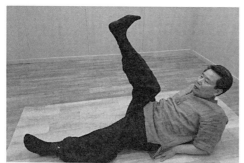

상체를 들어 팔꿈치를 어깨 밑에 고우고 다리를 양쪽 교대로 들어 올린다.

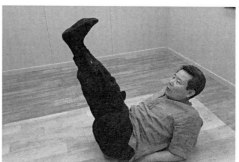

양쪽 다리를 함께 들어 올린다. 복부 쪽으로 내려앉은 허리를 되돌아오게 하는 운동이다. 복부근육도 단련되어, 요추가 전방 쪽으로 내려앉은 상태에서 원래 되로 보존하는 좋은 운동이 된다.

6. 쟁기운동

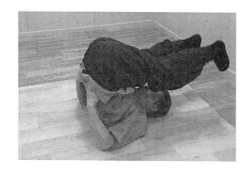

양다리를 머리 위로 갖다놓는다. 이 상태에서 다리를 들었다, 놓았다 한다. 전방 쪽으로 심화된 허리만곡을 뒤쪽으로 나오게 하는 자세이다.

7. 물고기운동

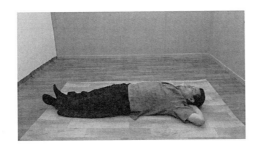

마지막으로 물고기체조를 해 주고 끝낸다.

8.요추측면운동(좌측)

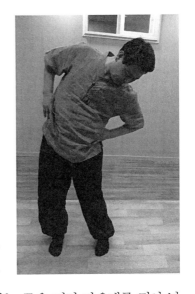

이 운동은 허리가 어느 한쪽으로 통증이 올 때, 한 쪽으로 물러난 요추를 가운데로 보내는 운동이다. 대개 허리가 아플 때 왼쪽, 오른쪽 등. 어느 한쪽으로 통증이 온다. 척추는 물러난 쪽으로 통증이 오기 때문에 어느 쪽이든 아픈 쪽은 뼈가 그쪽으로 물러난 것이다. 즉 척추가 정렬상태에서 아픈 쪽으로 휘었다는 말이다. 요추가 전방전위가 되었고, 그리고 어느 한쪽으로 통증이 오면 통증이 오는 쪽으로 휘었다는 것이다. 그러므로 전방전위운동을 할 때 통증이 나타는 쪽을 먼저 가운데를 밀어 넣는 운동을 하고 전방전위운동을 하는 것이 좋다. 또 전방전위운동을 하고 나서 밀어 넣는 운동을 해 주어도 된다. 다음의 사진은 왼쪽 허리가 아픈 생태이고 그러므로 왼쪽에서 가운데로 보내(보존)는 운동을 하는 것이다. 운동은 발을 어깨넓이만큼 벌려서고 손은 요내부위를 잡고 이픈 쪽 허리에서, 허리와 골반 부위를 잡고 골반을 밀어 넣는다.

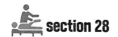

section 28

목, 허리, 어깨통증 판별

목, 허리 등. 신체의 움직임에 의해서 생기는 통증은, 내가 내 몸을 써서 생기는 통증이므로 내가 누구보다도 내 몸 상태를 잘 알 수 있다.

내가 일을 할 때 자세, 즉 내가 어떤 운동을 오랫동안 해 왔는지, 내가 어떤 습관적인 자세나 동작이 있었는지, 이러한 상황은 내가 조금만 생각을 해 보면, 내 스스로 알 수 있는 문제이다.

목(경추), 허리(요추) 등. 척추질환은 신체의 쓰임(자세, 동작)에 따라서 척추도 움직임이 일어나면서 변형이 생기는 것이다. 물론 큰 충격을 받아 척추가 골절되는 상황은 제외되지만, 물건을 들다가 허리가 삐끗한 정도의 충격, 뒤에서 차가 들이 받아 목고개가 뒤로 꺾인 충격 등. 척추가 부러지지 않는 충격은 그 당시에 약간의 고통을 겪다가 한참 후에 척추변형으로 나타나는 경우가 많은데, 그때 충격을 받은 것이 쓰는 자세나 동작에 따라서 척추가 물러앉거나 돌출, 함몰 등. 변형으로 나타난다. 이러한 예는 충격을 받고 바로 나타나는 경우도 있고, 몇 달이나 길게는 10년이 넘어서 나타나는 경우도 있다.

충격을 받을 때 척추를 붙잡고 있는 후방의 힘줄이나 인대 또는 뼈와 뼈를 잇대어 있는 관절에 흔들림이 가해지면 그때부터 뼈를 잡고 있는 힘줄이 느슨해져, 몸을 쓰는 자세에 따라서 뼈(추체)가 돌출, 함몰 등. 변형을 겪게 된다.

이렇게 몸을 쓰는 자세나 동작에 따라서 척추, 어깨뼈등도 움직이는 운동이 일어나고, 이 움직임이 오랫동안 편중되어 부정렬, 물러앉는 등. 변형이 일어나므로 뼈의 변형은 오랫동안 편중된 몸의 쓰임이나 습관적인 동작, 자세에 있다. 그러므로 몸을 써온 습관적인 동작이나 자세, 직업적인 자세 등을 찾으면 뼈의 변형된 방향(휨, 함몰, 돌출)등을 찾을 수가 있는 것이다.

그리고 오랫동안 신체를 편중되게 써옴에 따라서 뼈의 변형이 일어나므로, 뼈가 부정한 자세나 동작에 의해 통증이 오게 될 쯤은 뼈를 잡고 있는 힘줄이 항상성을 잃어 복원력이 떨어질 시점이므로, 이 시점에서는 이때까지 편중되어온 계속되는 자세는 통증을 가중시키는 현상이 나타난다.

그러므로 이때까지 통증이 없다가 통증이 나타나는 시점이 이때까지 부정한 자세나 동작에 의해 뼈가 정렬상태를 벗어나려는 시달림을 받다가, 뼈가 길항력을 벗어나려는 순간이므로 이때는 신체가 취하는 동작이나 자세에 따라서 통증이 민감하다. 즉 어떤 자세를 취하면 통증이 덜하고 어떤 자세를 취하면 통증이 더 심 하는 등, 동작이나 자세에 따라서 통증이 민감하게 변한다.

이러한 상태는, 뼈가 정렬상태를 벗어나 신경이나 혈관을 누르거나 닿았다 떨어지는 간격에 와 있다는 것이다. 즉 어떤 자세를 취할 때는 뼈의 변형이 신경이나 혈관을 밀거나 누르는 상태에서 떨어지는 상황이고 또 어떤 자세는 지금까지 뼈의 정렬상태를 벗어나게 하는 편중되는 자세에 들어가므로 해서 통증이 나타나는 상황인 것이다. 그리고 이러한 현상은 앞에서도 계속 설명을 해 오고 있지만 신체의 움직임(자세, 동작)일 때 뼈도 운동이 일어나므로 해서, 이 순간 힘줄이 뼈를 잡고 버티고 있는 한계점에서, 신체가 편중되는 자세를 취할 때는 통증이 나타나게 되는 것이고, 신체가 이때까지의 편중자세에서 벗어나 반대의 자세를 취할 때는 뼈가 부정렬에 빠져 있다가 조금 제자리로 돌아오는 움직임이 일어나므로 해서 통증에서 약간 벗어나는 순간이 생길 수가 있다.

그러나 뼈가 이런 상태에 빠지면 순간적인 동작에 따라서 통증의 변화는 있을 수 있지만, 뼈가 정렬상태를 벗어나 탈골이나 휘어 있기 때문에 확실하게 지속적으로 뼈가 제자리로 돌아올 수 있는, 이제까지의 습관적인 동작이나 자세, 그리고 직업적인 신체 쓰임에서 그 반대되는 자세나 또는 운동으로 뼈를 원래상태로 보존될 수 있도록 어느 선까지는 지속적으로 운동이나 교정을 해 주어야 하는 것이다.

이렇게 뼈의 변형으로 통증이 오는 상황에 와 있을 때는 앞에서도 설명을 했지만 자세나 동작에 따라서 통증의 변화가 일어나므로, 이러한 자세나 동작에 따라서 변화는 통증이, 자세나 동작에 따라서 일어나므로 이러한 상태를 가지고 뼈의 변형방향을 판별할 수가 있는 것이다.

그냥 앉아 있으면 허리가 아프다. 누워 있으면 허리가 아프고 다리가 알린다. 걸어가면 엉치, 다리가 아파서 걸음걸이를 제대로 할 수가 없다.

이렇게 환자가 말하는 것으로는 척추의 변형상태를 판별할 수가 없다.

앞에서도 말했지만, 목뼈의 변형으로 목고개가 옆으로 안 돌아가는 상황, 어깨, 팔로 통증이나 저림, 마비 등이 내려가는 상태.

요추변형으로 허리가 구부정하게 되는 자세, 엉치, 다리 등으로 통증, 마비, 저림 등이 내려가는 상태.

어깨뼈 이상으로 팔을 치켜들면 어깨에서 충돌이 일어나고 팔을 치켜들 수가 없거나 팔이 허리뒤쪽으로 안 돌아가는 상태.

이러한 상태는 오랫동안 신체에서 일어난 습관적이거나 직업적인 자세나 동작이 뼈를 어느 한쪽으로 편중되게 운동이 일어나게 해서 뼈가 관절가동범위를 벗어나 일어나는 상황이므로, 이 뼈를 변형되게 한 편중된 자세나 동작을 찾는 신체의 움직임을 적용해야 뼈의 변형된 방향을 찾을 수가 있다.

즉, 허리를 굽힐 때의 운동 상태나 나타나는 통증. 허리를 뒤로 젖혔을 때 운동 상태나 나타나는 통증, 예컨대 허리를 뒤로 젖힐 때 뒤로 젖히는 운동이 잘 안 된다든지, 또는 허리를 뒤로 젖힐 때 엉덩이나 대퇴, 하퇴로 통증, 저림, 마비 등이 뻗치는 방산되는 통증. 목고개를 뒤로 젖히면 목이 뻣뻣하면서 목고개를 뒤로 젖히는 운동이 잘 안되고 어깨나 팔로 통증이 확산되는 상태, 목고개를 오른쪽이나 왼쪽으로 돌릴 때 목이 안 돌아가는 상태. 이렇게 운동 시 신체가 나타내는 반응. 이러한 것으로 뼈의 변형 상태를 판별할 수 있는 것이다. 왜냐하면, 이렇게 신체가 움직일 때 운동이 안 되는 것은, 지금까지 신체에 어떤 자세나 동작이 많이 일어났는지를 알 수 있게 하는 것이다.

즉, 이 상태인 것이다. 자세를 구부정하게 하는 습관이 있으면 등이나 허리가 굽어져 자세가 구부정하고, 이때 굽은 허리를 뒤로 펴려고 하면 허리가 뻣뻣하고 통증이 수반되면서 부드럽게 잘 펴지지 않는 상태. 이 상태는 허리가 뒤로 굽어져 뒤로 굽은 허리를 되펴려고 하니까 뻣뻣하고 펴는 운동이 잘 안 되는 것이다. 그렇지만 자세를 구부정하게 했으므로 앞으로 수그리는 운동은 별 장애가 없는 것이다.

만약 이런 상태일 때는 쪼그려 앉아서 머리를 감거나 한참 동안 앉아서 일을 하면 허리가 아프고 일어서서 허리를 펴려고 하면 금방 허리를 펼 수 없는 상태 인데, 이때 허리를 금방 펼 수 없는 것은 앉아 있을 때 자세가 앞으로 굽어지면서 그동안 허리가 뒤로 구부정한 대다 앉아 있을 때 허리뼈가 뒤로 물러나는 움직임이 있었기 때문에 허리뼈가 뒤로 굽어져 허리를 금방 펼 수가 없는 것이다.

이러한 경험을 하는 사람들이 많이 있다. 맨바닥에 앉아서 조금 있으면 허리가 아파서 벽에 기대고 싶고, 쪼그리고 앉아서 머리를 감고 있으면 허리가 끊어질 것 같이 아픈 경우, 그리고 일어서려고 하면 허리가 금방 안 펴지고 한참 동안 엉거주춤한 상태로 이리저리 움직거려야 허리를 펼 수 있는 상태.

이렇게 신체가 어떤 자세나 동작을 취할 때 오는 통증. 또 어떤 동작을 할 때 운동이 안 되는 상태. 이러한 조건을 신체에 적용할 때 신체가 나타내는 통증이나 운동 불능 등. 이렇게 신체에 조건(운동)을 적용시켰을 때 나타내는 반응으로 뼈의 변형을 판별할 수가 있다는 것이다.

목, 허리 등 척추의 변형과 어깨뼈의 변형은 신체를 움직일 때 반응을 나타내므로 신체를 굴신시켜보거나 상체를 뒤로 젖혀 보는 것. 또 팔을 치켜 올려 보게 하거나 팔을 허리뒤쪽으로 돌려 보게 하는 등. 신체를 움직이게 해서 이때까시 어떤 자세나 동자이 신체에 지속적으로 들어가서 뼈의 변형을 초래하게 되었는지 판별을 할 수가 있는 것이다. 그리고 환자와의 대화에서 평소 어떤 자세나 동작이 잘 안 되었는지 와 어떤 동작이나 자세를 취하면 통증이 오는지 확인을 하면 뼈의 변형 상태를 판별할 수가 있다.

싱크대에 서서 설거지를 하고 있으면 허리가 아파서 허리를 쭉 펴 주고 해야 한다, 예를 들어서 이런 상태라면, 이 상태면 운동 상태가 어떠한 것이냐 하면 싱크대에 서서 설거지를 할 때 꼿꼿하게 서서 하지는 못하는 것이다. 상체를 앞으로 약간 구부려야 하는 것이다. 상체를 앞으로 약간 굽히면 허리도 수그려지고 허리가 수그려지면 허리뼈는 뒤로 물러나는 운동이 일어나는 것이다. 그러므로 통증은 허리뼈가 뒤로 물러날 때 통증이 나타나게 된 것이다. 즉 허리뼈가 뒤로 튀어나와서 요통이 오는 것이다.

이렇게 뼈의 휨(요철)은 신체가 움직일 때 일어나므로 신체를 움직이게 해서 운동이 잘 되는 방향과 운동이 안 되는 방향. 그리고 운동이 안 될 때 나타나는 통증이 뼈가 어느 쪽으로 휘었는지를 확인하게 해 주는 것이다. 그리고 운동이 잘 되고 안 되는 상태와 운동 시 나타나는 통증으로 이때까지 그 사람이 신체를 써온 자세나 동작 등. 신체에 지속적으로 들어간 습관이나 직업적인 자세를 찾을 수가 있는 것이다.

그러므로 환자의 대화에서, 단순히 앉아 있으면 허리가 아프다. 누워 있으면 아프다. 걸어가면 다리가 아파서 쉬었다가 가야 한다. 이런 설명으로 환자의 몸에서 일어난 습관적이거나 직업적인 자세나 동작을 찾을 수가 없는 것이다.
그러므로 시술자는 환자가 어떤 자세나 동작을 하면 운동이 잘 안 되고 통증이 오는지 등. 신체에서 일어나는 동작이나 자세에서 뼈의 변형을 찾아야 한다.

서서 허리를 반쯤 굽혔을 때, 또는 허리를 굽히고 한참 일을 하고 있으면 허리가 끊어질 것 같이 아프다.
쪼그리고 앉아서 일을 하거나 머리를 감고 있으면 설설 통증이 오기 시작한다.
계단을 올라갈 때는 허리가 아프고 엉덩이가 무거워서 겨우 올라간다, 그런데 계단을 내려올 때는 그렇게 많이 아프지 않다.
계단을 올라갈 때는 아무렇지도 않는데 내려올 때는 다리가 떨리고 통증이 와 한 계단씩 보행을 못하고 옆으로 한 계단에 두발을 짓고 내려와야 한다.

허리를 앞으로 수그릴 때는 운동이 잘 되는데 뒤로 펼 때는 허리가 뻣뻣하면서 잘 안 펴진다, 반대로 허리를 뒤로 젖힐 때는 다리가 땅기거나 통증이 없는데 허리를 앞으로 수그릴 때는 잘 수그려지지 않고 뻣뻣하면서 허리가 아프다.

오전보다 일을 많이 하고 난 오후가 엉치, 다리에 통증이 더 심하고 아침에 자고 일어난 얼마까지는 통증이 덜하다. 반대로 아침에 자고 일어나면 몸이 더 뻣뻣하고 상체를 앞으로 수그리기가 더 잘 안 되고 통증도 더 심하게 온다.

목고개를 오른쪽으로 쳐다볼 때는 아무렇지도 않는데 왼쪽으로 쳐다보면 목고개가 잘 안 돌아가고 목을 억지로 돌리면 어깨나 팔에 통증이나 저림 현상이 나타난다.

앞에서 설명한 예 가 목뼈나 허리뼈가 변형이 되었을 때 나타나는 현상인데, 이렇게 구체적인 동작이나 자세에서 운동이 안 되고 통증이 오는 상태로 뼈의 변형 상태를 판별할 수가 있는 것이다.

시술자는 환자에게서 이러한 자세나 동작을 확인할 때 운동 상태나 통증관계를 확인해야 하는 것이고, 환자는 어떤 자세나 동작을 할 때 운동이 잘 되고 안 되는 상황과 통증관계를 말하면, 시술자는 환자로부터 뼈의 변형 상태를 판별할 수 있어야 한다.

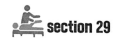

운동과 뼈의 움직임[역학관계]

목, 허리, 어깨 등 신체를 움직일(동작, 자세)때 뼈도 움직임이 일어나며, 이때, 즉 허리를 굽혀 있을 때 허리가 아프거나 목고개를 수그려서 조금 있으면통증이 오기 시작 하거나 팔을 위로 치켜들 때나 허리 뒤로 돌리 때 어깨 앞 견 봉에 통증이 나타나거나 어깨뼈 부딪치는 듯한 통증이 나타나는 것은, 신체가 이러한 운동이나 자세를 취할 때 뼈도 움직임이 일어나고 이 움직임이 뼈의 관절화를 방해하는 상황이 발생하므로 해서 뼈의 운동 상태가 어긋나거나 뼈가 관절화 밖에서 움직임이 일어나 뼈의 관절이 정렬 작용을 못해서 일어나는 일이다. 즉 뼈와 뼈를 잇대어 있는 정상 상태를 벗어나 뼈가 움직이기 때문에 일어나는 현상인 것이다.

이런 상태는 뼈의 관절에 오랫동안 편중된 동작이나 자세가 들어가서 뼈와 뼈를 잇대어주는 힘줄이나 인대, 기타 조직에 지속적으로 어떤 한 방향으로 압력이 들어가 결국 힘줄이나, 기타 뼈를 보호하고 있는 조직들이 왜곡되고, 그러한 관계로 뼈의 항상성 기능이 떨어져서 뼈가 자기 관절에서 운동이 일어나는 것을 보호하지 못하고 뼈가 이탈하는 상태를 초래한 것이다.

그러므로 뼈가 휘거나 탈골을 하게 되는 것은 신체가 움직일 때 뼈도 움직임이 일어나고 이 상태가 오랫동안 편중될 때 뼈가 휨을 당하거나 탈골을 하는 것이다. 충격이나 삠을 당한 후에 나타나는 통증도, 충격을 받을 때 뼈의 무게중심(정렬 선)에 어느 한쪽에 충격을 받으므로 인하여 뼈가 충격을 받은 반대쪽으로 물러나게 되고 이 상태에서 동작이나 자세가 더 뼈가 물러나는 것을 가중시키는 움직임이 계속된다면, 뼈를 잡고 있는 힘줄이 한계에 봉착하게 되고 그때부터 통증이 나타나기 시작한다. 그러므로 교통사고를 당하거나 물건을 들다가 허리를 삐끗한 일을 당하면 그때는 며칠 지나면 괜찮다가 한참 후에 통증이 나타나는 경우는 그때 뼈가 충격을 받아 힘줄이나 인대가 혈 겁 어 졌고 이후 편중되는 자세가 나타나니까 뼈가 정렬 상태를 벗어나게 되어 통증이 오게 되는 것이다.

여기서, 뼈가 탈골이나 휨이 신체가 쓰는 자세나 동작이 오랫동안 습관적으로나 직업적으로 편중되어 뼈가 제자리에 물러나는 현상이 생긴다고 했으므로 신체가 쓰이는 동작이나 자세에 의해서 뼈의 변형이 온다는 것이 된다.

그러므로 목, 허리, 어깨 등. 뼈의 변형으로 오는 통증은 사람이 어떤 자세나 동작을 취하는지 찾으면 뼈의 변형된 형태를 찾을 수가 있는 것이다.

예를 들면 이런 것이다. 많은 사람들이 목의 통증을 경험하는데, 어떤 사람들은 목고개를 수그려서 조금 있으면 목이 무겁고 통증이 나타나기 시작하는 경우가 있다.

그러면 이 상태, 즉 목고개를 수그리는 신체의 움직임이 있을 때 목뼈는 어떤 움직임이 일어나느냐 하는 것이다.

이 상태를 목뼈에서 오는 통증으로 확증할 수 있는 것은 목을 '세우고 있을 때는' 통증이 없는데 목고개를 '수그려서 조금 있으니까' 목덜미가 무거워지면서 목에서 통증이 나타나기 시작했기 때문에, 목고개를 수그릴 때 목뼈의 움직임에 의해서 목에 통증이 나타나기 시작한 것이므로 목뼈에서 통증이 나타난 것으로 확증할 수가 있는 것이다.

그러면 왜 목고개를 수그려서 조금 있으면 목에 통증이 나타나는지 확인을 해 보자.

목에 손을 대고 목고개를 수그려 보자, 이때 목뼈의 움직임이 어떠한지는 목에 손을 대고 목고개를 수그리면 목뼈의 움직임을 알 수 있을 것이다.

목에 손을 대고 목고개를 수그리면 목뼈가 뒤(후방)로 물러나는 것을 알 수 있다.

그러면 왜 목고개를 수그려서 조금 책을 보고 있거나 하면, 목이 무거워지면서 목에 통증이 나타나고 목고개를 치켜세우면 목이 뻣뻣하면서 어떤 경우는 목을 금방 곧추세울 수가 없는 경우가 생기는지 보자.

그러면 왜 그러느냐, 그것은 목고개를 수그려서 조금 있으면 목뼈가 뒤로 물러나 불거져 나온다. 이때 불거져 나온 뼈가 길항력범위를 벗어나므로 해서 통증이 오는 것이고, 길항력범위를 벗어나니까 뼈의 정렬 상태가 어긋나 목고개를 치켜들 때 관절이 관절운동범위가 어긋나니까 금방 목뼈가 제자리로 돌아가는 운동이 안 돼서 목고개를 금방 펴는 운동이 안 되는 것이다. 그러므로 이 상태는 평소 목고개를 수그려서 책을 많이 봐왔든지 또는 직업적인 자세로 인하여 목고개를 수그려서 있는 자세를 오랫동안 해 와 목고개를 수그릴 때 뼈가 관절운동범위를 못 벗어나게 하는 힘줄의 길항력이 떨어져서 힘줄이 잡고 있는 뼈를 놓기 시작하면서 신체가 취하는 자세에 따라 뼈가 탈골을 하고 있으므로 인하여 목고개를 수그리고 조금 있으면 목뼈가 탈골하기 시작해 통증이 나타나기 시작하는 것이다.

그러므로 뼈의 변형을 찾아내는 것은 신체를 움직여서 뼈의 변형을 찾아야 한다. 그냥 앉아서 있으면 허리가 아프다, 목이 아프다, 어깨가 아프다. 이런 상태를 가지고는 뼈가 어떤 방향으로 탈골이나 휘었는지 판별할 수가 없다. 환자가 어떤 동작이나 자세를 취할 때 통증이 오는지를 확인해야 하고, 평소에 습관적으로 취한 동작의 반대동작을 취하게 하면 뼈의 변형으로 운동저항이나 통증이 확산되는 것을 발견할 수가 있으므로, 지금까지 써온 습관적인 자세나 동작에서 역 동작을 시키면 뼈가 어떤 방향으로 물러났는지 확인할 수가 있다. 지금까지 써온 자세나 동작의 반대동작은 많은 운동이 일어나지 않았으므로 운동이 잘 안 될 뿐만 아니라 뼈가 탈골이나 휨 등. 물러난 뼈를 제자리 돌아가게 할 때 뼈 주위의 조직들이 빈번하게 운동이 없었던 관계로 운동도 잘 안 되고 운동이 잘 안 되므로 인하여 주위조직에 무리가 가서 조직을 자극하여 통증이 더 심해지는 것이다.

이런 경우가 그 예다. 목고개를 수그려서 한참 있으면 목뼈가 뒤로 튀어나오는데 이때 목고개를 세우면 튀어나온 뼈가 금방 제자리로 돌아가지 못하고 목이 뻣뻣하면서 목 뒤에서 뼈가 부딪치는 느낌을 받는 것.

허리 같은 경우도 한 번 예를 들어보자. 허리를 수그려서 한참있으면요통이오기 시작 하는 경우가 있다. 이때, 신체를 앞으로 굽혔을 때 허리뼈는 어떤 움직임이 일어나나?

허리에 손을 대고 상체를 굽히면 허리뼈가 뒤로 물러나오는 것을 확인할 수 있다. 즉 상체를 앞으로 수그리면 허리뼈는 뒤(후방)로 물러나는 운동이 일어나는 것이다.

그런데 허리를 굽혀서 한참 동안 있으면 허리뼈가 뒤로 물러나고, 그래서 요통이 오 기 시작하는 이때, 일어서서 허리를 펴려고 하면 금방 허리가 안 펴지고 이리저리 좀 움직여야 겨우 허리를 펼 수 있는 경우가 있다. 이런 경우가 신체를 앞으로 굽혔을 때 허리뼈가 뒤로 물러나고, 이 물러난 뼈가 지나치게 물러나서, 즉 추체의 관절화범위를 벗어나는 요추의 후방 탈골이 이미 이루어지고 있는 상태이다 보니 상체를 수그리면 허리뼈가 뒤로 길항력 밖으로, 즉 운동가동 범위 밖으로 나가므로 해서, 신체를 곧추 세우면 탈골증후가 있는 뼈가 금방 제자리로 못 돌아가 허리를 금방 못 펴는 상태가 되는 것이다.

목, 허리, 어깨 등. 신체의 쓰임(운동, 자세)등에 의해서 뼈의 움직임이 일어나 뼈가 전 위(탈골, 휨)되므로, 신체가 움직일 때 뼈가 움직이는 상태를 구체적으로 판별을 해서 어떤 동작일 때는 뼈가 어떻게 움직임이 일어나고, 또 그런 움직임이 습관적으로 일어 나 뼈가 어떻게 변형이 되고, 또 뼈가 그렇게 변형이 되면 어떤 운동 상태가 되는지, 또 뼈가 변형이 되면 운동 불능 상태가 되는 경우는 있는데, 신체가 어떤 방향으로 움직 였을 때 뼈는 어떤 방향으로 움직임이 일어나 운동 불능이 되는지, 신체의 움식임과 뼈의 움직이는 역학관계를 목, 허리, 어깨 등, 우리가 몸을 많이 쓰는 동작을 구체적으 로 구분해서 판별해 보자.

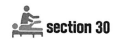

section 30
어깨부위

어깨는 팔이 일을 하는 동작이나, 팔이 갖는 자세, 그리고 신체의 자세(등뼈, 허리)에 따라 영향을 받아 어깨뼈의 변형에 영향을 주고 있다.

먼저, 어깨관절에 붙어 있는 팔이 활동하는 상태를 살펴보자. 팔은 일을 하는 모든 동작을 다하고 있다. 그리고 신체가 취하는 어떤 동작에도 팔이 나서지 않으면 안 된다.

그런데 다만, 팔이 움직이는 방향은 신체의 앞쪽으로만 주로 하고 있다. 그리고 신체의 옆으로 완만하게 움직이게 되어 있지만 팔이 일을 할 때는 주로 신체의 전방으로 손을 내어서 하지 손을 신체의 측면으로 뻗어서 하는 일은 별로 없다. 그리고 신체의 후방으로는 거의 하는 일이 없다. 그리고 어깨관절도 손을 신체 뒤로 가지고 가는데 자유롭게 되어 있지 않다. 손을 어깨 너머로 넘기면 어느 각도까지만 관절이 작동할 수 있도록 관절구조가 그렇게 되어 있다. 그것은 신체의 인지(認知)구조가 신체의 앞에만 있으므로, 행동을 즉각 앞으로만 하기 때문이 아닌가 한다. 우리가 신체 뒤에서 무슨 일이 생겨도 즉각 신체를 뒤로 돌려서 하지, 시선을 전면에 두고 손을 신체(어깨 넘어) 뒤로 넘겨서 일을 할 수 없는 것 아닌가. 그러므로 신체가 인지하는, 시선이 있는 쪽에서 행동이 일어나는 것이다.

어깨에 붙어 있는 팔이 일을 할 때 그의 앞으로 내서 일을 한다. 무엇을 당겨오기도 하고, 밀기도 하고, 들기도 하고, 비틀기도 하고, 어깨에 붙어 있는 팔이 어깨관절의 앞쪽으로만 거의 움직인다는 것이다.

그러므로 팔은 평생 동안, 신체의 측면에서 보면 전면(앞)으로만 내어서 일을 하지 팔이 신체의 뒤쪽에서 동작을 하는 것은 별로 없다. 그러므로 어깨관절에서 보면 팔은 신체의 앞쪽방향으로 내는 습관에 있고, 어깨관절에 매달려 있는 팔뼈의 무게중심은 항상 어깨관절에서 앞쪽으로 무게중심이 쏠려 있는 것이다. 팔뼈(상완골)는 쇄골, 견갑골과 관절화하고 있다. 팔이 앞으로 내서 물건을 들 때나 팔을 앞으로 내어서 무엇을 밀 때, 무엇을 당겨올 때 팔이 앞으로 나가기 때문에 쇄골이나 견갑골은 앞쪽으로 쏠리는 긴장관계에 있게 된다. 우리가 목덜미나 견갑골부위를 잡으면 과민하게 통증이 오는 것도 팔을 내리고 있는 무게나 팔을 앞으로 내어서만 하는 동작 때문에 어깨 넘어 근육들이 항상 긴장관계에 있기 때문일 것이다.

팔을 치켜들면 어깨뼈에서 걸리면서 잘 안 올라가고 팔을 뒤로 돌려도 어깨 견 봉(肩峰)의 앞쪽에 통증이 나타면서 팔이 등 뒤로 안 돌아가고, 그리고 어깨가 아픈 것이 그의 신체를 몇십 년 써 먹은 50대 넘어서 많이 일어나는 일이다.

물론 이런 경우도 있다. 목뼈의 변형으로 어깨로 팔로 손까지 통증이나 저림 마비가 나타나는 경우가 있다. 이런 경우는 목고개를 수그리거나 목고개를 뒤로 젖힐 때 또는 목고개를 좌우로 시선을 가지고 갈 때 목뼈의 이상이 생긴 쪽에 통증이나 운동장애 등 반응이 나타난다. 그리고 목뼈의 변형으로 오는 어깨나 팔의 통증은 팔을 치켜 들 때나 팔을 뒤로 돌릴 때 어깨에서 충돌이 일어나거나 어깨에 운동장애가 생기는 경우는 거의 없다.

팔을 치켜들 때 어깨에서 부딪치고 통증이 올 때, 팔을 등 뒤로 돌릴 때 팔이 안 돌아가고 어깨에 통증이 오는 것, 물건을 들 때 팔이 힘이 빠지는 것, 바지를 끌어올리기가 힘이 드는 것, 옷걸이에 옷을 늘어 올려서 길리고 하면 어깨통증이나 팔에 힘이 빠져서 걸 수 없을 때, 팔을 신체의 측면에서 들어 올렸을 때 힘이 떨어져 금방 떨어지는 것 등. 이러한 것은 어깨관절의 변형으로 온다고 보면 된다.

1. 어깨관절변형 유형

팔을 쓰는 동작이나 자세, 그리고 등(흉곽)의 자세가 어깨관절에 미치는 영향과 팔이 쓰는 동작과 손이나 팔이 취하는 자세나, 팔, 손이 놓이는 자세 등이 팔뼈나 어깨관절의 변형을 유도하는 구체적인 동작이나 자세 등을 판별해 보자.

먼저, 팔을 치켜들면 어깨에서 걸리고 통증이 오면서 팔이 안 올라가고 또 팔을 뒷등이나 허리 뒤쪽으로 돌리면 팔이 안 돌아가는 것이 어깨관절의 변형에서 온다는 것을 좀 더 확신을 가지기 위해서 몇 가지 사례를 보자.

어떤 사람들은 도르래 줄당기기(쇠기둥에 도르래를 달아 줄을 내려놓은 기구)를 꾸준히 했더니, 팔을 치켜들면 통증이 오고 안 올라가던 팔이 수월해졌다는 사람이 있다.

어떤 사람은 등산을 하면서 머리위에 드려진 나뭇가지를, 무심코 아픈 팔로 치웠는데, 그때부터 팔을 치켜들면 팔이 잘 올라가고 어깨에 걸리던 통증이 사라졌다는 사람도 있다.

어떤 사람은 잠을 자다가 어깨에서 팔이 뚝 떨어지는 느낌을 받았는데 그때부터 어깨에 통증이 나타나고 팔을 치켜들면 팔이 안 올라가는 증상이 발생되었다고 했다.

위와 같은 상황은 어깨관절오목에 붙어 있는 팔뼈의 관절두(상완골머리)가 무게주심에서 비켜(상완골머리가 어느 한 쪽으로 쏠림)나 있던 것이 무게중심(정상적인관절화)으로 돌아오는 예 일 수 있고, 또 밤에 잠을 자다 어깨에서 팔이 툭 하고 떨어지는 느낌을 받았는데 그때부터 팔이 안 올라가고 어깨까지 통증이 오게 되었다는 것은, 지금까지는 어깨관절이 관절화의 정렬 상태에 있다가 순간적으로 툭 하고 관절이 관절화의 무게중심이 어느 한쪽으로 물러나는 상황이 발생한 것이라고 볼 수 있다.

그러면 왜 이러한 현상이 생기게 되는가? 이제부터 관절이 관절화의 무게중심을 벗어나는 정황들을 판별해 보자.

먼저 우리가 팔을 쓰는 상태. 즉 신체에서 팔이 쓰이고 있는 자세, 동작을 인식해야 한다. 그리고 어깨에 붙어있는 팔의 구조도 인식할 필요가 있다.

우리의 신체는 전면과 후면, 그리고 좌우의 대칭구조를 가지고 있다. 그리고 신체의 중심부를 척추를 구조로 해서, 앞가슴의 흉골에서부터 이어진 쇄골이 어깨까지 나가고, 또 한편의 어깨구조를 형성하게 하는 견갑골이 상완골과 관절을 이루기 위해서 어깨 쪽으로 나가 어깨관절을 형성하고 있는 상태인 것이다. 쇄골은 신체의 전면에서 어깨 쪽으로 나가 어깨뼈를 형성하고 있는 견갑골에 붙어 있고, 견갑골은 신체의 후면에서 어깨 쪽으로 나가 어깨뼈에 붙어있는 상태인 것이다. 그리고 이들 뼈들이 붙어 있는 어깨관절은 관절의 와(窩)이고, 팔뼈가 어깨와 관절하기 위해서 어깨뼈에 붙어 있는 부분은 관절의 두(頭)가 되어, 오목한 어깨뼈의 관절와에 볼록한 상완골(팔뼈)두가 붙어 관절화를 이루어 팔의 기능화를 완성하고 있는 것이다. 그러니까 어깨뼈의 오목한 절구에 볼록한 팔뼈머리가 들어가 있고, 오목한 어깨관절이 볼록한 하게 형성된 팔뼈의 관절두를 붙들고 있고, 이 상태에서 팔은 온 사방으로 움직이고 있는 것이라고 보면 된다. 그리고 팔은 어깨에 매달려 있어, 어깨는 팔의 무게를 달고 있는 상태이다. 물론 팔과 어깨를 매달고 있는 강한 근육들이 팔과 어깨, 등짝, 가슴팍으로 이어져 팔을 매달고 있는 상태이다.

절구 같은 어깨관절에 매달려 있는 팔뼈, 절구통 같은 어깨뼈에 매달린 팔뼈의 골두는 그 안에서 팔이 움직일 때마다 회전하기도 하고, 또 어느 한쪽으로 몰려 어깨뼈에 압박을 가한다.

어깨뼈의 고장(변형)을 찾는 것은 어깨뼈의 관절의 구조, 즉 절구통 안에 매달려 있는 팔뼈가 어느 방향으로 많이 움직이고 있는가를 찾는 것이다.

아무리 어깨관절과 팔뼈를 잇대어주는 근육들이 강하다고 해도 몇십 년간을 매달고 있으면 근육이 무력해지기도 하고, 또 어깨에 충격을 받으면 관절의 구조가 흔들리거나 어깨관절에서 팔이 탈골하기도 하고, 또 한 가지 중요한 것은 일평생동안 팔이 어떤 형태로 쓰이는가가 중요한 이유가 된다. 그것은 직업적으로나 습관적인 자세나 동작으로 어깨나 팔뼈 어느 한쪽으로 편중되는 상태가 생길 수도 있고, 또 한편으로는 어깨에 붙어 있는 팔이 골격의 구조나 신체의 특이성으로 인하여 어떤 방향으로만 향하고 쓰이게 하는. 편중된 자세를 갖게 되는 특이성도 있는 것이다. 특히 팔은 신체에서 전면(앞)에서만 움직이는 것이다. 그러면 팔은 골격의 구조에서 보면, 관절의 무게중심. 즉 관절이 서로 잇대 있을 때 무게(휨)를 받는 구조가 중심에서 받아야 관절에 부담을 주지 않게 되는데, 이 관절을 이루고 있는 무게중심선이 어느 한쪽으로 물러나는 현상이 생기면 관절의 변형을 유발하고, 관절이 변형이 되면 관절작동이 원활하게 안(운동장애) 되고, 관절의 무게중심선이 왜곡되면 힘(무게중심선)의 변형으로 팔에 힘이 들어가지 않게 되겠지요.

어깨관절에 이상이 생기면 바지를 끌어올릴 때나 팔을 신체의 측면으로 수평으로 들고 있으면 금방 힘이 빠져 팔이 떨어지는 상태가 된다. 물론 팔을 앞에서 치켜들 때나 측면에서 치켜들 때나 팔을 등, 허리 뒤로 돌릴 때도 어깨에서 충돌이 일어나고,

그러면 절구통 같은 어깨관절에 붙어있는 팔뼈의 머리가 어깨관절 안에서 어느 쪽으로 많이 움직여서 어깨관절에 부담을 주고 또 어깨뼈를 변형시키는지 판별을 해 보자.

먼저 어깨에 붙어있는 팔이 일을 하기 위해서 움직이는 방향이 제일 많은 쪽은 신체의 앞(전방) 쪽으로 나가는 것이다. 이것은 신체의 구조에서 팔 쓰임이, 주로 신체의 전면에서 활동을 할 수 있는 구조를 가지고 있다.

어깨에 붙어있는 팔은, 우리가 일을 할 때 팔을 신체의 앞에서 일을 하는 구조를 가지고 있지, 신체의 뒤로 팔을 보내서 일을 할 수 없는 구조를 가지고 있다는 것이다. 가끔 신체의 옆, 뒤로 팔을 움직이는 일이 생기기도 한다, 만은 신체에서 팔이 일을 할 수 있는 상황은 손을 앞으로 내어서 동작을 하게 되어 있는 상태인 것이다. 손을 앞으로 내어서 무엇을 당겨오고, 무엇을 밀고, 신체의 앞에서 무엇을 들어 올리고, 이렇게 일을 할 때 팔은 신체의 전면에서 그의 모든 활동을 하고 있다.

왜, 이렇게 말을 하나하면 골격의 변형. 즉 탈골, 휨, 연골의 소모. 그리고 뼈를 보호해 주고 있는 근육, 인대 등은 골격이 어느 방향으로 많이 움직이는가와 관계를 가지고 있다. 즉 편중된 쓰임, 동작이나 자세 등. 이러한 편중 쓰임이 오랫동안 계속되면서 근, 골격의 병변을 유발하는 것이다.

그러면, 팔이 신체의 앞쪽에서만 활동을 할 때 어떤 상황을 가지고 올 수 있는지 판별을 해 보자.

팔은 어깨에 매달려 있고, 어깨에 매달려 있는 팔은 신체의 앞 방향을 향해서 팔을 뻗치거나 내려서 물건을 들거나 힘을 쓰는 일을 한다. 팔뼈의 골머리는 어깨뼈의 오목하고 관절하고 있고, 어깨뼈는 견갑골과 쇄골하고 잇대 있다. 쇄골은 신체를 양쪽으로 대칭시키는 한 가운데 척추(뼈)들의 신체 앞쪽 흉골하고 붙어 있다.

어깨에 붙어있는 팔이 신체의 앞에서 물건을 당기고 밀고, 밑으로 내려서 물건을 들어 올리고 할 때, 팔이 앞으로 나가므로 해서 어깨는 향상 신체의 전면으로 물러나지 않기 위해서 근육과 함께 버티고 있고, 이런 상황에서 어깨는 향상 신체의 앞쪽으로 쏠리는 긴장관계에 있는 것이다.

즉, 이 상황을 인식하면 어깨는 쇄골과 함께 향상 신체의 앞쪽으로 이탈하려는 질서 있다는 것이다. 그리고 절구통 같은 오목한 어깨관절에 붙어있는 팔뼈도 역시 절구통 안에서 신체의 앞쪽 방향으로 쏠려 근육을 긴장시키거나 연골을 소모시킬 뿐만 아니라 어깨뼈도 전방으로 끌고 나오는 질서에 있다는 것이다.

그러면 잠을 자다가 손이 툭 떨어지면서 어깨가 빠지는 느낌이 왔는데 그때부터 팔을 치켜들면 어깨에서 결리면서 팔이 안 올라가고, 또 얼마 전까지 별일이 없었는데 어느 날부터 팔을 치켜들면 팔이 안 올라가고 어깨에서 결리고, 팔을 뒤로 돌려서 허리나 등 뒤쪽으로 가지고 가도 어깨에서 결리고 어깨봉우리 앞쪽에 통증이 오기 시작하는 현상.

그러니까 얼마 전까지 별 이상이 없었는데 어느 순간부터 팔을 움직일 때 어깨에 통증이나 충돌현상이 일어나는 상태. 이 상태는 분명히 얼마 전까지는 어깨관절과 팔을 잇대는 골격에 문제가 없었다는 것이다. 그런데 어느 날부터 팔을 치켜들면 어깨에서 통증이나 결리는 충들 때문에 팔을 치켜들 수가 없거나, 물건을 들고 있거나 물건을 들어 올릴 때 팔에 힘이 떨어지는 상황.

이것은, 즉 팔을 치켜들 때 어깨에서 결리고 충돌이 일어나 팔을 치켜들 수가 없다는 것은 팔을 붙들고 자유롭게 움직이게 하는 어깨관절에서 팔을 자유롭게 못하게 하는 상태가 생겼다는 것을 의미하는 것이 되는 것이다. 그것은, 팔은 움직이게 하는 기관인 어깨관절과 팔뼈가 서로 톱니바퀴처럼 잘 맞물려 있고, 그리고 신경과 근육이 어긋나지 않는 상태의 어깨를 움직이게 되는 것이니까요. 물론 어깨와 연결된 팔을 움직이는데 담당하는 신경이나 근육이 손상을 입어도 팔을 쓰는데 지장이 오겠지만, 팔을 치켜들 때 어깨뼈에 부딪치거나 울림이 가는 상태는 어깨관절과 팔뼈의 이음이 부정렬 상태를 의미하는 것이다.

X-ray이 사진 상에는 뼈의 이탈이 없더라도, 앞에서 설명했듯이 절구통 같은 어깨관절의 오목에서 팔뼈의 머리가 어느 한쪽 방향으로 무게중심선이 쏠릴 때는 절구통내에서, 팔을 쓸 때마다 어느 한쪽 어깨오목관절에 부딪치거나 압박을 가할 수가 있고 그렇게 되면 팔이 움직일 때 어떤 방향에서는 운동장애를 겪을 수 있는 상황이 올 수가 있는 것이다.

그리고 어깨관절과 팔머리 내에서 문제가 없더라도 어깨뼈의 구조에서도 문제가 일어날 수가 있는 상황이 있다.

그것은 앞에서 설명을 했듯이 팔이 신체 앞에서만 주로 활동하는 관계로 팔이 어깨를 변형시킬 수 있는 요인이 있는 것이다. 그것은 팔이 신체의 앞에서만 주로 활동을 하다보니까 어깨를 신체의 앞쪽으로 끌어낼 수도 있다는 것이다. 물론 근육이나 기타 구조물들이 어깨와 팔이 제자리에서 활동하도록 강력하게 버티고 있지만, 팔의 구조가 원락 어느 한쪽으로 편중되게 되어 있는 특이성 때문에 그런 문제가 일어날 수가 있다는 것이다.

그런데 어깨와 팔이 관절하고 있고 이곳에 문제가 있다면 응당 관절이 변형될 수가 있는 요인을 찾아야 하는 것은 당연한 것이고, 여기서 관절이 변형될 수 있는'요인;이것을 찾아야 하는 것이다. 골격의 변형은 많이 쓰여지는 동작과 자세 그리고 중요하게 인식해할 것은 골격이 어떤 형태로 쓰여지고 있는가를 판별하는 것이다.

그것은 골격이 쓰여지는 방향과 그 역학관계이다.

즉, 이런 관계이다. 앞에서도 설명을 했듯이 목고개를 수그리면 목뼈가 뒤로 물러나오는 운동이 일어나고 또 허리도 신체를 앞으로 수그리면 허리뼈는 뒤로 물러나는 휨이 일어나는 운동역학 관계 말이다. 물론 어깨와 팔의 관계에서는 팔을 앞으로 내면 무게나 팔이 힘을 쓸 때는 어깨가 앞쪽으로 당겨나가는 긴장관계에 있지만은.

문제는, 어깨와 팔의 관계에 있어서 어느 때부터 서서히 나타난 '팔을 치켜들거나 팔을 등 뒤로 동작을 할 때' 어깨에 부딪치거나 어깨봉우리 앞쪽에 통증이 나타나기 시작하는 것, 이것은 재차 강조하지만 '얼마 전까지도 별일이 없었는데 어느 날부터 나타나기 시작한 것'그러면 '그전'까지는 관절에 아직은 별 이상이 안 왔다는 것이다.

그러면, 이 상황에서는 관절의 변형을 생각해야 하는 것이다. 그러면 관절의 변형을 인식해야 하는데 관절변형을 어떻게 인식을 해야 합니까, 이것이 앞에서 설명한 신체를 쓰고 있는 상태를 인식해야 하는 것이다. 즉 팔의 경우는 어떤 형태로 동작이나 자세를 쓰고 있는가와 편중되는 상태를 인식해야 하는 것이다. 그러면 팔은 어떻게 쓰여지고 있습니까, 팔은 신체의 '앞'쪽에서 거의 모든 동작이 이루어 지고 있는 것이다. 그리고 팔을 앞으로 내면 어깨도 '앞으로 달려 나오는 질서에 있는 것. 그러면 평생 동안 팔을 앞으로만 내어서 일을 한다는 것을 인식해야 하는 것이고, 팔을 앞으로 내면 어깨도 '앞으로 나가는 질서'에 있다는 것을 인식해야 하는 것이다.

그러면 어깨관절이 변형이 왔을 때는 어깨가 향상 신체의 '앞'방향으로 쏠리는 질서에 있기 때문에 어깨나 어깨뼈를 구성하고 있는 다른 구조물, 즉 쇄골 등도 신체의 전면으로 쏠리면서 어깨뼈의 변형을 시킬 수 있다는 인식이 가능한 것이 되겠지요?

그러므로 어깨뼈를 교정이나 수술 등. 시술을 할 때 가장 먼저 염두에 두고 해야 할 상황은 어깨뼈는 향상 신체의 앞쪽으로 끌려나오는 질서에 있고, 그러므로 해서 뼈도 앞쪽으로 쏠리면서 변형이 될 수 있다는 것과 근육이나 신경도 그런 차원에서 염두에 두고 시술을 해야 한다는 것이다.

우리는 많은 사람들이 회전건개파열이니 석회가 끼었니 하면서 어깨통증으로 수술을 하고, 수술을 하고도 일부는 예우가 안 좋거나 또는 병의 새로운 시작을 겪는 사람을 많이 보았다.

사람의 골격의 구조는 다 그렇게 약하게 돼 있지 않다. 80년, 100년 써먹는 것을 우리는 보고 있는 것이다. 자동차 사고나 기타 추락 등 큰 충격을 당하지 않는 이상 뼈가 망가지거나 연골이 찢어지는 그런 허술한 구조가 아니라는 것이다. 큰 충격 없이 잘 기억도 안 나지만 어느 날부터 느끼기 시작한 골격변형으로 오는 통증, 이 부분은 분명히 정확한 관찰(觀察)이 필요한 것이고 지나치게 확대 해석을 해서는 안 되는 것이다.

요즈음 목디스크수술, 허리디스크수술, 어깨수술 등이 지나치게 확대 해석을 해서 이루어진 부분이 많을 뿐만 아니라, 수술을 하고도 예우가 안 좋으면 또 재수술을 하고도 예우가 안 좋은 사람들을 주변에서 심심찮게 보게 된다.

근골격계질환 특히 경추변형, 요추변형, 어깨변형 등은 직업적으로나 습관적으로나 운동선수 등 동작이나 자세와 같은 신체를 쓰는 동작이나 자세 등에서 뼈의 변형이 많으며, 뼈의 변형은 각각의 뼈의 기능 중에서 신체의 구조를 작동시키는 기능은 뼈의 관절이 가지고 있는 기능의 일부 인 신체의 무게중심을 잡아주는 기능이 무너졌을 때 일어나는 일인 것이다.

척추, 무릎뼈 등의 기능 중 일부는 신체의 체중을 감당하는 기능을 가지고 있고 어깨와 팔의 기능은 팔을 움직이게 해서 신체를 지탱하거나 일을 할 수 있는 운동기능을 가지고 있는 것이다. 그런데 중요하게도 목뼈, 허리, 무릎, 어깨 등은 다른 기능도 중요하지만 신체의 무게를 감당하는 기능이 중요한 기능 중 하나이고, 이 기능이 망가지면 통증으로 겪는 고통뿐만 아니라 신체를 이동하는데 장애가 생기는 것이다. 어깨의 변형도, 어깨변형으로 팔을 쓸 수가 없어 옷을 입을 수가 없거나 물건을 들 수가 없거나 밥을 먹을 수가 없는 기능장애를 당할 수가 있는 것이다. 물론 팔이나 다리 같은 경우

뇌의 장애로 사지의 기능장애를 당하는 경우도 있지만 어깨관절의 변형으로 팔의 힘이 없어지는 경우가 있다.

일단, 일차적으로 팔을 치켜들 때 어깨에 부딪치고 통증이 오는 상태 또 팔을 신체의 뒤쪽으로 보낼 때 팔이 안 돌아가고 어깨에 통증이 오는 경우, 특히 팔을 신체의 뒤로 보낼 때 어깨견봉 앞쪽에 통증이 오는 경우 어깨관절변형으로 올 수 있다는 것이다. 그리고 이러한 통증들은 신체를 오랫동안 써 먹은 몇십 년 후에 어느 날부터 무단히 통증을 느끼기 시작하는 경우가 대부분이다. 특히 어깨의 통증 같은 경우 젊었을 때 보다 나이가 많아서 나타나는 경우가 대부분이며 몇십 년 동안 어깨뼈를 어느 한쪽 방향으로 뼈를 옮겨갈 수 있는 신체의 쓰임이 있을 뿐만 아니라, 이렇게 몇십 년 동안 팔을 어느 한 쪽 방향에서만 활동하게 하니까 도망가려는 어깨관절을 붙들고 있는 근육이나 인대 등도 결국 무기력해져 제자리에 있게 붙들고 있는 힘이 약해져 잠을 자다가도 팔이 확 돌아가 어깨변형이 생기기도 하고, 팔을 약간 비트는 단순한 동작에도 어깨변형을 가지고 오는 상태가 있는 것이다. 즉 오랫동안 편중된 상태에서 동작이나 자세가 이루어지다가 보니 항상성(길항력)이 떨어 졌어 일어나는 일인 것이다.

물론, 뼈의 나이가 많아지면 뼈의 관절은 요산이 몰려들기도 하고 인대 등이 갈라지기도 한다. 그렇지만 팔을 움직이는 운동은 신체 내열을 발생시켜 요산도 잡아먹고, 또 갈라진 인대는 신체내의 결합성분으로 떨어졌다가 새로 달라붙기도 하는 것이다.

그러므로 어깨뼈의 일차적인 면은 팔이 신체의 앞(전방)에서만 쓰여지는 것. 그러므로 해서 어깨뼈가 신체의 앞부분으로 옮겨가는 성질에 향상 있다는 것. 그러므로 해서 어깨, 어깨뼈를 빗대고 있는 쇄골이 가슴 앞으로 튀어나올 수 있다는 것. 이때 어깨는 신체를 전방으로 쏠리게 할 수 있다는 것. 그러므로 해서 어깨 뒤의 근육들은 항상 긴장관계에 놓여 있다는 것. 등을 염두에 두고 어깨 시술을 해야 한다는 것이다.

그리고 이깨나 팔은 신체의 체중을 감당하는 역할은 미미하지만 목뼈, 등뼈, 허리뼈, 무릎 등은 신체의 체중을 감당하는 역할을 해야 하는 중요한 기능이 있다.

머리를 떠받치고 있는 목뼈나 상체에서 내려오는 신체의 무게를 허리를 거쳐 무릎, 발까지 내려오는 신체의 무게는 무게를 떠받치는 뼈의 관절을 압박하는데, 이때 뼈를 서로 잇대는 뼈의 관절이 정렬 상태를 벗어나면 척추나 무릎의 중요 기능 중 하나인 신체의 무게를 감당하는 무게중심(중력선)이 흐트러져 뼈 사이의 완충역할을 하는 연골 등, 뼈의 구조물을 변형시키는 상태를 유발하여 신경장애와 신체의 내분비계에 이상을 초래한다.

뼈의 구조물이 변형이 되면 뼈의 탈골, 휨, 뼈 사이 협착 등 골격의 구조나 뼈의 관절을 변형시키지만, 골격의 구조나 뼈의 관절을 변형시키는 것은 신체의 쓰임, 즉 동작이나 자세 등이 편중 될 때와 충격, 뼈의 노화 등으로 오는 것이고, 특히 골격의 휨, 이탈 등은 동작, 자세 등 신체의 쓰임에서 유발되는 경우가 대부분이다.

또 한 가지 어깨를 변형시키는 것은 팔을 외전(손바닥을 뒤집는 자세)시키는 자세에서도 한 원인을 찾을 수 있다. 이 상황도 신체가 가지고 있는 하나의 특이한 습관적인 자세이다. 그리고 이 자세도 어깨를 앞(전방)으로 나오게 하는 성질을 가지고 있다.

팔을 회전시킨다는 말, 즉 손바닥을 뒤집는다는 말은 손바닥을 위(천정)로 놓는 자세를 말하는 것이다.

어깨에 손을 대고 손바닥을 뒤집으면 팔뼈머리(상완골머리)가 우측으로 회전하면서 어깨뼈가 밖(전방)으로 밀려나는 느낌을 감지할 수가 있다. 즉 어깨뼈를 전방으로 밀어내는 성질을 가지고 있다는 것이다. 그리고 우리는 신체가 가지고 있는 습관 중에 팔을 뒤집는 특이성 습관을 가지고 있는 것이다. 신체가 가지고 있는 습관 중에 팔을 뒤집는 특이성 습관은 신체를 지탱하는 자세일 때 주로 일어난다.

신체를 지탱할 때 팔을 뒤집는 습관은 앉을 때 손바닥을 전방으로 향하는 손바닥을 뒤집는 자세이고, 신체의 구조가 바닥에 앉을 때 이 자세를 요구하는 것이다. 즉 이 자세로 하고 앉으면 상체를 곧추세우기가 편하게 앉을 수가 있는 것이다.

또, 한 형태는 일을 하는 자세에서 많이 일어난다. 빨래를 짜거나 기타 일을 할 때 손바닥을 뒤집어 외전(외측으로 비틈)시키는 동작이 많다는 것이다.

우리는 작업 자세, 기구를 다루는 구조가 팔을 외향으로 돌리거나 외향으로 움직여서 일을 하는 자세가 많다. 그리고 습관적으로 팔을 외향으로 움직이는 경향이 많은데, 굳이 팔을 안(내향)으로 돌려서 하는 동작은 필요에 의해서만 대부분하게 된다. 운동을 할 때도 마찬가지로 거의 무의식적으로 팔을 외향으로 움직이게 된다.

특히 대부분의 사람들은 오른팔을 쓰고 오른쪽으로 움직임이 많다.

2. 어깨통증을 유발할 수 있는 또 다른 예

이것은 어깨보다는 견갑골에 통증을 유발하는 경우가 많은데, 이 경우는 견갑골을 뒤 후방으로 팽창시키는 상태일 때 견갑골 통증을 경험하게 된다.

이 견갑골을 팽창시키는 상태는 자세에서 온다. 견갑골을 뒤로 팽창시킬 수 있는 자세는 등을 굽게 하는 자세일 때 견갑골이 뒤로 평창 되는 경우를 당하는 예 가 있는데, 다음 같은 자세일 때가 견갑골을 뒤로 물러나게 한다.

이것은 자세인데, 베개를 높게 하고 벽 쪽에 붙이고 비스듬히 누워서 TV를 시청하거나, 또는 사무실 등에서 소파에 기대 누워 탁자에 다리를 얹고 있는 자세나 이런 자세로 잠을 자는 자세를 자주 취하는 경우.

이런 자세는 등짝이 소파에 빠지고 다리를 탁자위에 놓게 되는 자세인데, 이 자세는 목과 등을 높이고 다리를 들어 올린 상태가 되어, 상체를 앞으로 수그리게 하는 자세가 되고, 그래서 등을 굽게 하는 자세가 된다.

이런 자세를 수년간이나 오랫동안 취하게 되면 등뼈(흉추)가 뒤로 굽게 되고, 등이 굽어지면서 등짝에 매달려 있는 견갑골도 뒤로 팽창(물러나는)되는 상태가 될 수가 있다.

등이 심하게 굽은 사람들이 등 결림이 자주 나타나고, 어깨, 특히 견갑골이 알리는 통증을 경험하는 사람이 많다.

베개를 높게 쓰거나 또는 베개를 높게 하고 벽 쪽에 붙여놓고 비스듬히 누워서 TV를 시청하는 자세, 또 사무실에서 휴식을 취할 때 소파에 파묻혀 기대고 발을 탁자위에 올려놓고 눕는 자세를 취하는 경우. 어깨통증만 유발하는 것이 아니고, 목뼈도 뒤(후방)로 튀어나오게 해 목뼈의 후방탈골을 유발시키는 경우까지 유발하는 경우가 많다.

이런 자세로 인하여 목뼈가 후방으로 전위가 되면, 상태가 심한 경우는 격심한 통증을 경험하게 된다. 목뼈 한 두 개가 뒤로 탈골되는 부정렬 상태가 심하면 어깨나 팔뚝이 떨어져나가는 통증을 경험하게 되고, 이렇게 통증이 심하게 오면 어지간한 진통처방으로는 통증이 멈추지를 않고, 통증 때문에 가만히 앉아있거나 가만히 누워있지를 못하고 안절부절 한다. 그리고 밤에 잠을 한 잠도 못자도록 괴롭히고 식사도 제대로 할 수 없다. 한 마디로 말하면 통증 때문에 한 곳에 잠깐이라도 몸을 둘 수가 없다.

3. 견갑골을 뒤로 팽창시키는 자세

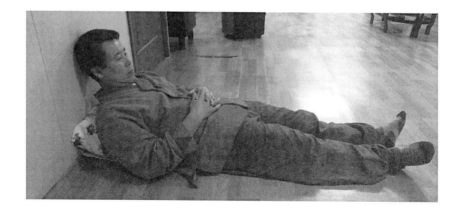

위와 같은 자세로 TV를 보거나 잠을 자는 자세를 오랫동안 취해오면 등이 굽어지면서 견갑골이 후방으로 팽창되어 견갑골, 어깨에 통증을 유발할 수가 있다.

4. 견갑골 후방전위 교정

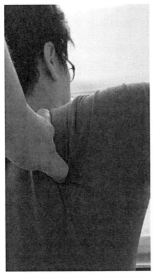

우측견갑골이 후방(뒤)으로 전위가
됐을 때 교정자세이다.

　시술자는 오른손으로 환자의 우측팔을 잡고 왼손 엄지
손가락으로 환자의 우측견갑골 우외측면에 대고 우측손
으로 잡은 환자의 우측팔을 이용 팔을 당기듯이 하면서
왼손 엄지손가락으로 외측에서 내측으로 지긋하게 밀어
넣는다.

　이때 엄지손가락으로 외측에서 내측으로 밀고 나머지
손가락으로는 후방으로 휜 견갑골상위와 어깨를 잡고 전
방으로 압교정을 같이 한다.

　팔이 일을 하면서, 쇄골과 견갑골에 달려 있는 팔이 외
측으로 달아나는 힘에 있기 때문에 견갑골을 외측으로
끌어내는 긴장에 있다.

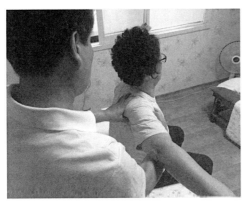

오른손바닥으로 환자의 오른쪽 어깨 앞쪽을 받치고 왼
손 엄지로 우측견갑골 정중의 측면에 대고 우측에서 좌
측내측으로 밀어 넣는다.

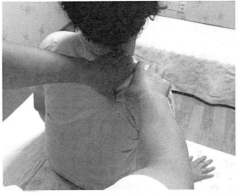

시술자는 양손을 쓰서, 손가락으로 환자의 어깨 너머 앞
으로 잡고 양손 엄지는 견갑골의 능(견갑골 중간 볼록한 부
위)에 대고 어깨 앞으로 잡은 손가락으로 어깨를 당기면
서 양손 엄지로 돌출한 견갑골을 지긋하게 밀어 넣는다.
이때 양손 엄지에 견갑골이 휘면서 밀려들어가는 느낌
을 손가락에 받는다.

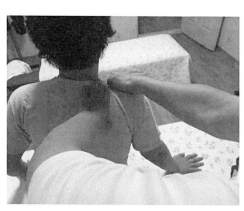

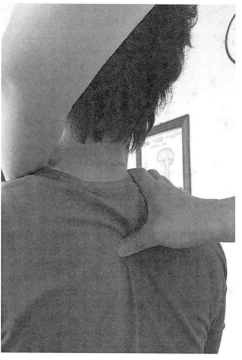

후방으로 팽창한 견갑골을 한 손 엄지로 교정하는 자세. 시술자가 오른손으로 어깨를 잡고 지긋하게 당기면서 왼손 엄지손가락으로 견갑골을 밀어서 압박교정을 한다.

반대쪽 어깨 앞 가슴부위를 잡고 하는 우측 어깨의 후방압박교정 자세이다.

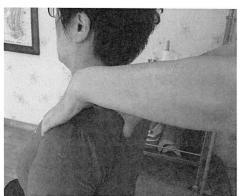

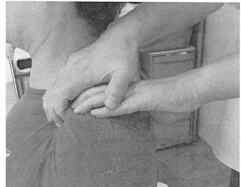

시술자가 왼손으로 환자의 왼쪽 어깨 앞으로 잡고 당기면서 오른손 엄지로 후방으로 팽창한 환자의 오른쪽견갑골 능(陵)에 대고 밀어 넣는 교정을 한다.

5. 왼쪽 어깨후방전위압박교정자세

왼손 엄지를 견갑골 상능(견갑골의 볼록하게 튀어나온 부분)에 대고 오른손을 환자의 왼쪽 어깨 앞에서 당기면서 튀어나온 견갑골을 지긋하게 밀어 넣는 압박교정을 한다.

이때 어깨를 당기는 힘과 밀어 넣는 힘이 조화롭게 하고 어깨가 휘는 느낌을 시술자가 손에 느끼도록 어깨를 약간 휘면서 교정을 한다.

1) 견갑골의 외측교정: 견갑골이 후방으로 튀어나와 알리는 통증이 올 때의 교정에서, 견갑골 후방교정에 앞서 측면에서 가운데로 옮겨가는 교정을 먼저 해야 한다. 팔이 견갑골에 달려있고, 팔은 항상 무엇을 들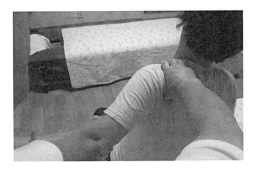

고, 당기고, 밀고 하는 등. 일을 할 때, 견갑골에 달려있는 팔이 견갑골을 외측으로 당겨내는 질서에 있다. 그래서 견갑골후방탈골교정을 할 때 견갑골외측에서 가운데로 보내는 교정을 먼저 하고 후방압교정을 해야 한다.

요령: 시술자는 왼손을 환자의 왼팔 밑으로 해서 손바닥으로 상완 앞쪽으로 잡고, 오른손 엄지를 견갑골 측면 중앙에 대고 팔을 지긋하게 당기면서 엄지손가락으로 외측에서 내측으로 민다.

2) 양손 엄지로는 견갑골 능에 대고 나머지 손가락으로 어깨 앞을 잡고 어깨를 지긋하게 당기면서 양손 엄지로 지긋하게, 팽창된 견갑골을 밀어 넣는 교정을 한다.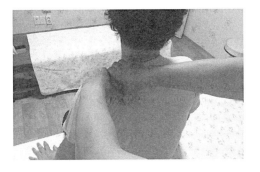

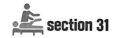
목뼈의 휨이나 탈골의 판별요령

어느 날 갑자기 목고개가 옆으로 안 돌아가고, 옆으로 시선을 쳐다보려고 하면 통증이 와서 목고개를 옆으로 돌릴 수가 없다.

어느 날 잠을 자고 일어났을 때나 또는 며칠 전부터 목을 옆으로 돌려 쳐다보려고 하는데 목고개가 옆으로 안 돌아가는 경험을 하는 사람이 많다. 목고개를 옆으로 못 돌리는 경우가 생기는 것은 오른쪽으로 안 돌아가는 경험을 하는 사람도 있고 또는 왼쪽으로 안 돌아가는 경우도 있다. 또 목고개가 옆으로도 안 돌아가면서 목고개를 수그릴 때나 뒤로 젖힐 때도 운동이 잘 안 되는 경우가 있다.

먼저, 목고개가 옆으로 안 돌아가는 경우부터 판별해 보자.

목뼈의 마디마디가 잇대 있는 관절화 상태가 정렬상태를 유지하고 있을 때는 목의 운동에 있어서 장애가 없다. 즉 목고개를 옆으로 돌려서 쳐다보거나 또는 목고개를 수그릴 때, 목고개를 뒤로 젖힐 때 운동장애가 발생하지 않는다. 그러니까 목뼈의 어느 한 마디가 탈골을 하거나 목의 목뼈[脊柱]가 휘어지지 않는 한 목의 운동장애가 안 생긴다는 것이다. 즉 근육에 영향을 주는 병. 파킨슨병 등 근육에 영향을 겪지 않는 한 목의 운동장애가 생기지 않는 다는 것이다.

그러므로 갑자기 목고개가 옆으로 안 돌아가거나 목고개를 수그릴 때 또는 목고개를 뒤로 젖힐 때 목이 뻣뻣하면서 잘 수그려지지 않거나 또는 목고개를 뒤로 젖힐 때 뒤에서 뼈가 부딪치고, 어깨로 통증이 뻗치는 운동장애나 신경장애가 나타나는 것은 목뼈가 탈골이나 휨이 있을 때 일어나는 일이다.

목뼈가 탈골, 휨 등. 변형이 되는 것은 목뼈가 움직여 일어나는 일이다. 목뼈(추체)가 움직일 수 있는 상황은 신체가 움직일 때. 즉 신체의 동작이나 자세 그리고 목에 충격이 갔을 때 목뼈가 움직여져, 이때 목뼈가 탈골을 하거나 휨을 당할 수 있다. 목뼈가 움직(운동)이게 되는 상황은 목고개를 수그릴 때, 목고개를 뒤로 젖혔을 때, 목고개를 옆으로 쳐다볼 때, 목고개를 돌리는 운동을 할 때, 목이나 신체에 충격을 받을 때 목뼈가 움직이는 운동이 일어난다. 그리고 목뼈가 움직여 정렬상태를 벗어나게 하는 움직임은 목고개를 수그리는 자세, 목고개를 뒤로 젖히는 자세, 목고개를 옆으로 쳐다보는 자세, 목에 충격을 받을 때.

이렇게 목뼈가 움직이게 하는 여러 동작이나 자세는 직업적인 자세와 베개를 베는 자세 등이 오랫동안 편중될 때 목뼈가 변형이 될 수 있다. 즉 고개를 수그리고 책을 많이 봐 왔다든지, 또는 직업적으로 위(높은 곳)로 쳐다보는 자세, 베개를 높게 쓰는 자세를 오랫동안 해 오고 있다든지, 또는 베개를 너무 낮게 쓰는 자세를 오랫동안 해 오고 있다든지 등. 직업적으로 말 할 것 같으면 전선을 설치하는 사람은 위로 쳐다봐야 하는 자세를 가질 수가 있고 위로 쳐다보는 자세는 목고개를 뒤로 젖혀지게 하는 자세가 되어 목뼈의 전방만곡을 심하시킬 수가 있는 경우, 또 도배공이나 실내장식을 하는 목수등은 목고개를 천장으로 쳐다보는 자세가 많을 수가 있기 때문에 목고개가 뒤로 젖혀지는 자세가 발생할 수가 있다.

이렇게 직업적으로 일상생활 중에서 목고개를 수그리거나 목고개를 뒤로 젖히는 동작, 또는 직업적이거나 습관적으로 목고개를 어느 한쪽 옆으로만 쳐다보게 되는 자세. 어떤 사람은 반듯하게 누워서 잠을 자는 자세에서도 목고개는 어느 한쪽으로 기울어지는 자세.

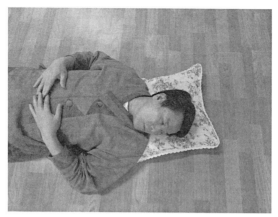

잠을 잘 때 목개고개를 천장으로 두지 않고 고개를 옆으로 기우려자는 습관을 가지고 있는 사람이 있다. 이와 같이 기울이면 목고개를 기울이는 반대로 목뼈가 물러나는 운동이 일어난다. 그러므로 이런 자세를 오랫동안 가지면 목뼈의 정렬 상태가 측면으로 휘는 변형이 일어날 수 있다.

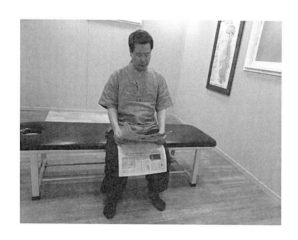

신문을 볼 때나 책을 보는 자세, 기타 서거나 앉아 있는 자세에서도 머리의 정수리 부분을 어느 한쪽으로 기울이는 자세를 가지는 습관을 가지고 있는 사람이 있다. 이런 자세를 오랫동안 가지면 정수리가 기우는 반대로 목뼈는 휘는 변형이 일어날 수가 있다.

이렇게 목을 움직이는 자세일 때 목뼈가 움직이는 운동(전위)이 일어나게 되고, 목고개를 취하는 동작이나 자세의 반대쪽으로 목뼈는 물러나는 움직임(전위)이 일어, 이런 편중되는 자세로 인하여 목뼈의 휨이나 탈골을 유발하게 된다.

목고개가 옆으로 안 돌아가는 경우는 목뼈(경추) 한 두 마디가 옆으로 물러나는 부정렬상태(목의 옆 라인 배불림 현상)일 때 목고개가 옆으로 안 돌아가는 현상이 생긴다. 목의 옆 라인 배불림 현상은 목고개가 어느 한쪽으로 돌아가게 하는 자세(시선을 한쪽 방향으로 두는 자세 등), 즉 시선을 어느 한쪽 방향으로 쳐다보는 자세를 오랫동안 취할 때 일어날 수 있다.

우리가 시선을 똑바로 전방으로 두고 있을 때는 목뼈(경추)의 추골(뼈마디)이 별다른 전위(轉位)가 안 일어난다. 즉 시선을 전방을 두고 있을 때는 목뼈가 좌우로 움직이는 운동이 안 일어난다. 그러나 시선을 옆으로 쳐다보는 자세를 취할 때는 목뼈의 옆으로 움직임이 일어난다. 즉 목고개를 옆으로 쳐다보는 자세, 목고개를 옆으로 돌릴 때는 목뼈는 그 반대로 물러나는 움직임이 일어난다는 것이다.

그럼 목이 움직이는 동작이나 자세일 때 목뼈는 어떻게 움직임이 일어나는지 판별을 해 보자.

목의 운동에 있어서, 목고개를 수그리면 목뼈(경추마디)는 뒤로 물러나는 운동이 일어난다. 목에 손을 대고 목고개를 수그려 보면 알 수 있듯이 목에 손을 대고 목고개를 수그리면 목뼈는 뒤로 물러나는 것을 알 수 있다. 또 그 반대로 목고개를 뒤로 젖히면 목뼈는 전만으로 휘는 운동이 일어남을 알 수 있다.

1) 목고개를 뒤로 젖히면 목뼈는 전만(목 속)으로 휘는 운동이 일어난다.

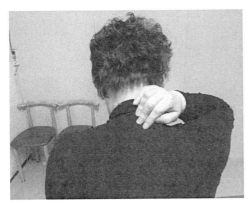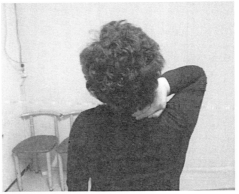

그러면 목뼈가 옆 라인으로 휘는 상태는 목고개의 어떤 움직임일 때 일어날까?

그것은 이렇다. 목고개가 오른쪽으로 돌아가는, 즉 시선을 오른쪽으로 쳐다보면 목뼈는 왼쪽으로 물러나는 움직임이 일어난다. 그 반대로 목고개를 왼쪽으로 쳐다보는 동작을 할 때는 목뼈마디는 오른쪽으로 물러나는 움직임이 일어난다.

2) 시선을 따라서 목고개가 오른쪽으로 가면 목뼈는 왼쪽으로 물러나는 움직임이 일어난다.

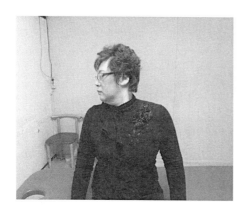

우리가 목고개를 오른쪽으로 돌렸다가 정면으로 돌아오면 목뼈는 왼쪽으로 물러났다가 제자리로 돌아온다. 이렇게 신체가 움직일 때 뼈도 휘거나 물러나는 운동이 일어나지만 뼈를 잡고 있는 힘줄이, 신체가 움직일 때 움직이는 뼈를 제자리로 돌려놓는 역할을 하고 있는 것이다.

그런데 뼈가 탈골을 하거나 휘는 것은 신체가 동작이나 자세를 오랫동안 편중되게 취할 때 일어난다. 아이들이 앉는 자세가 구부정하게 앉는 것이 오랫동안 그런 자세를 취하면 등이 굽어지는 것과 같은 이치인 것이다.

어떤 자세나 동작을 오랫동안 편중되게 취하면 근육이 계속 긴장하고 있다가 결국은 붙들고 있던 뼈를 놓게 된다. 그러면 동작이나 자세의 형태에 따라서 척주(脊柱)가 휘게 되면, 척추를 붙들고 있던 힘줄이나 인대 등 척추주위조직들이 무기력해져 붙들고 있던 뼈를 놓게 되고, 자세나 동작의 형태에 따라서 뼈가 휘게 되고 탈골을 하게 되는 것이다.

목뼈, 등뼈, 요추 등은 자세를 구부정하게 하면 구부정한 형태로 뒤로 뼈가 휘게 된다. 그리고 그 반대로 목, 허리를 뒤로 젖히면 척추는 전방 쪽으로 휘는 운동이 일어나는 것이다. 그리고 목뼈의 옆 라인도 목을 왼쪽으로 기울이면 목뼈는 오른쪽으로 휘는 형태가 되고 오른쪽으로 기울이면 목뼈는 왼쪽으로 배가 부른 휨이 일어나게 된다.

그런데 목뼈의 변형은 머리를 왼쪽으로 기우리거나 오른쪽으로 기우릴 때 오는 것보다는 목고개를 옆으로 돌리는 상태, 즉 시선을 옆으로 쳐다볼 때 목뼈의 움직임에 의해 목뼈의 휨이 많이 일어난다.

이것은 운동역학의 형태인데 시선을 오른쪽으로 가지고 가는, 즉 목이 오른쪽으로 돌아가면 목뼈는 왼쪽으로 물러나는 움직임이 일어난다. 그리고 반대로 시선을 왼쪽으로 가지고 가면 목뼈는 오른쪽으로 물러나는 휨이 일어난다.

목고개가 옆으로 안 돌아가는 일이 생기는 것은, 옆으로 안 돌아가는 쪽의 목뼈 옆 라인이 물러나 있기 때문이다. 즉 목고개가 안 돌아가는 쪽의 목뼈가 옆 라인이 부정렬 한 것이다. 즉 안 돌아가는 쪽으로 목뼈 한 두 마디가 물러난 휨이 일어난 것이다.

다시 말하면 목이 안 돌아가는 쪽으로 잇대 있는 관절이 물러나 있다는 것이다. 그러므로(관절화 부정렬)해서 운동 불능 상태가 오는 것이다.

그러므로 만약 지금 내가 오른쪽으로 시선을 가지고 가는데 목고개가 안 돌아가면 목뼈가 오른쪽으로 옆으로 휨이 생겼다고 볼 수 있는 것이다.

목뼈가 오른쪽으로 물러나게 되는 자세나 동작은 목고개를 왼쪽으로 쳐다보는 자세나 동작을 오랫동안 해 오면 그러한 현상이 생길 수 있다. 또 머리(정수리)가 왼쪽으로 기울이는 습관을 가지고 있으면 목뼈는 오른쪽으로 휘게 된다.

어떤 분은 신문을 보거나, 앉아 있거나, 서 있는 일상적인 자세에서도 머리 정수리부분이 어느 한쪽으로 기울어진 생활자세를 가지고 있는 것을 볼 수 있다. 이런 분들은 차를 타고 가다 뒤에서 받히거나 또는 약간 어떤 순간적인 어긋난 자세나 충격을 받으면 별 일이 없었던 것 같은데 어느 날 목을 옆으로 돌리는 것이 부자연스런 현상을 경험 할 수가 있다. 또 반듯하게 누워서 잠을 자도 목고개를 어느 한쪽으로 기울어져 있는 습관을 가지고 있는 사람도 있다. 예를 들어서 반듯하게 누운 자세(앙와위자세)에서 목고개(얼굴)가 수평 상태가 아니고 고개가 왼쪽으로 기울어져 있다면 목뼈는 오른쪽으로 휨이 일어나는 자세가 된다. 이런 상태가 몇 년 또는 몇십 년 동안 계속되면 목뼈는 목고개를 기울이는 반대쪽으로 휘게 된다. 또 컴퓨터 모니터를 볼 때 약간 오른쪽으로 비켜 앉아 왼쪽으로 쳐다보면 목뼈는 오른쪽으로 물러나는 움직임이 일어난다. 이러한 자세를 오랫동안 해 오면 목뼈는 오른쪽으로 휘게 되어, 목고개가 오른쪽으로 안 돌아갈 수도 있고, 오른쪽으로 목고개를 돌리면 운동저항이 오고, 목뼈의 변형이 심해 신경장애가 오고 있다면 목고개를 오른쪽으로 돌릴 때 어깨나 팔, 손까지 신경장애나 저림 마비 현상이 내려가고 오른쪽 측두쪽으로 편두통도 나타날 수가 있다.

이렇게 신체가 쓰는 동작이나 자세에 따라서 목뼈가 움직이는데 어느 날 며칠 전까지도 아무런 이상이 없었는데 갑자기 목이 옆으로 안 돌아가는 현상이 왔다면, 그것은 그동안, 즉 오랜 기간 취해온 습관적인 자세나 직업적으로 편중된 동작이나 자세를 취해온 것 때문에, 이제 뼈를 잡고 있던 힘줄이 항상성이 떨어져서오는 것이고, 이제부터 동작이나 자세를 역(반대)으로 해 주면 뼈가 정렬상태를 회복해서 운동장애를 고칠 수 있는 것이다.

동작이나 자세를 반대로 한다는 것은 지금까지 취해온 자세에서 그 반대로 동작이나 자세를 취한다는 것이다. 만약에 목고개를 오른쪽으로 돌리는데 목이 안 돌아가고 통증이 온다고 그것을 피해서 왼쪽으로 목을 쳐다보는 자세를 취하면 증상은 점점 더 심해지는 것이다. 그러므로 만약 지금 내가 목고개가 오른쪽으로 안 돌아간다고 하면 시선을 오른쪽으로 가지고 가는 동작이나 자세를 가져야 하는 것이다. 처음에는 안 돌아가는 쪽으로 목고개를 쳐다보면 힘들고 통증을 느끼겠지만 안 돌아가는 쪽으로 목고개를 계속 돌려주면 목뼈(경추)가 원래 있던 데로 돌아가는 운동이 일어나, 며칠 그렇게 운동을 하면 목이 잘 돌아가게 된다.

목을 옆으로 돌리면 목이 안 돌아가고 통증이 오는 분은 여기서 설명하는 대로 자율교정운동을 한 번 해 보시기 바랍니다. 목고개가 옆으로 잘 안 돌아가는 상태가 며칠 안 된 사람을 2~3일 정도만 운동을 해 주어도 목이 잘 돌아갈 것이다.

1. 목이 옆으로 안 돌아가는 상태에서의 자율교정요법

잠을 자고 일어난 아침이든지 또는 어느 날 갑자기 옆으로 돌아보려고 하는데 목이 아픈 경우가 있다.

목고개가 오른쪽으로 안 돌아가면 목고개를 오른쪽으로 지긋하게 가져가서 시선을 어깨 너머까지 가지고 가는, 오른쪽으로 목고개를 돌려주는 운동을 해 준다. 이때 목의 흉쇄유돌근이 약간 비틀리는 느낌이 가도록 목을 오른쪽으로 비트는 운동이 되게 한다. 그리고 지긋하게 목의 근육까지 '비틀리는 힘'이 느껴지면 목고개가 정면 정중앙으로 돌아온다. 즉 목고개를 오른쪽으로 돌려서 목이 약간 비틀리는 운동이 일어나게 하고, 시선을 정면으로 가지고 온다. 한 번 운동을 할 때 4~5회 정도 해 준다. 하루에 1~2회 정도 해 주고 통증이 없어지고 목이 잘 돌아가면 운동을 멈추고 만약 다시 통증이 나타나면 그때 또 운동을 한다.

그리고 운동 시 목고개를 오른쪽으로 가지고 갔다 정면에서 멈춰야 하고 시선을 왼쪽까지 가지고 가면 안 된다. 이는 시선을 왼쪽으로 가지고 가면 목뼈가 오른쪽으로 물러나는 운동이 일어나므로 목뼈가 오른쪽으로 휘어 있는데 시선을 왼쪽으로 가지고 가면 목뼈가 오른쪽 물러나는 운동이 일어나 오른쪽으로 목뼈를 휘게 하기 때문이다. 왼쪽으로 목고개가 안 돌아가면 이 반대로 하면 된다.

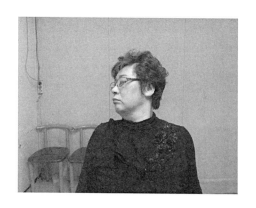

시선을 어깨 너머까지 가지고 갔다가 정면으로 돌아온다. 시선이 왼쪽으로 넘어가지 않게 한다. 통증이 없어지면 자유롭게 운동해도 상관없다.

만약 목고개가 오른쪽으로 안 돌아가는 경우, 목고개를 뒤로 젖힐 때 목고개가 뒤로 안 넘어가고 뻐근하면서 뒤로 젖히기가 힘들거나 뼈가 맞닥뜨려지는 느낌이 들지만 목고개를 앞으로 수그리는 것은 통증이나 운동장애가 없어 지장이 없는 경우는 목뼈가 후방으로 전위(휨)가 된 상태이므로 목고개를 뒤로 젖혀주는 운동을 몇 번 해 주면 된다.

운동요령은 목고개를 뒤로 젖힐 때 앞가슴이 쫙 펴져, 등짝이 되짚어지는 운동이 일어나도록 운동 상태를 펼치는 것이 좋다. 한 번 운동 시 3~4회 정도 하고 목의 운동 상태가 좋아지면 운동을 멈추고 또 다시 그런 상태가 나타나면 스스로 조정해 가면서 운동을 해 주면 좋다.

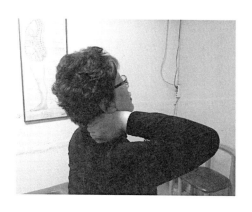

목을 뒤로 젖히는 운동을 할 때 한 손을 목뼈의 휜 부분에 대고 목고개를 젖히는 운동을 하면 효과적이다.

다시 한 번 더 분명하게 인식해야 하는 것은 목고개를 수그릴 때 뻣뻣하면서 목줄기가 당기고 잘 수그려지지 않는 상태, 또 목고개를 수그려 좀있으면목이 무거워지면서 통증이 오고 그래서 목고개를 치켜들면 뒷목이 뻣뻣하면서 목고개를 금방 펼 수 없는 상태, 그리고 목고개를 왼쪽으로 쳐다보려고 하는데 목고개가 왼쪽으로 안 돌아가는 상태, 또 목고개를 오른쪽으로 쳐다보려고 하는데 왼쪽처럼 목고개 안 돌아가는 상태, 이러한 상태는 운동장애인데, 이러한 상태가 생기는 원인은 뼈를 서로 잇대 있는 뼈와 뼈를 연결하는 관절화상태가 고장이 난 것이다.

우리의 신체가 운동이나 자세를 취할 때, 신체가 취하는 동작이나 자세는 우리 몸의 구조가 가지고 있는 기능 중의 일부이다. 그리고 그런 기능을 취할 수 있도록 구조를 가지고 있는데, 그 구조가 신체를 움직이게 할 수 있고 지탱할 수도 있게 한다.

목고개를 수그리게 하거나 옆으로 돌아가게 하고, 허리를 앞뒤로 수그리거나 젖힐 수 있게 하며, 일을 할 수 있도록 팔다리를 움직이게 하는 것 등 신체는 뼈와 뼈를 잇는 관절화에 의해서 움직이는 것이다. 즉 기계의 톱니바퀴처럼 맞물려서 잘 돌아갈 때 신체의 정상적인 운동이 이루어진다.

이와 같은 상황을 인식해 보면, 어느 날 갑자기 목고개가 옆으로 안 돌아가는 현상이 생겼다고 해 보자. 그러면 그 원인을 먼저 어디서 찾아야 할까? 당연히 뼈의 관절이 변형이 되었다고 인식을 해야 하지 않겠는가? 조금씩 목이 불편한 현상이 생기다가 어느 날 급기야 목고개가 옆으로 안 돌아가는 상태에 이르렀다면, 그 의심을 목뼈에 두고 병원에 가서 사진을 찍기 전에 스스로 목을 이리저리 움직여볼 수 있다. 근육이 뼈를 움직인다고 하지만 뼈의 관절이 어긋나 작동이 안 되면 근육도 뼈를 움직일 수 없다.

그런데 목이 옆으로 안 돌아가는, 즉 목뼈가 제 위치에서 물러나는 부정렬이 생겼는데, 그러면 제자리로 돌아오게 하는 움직임(운동)이 맞게 되어야 하지 않겠습니까. 이 상황은 어차피 목뼈가 움직여져서 제자리로부터 약간 물러나는 변형이 되었으므로, 물러난 것을 되돌리려면 뼈를 움직(운동)여서 제자리로 돌아가게 하는 수밖에 없다.

그러면 생각해 볼 수 있는 것이 이런 것 아니겠습니까, 앞에서 설명했듯이 목고개를 수그리면 목뼈가 뒤(후방)로 불거져 나오는 것, 신체를 굽히면 허리뼈가 뒤로 물러나는 움직임이 일어나는 것, 자세를 구부정하게 하면 등, 허리뼈가 뒤로 구부정하게 휘는 움직임이 일어나는 것.

그러므로 목뼈가 제자리에서 어느 한쪽으로 물러났다는 것은 뼈를 물러나게 하는 목의 움직임에 의해서 뼈가 움직여졌다는 정황이 판별되는 것이 아닐까?

그러면 여기서 뼈가 오른쪽으로 물러나는 움직임이 있었다면 목에 어떤 움직임이 있었는지 찾으면 되지 않을까.

그러면 목고개를 수그리면 목뼈는 뒤로 볼록하게 불거져 나온다. 뼈가 제자리에서 불거져 나오거나 함몰, 또는 휘게 하는 것은 신체를 굴곡시킬 때 뼈가 휘거나 함몰되는 움직임이 일어나지 않을까. 뼈가 제자리에서 물러져 나오게 하는, 즉 뼈가 불거져 나오게 하거나 함몰되게 하는 것은 분명히 신체를 굴신시키거나 휘게 하는 운동이나 자세에 의해서 뼈가 제자리에서 이탈하는 움직임이 일어나는 것은 명백한 것이다.

그러면 목뼈가 오른쪽으로 휘(물러나게 함)게 한 것은 목의 움직임에 있어서 목뼈가 오른쪽으로 물러나게 하는 목의 움직임에 의한 것이 분명해지는 것이다.

목이 오른쪽으로 물러나는 휨이 있었다면 어떻게 하면 되겠는가? 먼저 내가 목뼈가 오른쪽으로 물러나게 한, 목을 움직이게 한 동작이나 취한 자세가 있는가를 알아야 한다. 그리고 오른쪽으로 물러난 뼈를 제자리로 돌아오게(보존) 하려면, 지금까지 한 동작이나 자세가 뼈를 오른쪽으로 물러나게 한 것이 되므로 그 반대로 동작이나 자세를 취해야 하지 않겠는가?

목뼈가 오른쪽으로 휘게 하는 동작이나 자세는 머리정수리 부분을 왼쪽으로 기우리거나 시선을 왼쪽으로 쳐다보는 것을 오랫동안 해 오면 목뼈는 오른쪽으로 휨을 당할 수 있다.

책을 한참 동안 내려다보거나 고개를 수그려서 컴퓨터작업을 한참 동안 하고 있으면 목이 무거워져오고 통증이 와서 더 이상 목고개를 수그려서 있을 수가 없어 목고개를 들어주어야 되는 경우가 있다. 그리고 목고개를 들어 올리려고 하면 목이 뻐근하면서 금방 목고개를 못 펴는 상태일 때도 있다.

증상이 심한 사람은 단 5분을 목고개를 수그려서 책을 못 보는 사람도 있다. 목고개를 수그려서 조금만 책을 보고 있으면 목이 무거워오고 통증이 와서 목고개를 들어야 하고, 목고개를 들면 뒷목이 뻣뻣해서 금방 고개를 못 펴고 이리저리 조심스럽게 움직여야 펼 수 있는 경우도 있다.

아침에 잠을 자고 일어나면 목이 뻣뻣하게 굳고, 목고개를 앞으로 수그리려고 하면 목고개가 뻣뻣해서 잘 수그려지지 않는 경우가 있다. 그리고 일어나서 이리저리 조금 움직이고 나면 조금 부드러워지고 수그리기가 좀 났다.

이런 경우는 대개 목고개를 뒤로 젖힐 때는 운동장애가 별로 없지만, 목고개를 앞으로 수그릴 때는 목이 뻣뻣하고 수그리는 운동이 잘 안 된다. 심하면 목고개를 수그리는 운동이 조금밖에 안 되고, 억지로 수그리면 등짝이나 허리, 다리까지 땅김이 일어나는 경우도 있다. 그리고 앞가슴에 통증을 경험하거나 목이 아픈 쪽의 앞가슴 쇄골 밑이나 겨드랑이 쪽으로 통증을 경험하는 예도 있고, 이런 상태의 증상이 심하면, 몸 상태의 전체적으로 뭐라고 표현할 수 없는, 즉 정신집중이나 몸의 활력상태가 떨어지고, 그리고 현기증, 편두통, 귀 울림, 딱히 어디가 아프다고 꼭 집어서 설명할 수 없는 그런 묘한 심신 상태를 경험하게 되는 경우도 있다.

2. 목이나 팔에 나타나는 통증으로 목뼈의 전위상태를 판별

1) 목고개를 수그릴 때는 목에 별 다른 통증이 안 나타나는데 목고개를 뒤로 젖히면 뒷목에서 뼈가 맞닿는 느낌과 통증이 와서 더 이상 목고개를 뒤도 젖히기기 힘들고 어깨, 견갑골, 팔뚝으로 신경이나 통증이 뻗쳐나가는 느낌이 든다. 이 상태는 목뼈가 후방으로 튀어났을 때 주로 나타나는 현상이다. 목고개를 뒤로 젖힐 때 어깨 쪽으로 신경이나 통증이 뻗치는 현상은 목뼈가 뒤로 튀어나왔을 때 주로 나타

나는 전형적인 현상이다. 목뼈의 5, 6, 7과 흉추 1, 2번 중에서 어느 한두 마디가 뒤로 튀어나오면 목고개를 뒤로 젖히면 목이 뒤로 젖히는 운동 장애가 오고 어깨나 팔, 척추와 견갑골 사이에 통증이 나타나기도 한다. 이런 상태에서는 목뼈 후방 전위 교정을 해야 한다.

2) 목뼈의 변형으로 어깨, 견갑골주위, 팔뚝이 격심하게 통증이 오는 경우가 있다. 통증이 너무나 격심하게 와서 몸을 가만히 둘 수 없을 정도로 통증이 격심하게 오는 경우가 있다. 통증 때문에 가만히 누워 있을 수도 없고, 앉아 있을 수도 없고, 그야말로 안절부절 못하게 격심하게 통증이 오는 경우가 있다. 밤에 잠을 한숨도 못자고 뜬 눈으로 밤을 지새야 하는 경우가 있다.

이렇게 어깨나 견갑골주위 팔뚝과 아래팔이 격심하게 통증이 오는 경우는 목뼈가 후방으로 심하게 전위됐을 때 온다. 목뼈 5, 6, 7번 중에서 후방으로 많이 튀어나오는 탈골현상이오면 어깨나 팔뚝이 떨어져나가는 것 같은 통증을 경험하게 된다.

이렇게 목뼈가 후방으로 튀어나오는 경우는 등이 굽으면서 목뼈의 하부가 후방으로 심하게 튀어나오는 경우가 많다. 이런 경우는 특정한 자세를 취한 사람들이 많이 경험하는데, 그것은 벽쪽에다 베개를 높게 해서 놓고 비스듬히 드러누워 TV를 시청하는 자세, 또는 소파에 비스듬히 누워서 탁자위에 발을 올려놓고 쉬는 자세. 이런 자세를 많이 취하면 등과 목이 뒤로 굽어지면서, 목뼈가 후방으로 휘는 상태가 된다. 이런 자세를 오랫동안 가지면 등뼈, 목 그리고 견갑골도 후방으로 팽창시켜 이때 목뼈 하부의 뼈 중에서 후방으로 탈골이 되면 격심한 통증을 몰고 오는 경우가 많다. 만약 내가 어깨나 팔뚝, 견갑골주위에 격심한 통증을 겪는다면 내가 그동안 취해온 자세를 추적해서 목뼈의 휨 상태를 판별해서 빨리 자세를 교정해 주어야 하고 목뼈의 후방전위 교정을 해 주어야 한다.

이런 경우의 교정은 증상 주위 목뼈의 양옆으로 지압으로 근육을 풀고, 신체의 뒤에서 튀어나온 목뼈에 손을 대고 턱을 당겨주면서 튀어나온 뼈를 밀어 넣는 교정을 해 주어야 효과가 난다.

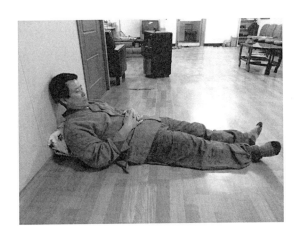

이러한 자세로 잠을 자거나 TV를 보는 자세를 오랫동안 해 오면 등이 굽어지면 목뼈가 후방으로 전위될 수가 있다.

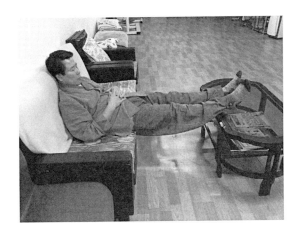

사무실에서 탁자 위에 발을 얹고 휴식을 취하는 자세나 잠을 사는 자세를 자주 휘하면 등뼈, 목이 뒤(후방)로 휘어지는 뼈의 변형을 가지고 올 수 있다.

등이나 목이 굽어지면, 어느 날 등이 자주 결리거나 목이 무겁고 목을 뒤로 젖히면 뻐근하면서 젖히기가 힘들기도 한다. 이런 상태가 점점 심해지면서 견갑골, 어깨, 팔뚝까지 통증이 내려가 격심하게 통증을 겪는 경우가 생기기도 한다. 또한 누웠다 일어나려고 하면 목이 딸려오지 않고 손으로 머리를 들어야 일어날 수 있고, 목고개를 들 수가 없고, 목을 젖히는 운동이 전혀 안되는 경우가 있다. 그러므로 어깨나 팔이 격심하게 통증이 오면, 그동안 내가 취해왔던 자세를 생각해서 어떤 자세를 취해왔나를 찾아야 한다.

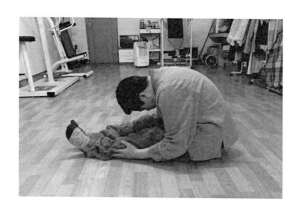

앉아서 상체를 굴신하는 운동도 등을 굽게 하는 자세가 될 수가 있다. 이러한 운동을 편중해서 할 때 문제가 된다. 이런 동작을 하면 그 반대가 되는 동작도 같이 해서 운동이 편중되지 않게 해야 한다.

3) 목의 이상으로 팔꿈치나 팔꿈치 위아래 팔이 쪼여드는 듯한 통증을 느끼는 경우가 있다. 이런 경우는 목뼈가 앞(전방)으로 휘었을 때 주로 나타나는 현상이다. 목뼈의 만곡이 앞으로 오목하게 되어 있는데서 목뼈의 어느 한두 마디가 목의 전면쪽으로 휘었을 때 나타나는 경우이다. 목뼈의 3, 4번 중에서 한두 마디가 목의 앞쪽으로 들어갔을 때 나타나는 현상이다. 이런 경우 목뼈의 전방전위 교정을 해야한다. 목뼈의 한 두 마디가 목의 전방 쪽으로 휘는 상태이므로 전방으로 휘는 목뼈를 뒤로 나오게 교정을 해야 한다.

자율교정은 스스로 목고개를 수그려 턱을 가슴으로 당겨주는 운동을 하루에 1~2

회, 한 번 할 때 5~7회 정도 당겨주는 운동을 해 주면 예방이 되고 교정도 된다. 타율교정은 시술자가 환자를 앙와위(반듯하게 눕는)자세를 취하게 하고 한 손으로는 환자의 가슴부위에 손을 대고 한 손으로는 환자의 뒷목 후두부를 잡고 지긋이 당겨 환자의 목을 견인한다.

4) 목뼈의 변형으로 손가락이 저림 현상이 나타나면서 손바닥에 무엇이 붙은 것 같은 감각이상이 생기는 경우가 있다. 이렇게 '손바닥'에 무엇인가 붙은 것 같은 둔한 느낌은 목뼈가 전방전위되었을 때 주로 나타나는 현상이다.

5) 뼈의 변형으로 신체 앞가슴 쪽으로 통증을 느끼는 경우가 있다. 앞가슴의 쇄골 밑이나 흉골 부위, 겨드랑이 앞쪽으로 통증이 돌아오는 경우가 있다. 그리고 숨쉬기가 간혹 불편할 때도 있다. 이런 현상은 목뼈가 전방 쪽으로 전위가 나타났을 때 주로 나타나는 현상이다.

6) 엄지손가락이나 집게손가락에 통증이나 저림 같은 현상이 나타나면 목뼈 상부(경추 1, 2번: 환추)에 이상이 생겼을 때 나타나는 현상이고, 그 나머지 손가락들은 목의 하부에 이상이 상겼을 때 나타나는 현상이다.

7) 목뼈의 이상으로 편두통이나 전두통, 현기증, 턱 장애, 귀 울림 같은 장애가 온다. 이 같은 현상은 목뼈위에 머리가 얹혀 있는 상태이므로 목뼈가 휘거나 부정렬(요철)이 되면 목뼈가 머리를 무게중심에서 지탱하지 못해, 무게중심이 흔들려서 현기증이니 귀 울림 편두통이 나타나기도 한다. 그리고 머리를 떠받치고 있는 목뼈의 1, 2번 환추가 머릿속으로 들어가는 전방전위 현상이 생기면, 뒷목후두부 표피에 기분 나쁘게 나타나는 통증뿐만 아니라 머릿속이 빠개지는 듯한 통증이 나타나기도 하고, 몸의 컨디션이 항상 맑지를 못하며, 뭐라고 표현할 수 없는 기분 나쁜 듯한 느낌이 든다.

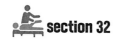

요추디스크 발병

허리 때문에 고통을 받는 사람은 너무나 많다. 그리고 그 증후도 각양각색이다.

나이 들어가면서 요통을 경험을 안 해 본 사람은 별로 없을 것이다. 그리고 또한 허리를 굽혀서 일을 하면 허리가 안 아픈 사람은 별로 없을 것이다.

어떤 사람은 쪼그리고 앉아서 머리를 감고 있으면 허리가 끊어질 것 같은 통증을 경험한 사람도 있을 것이고, 어떤 사람은 싱크대에서 약간만 허리를 굽혀서 설거지를 해도 허리가 아파서 허리를 펴 주어야 하고, 어떤 사람은 맨바닥에 조금 앉아 있으면 허리가 아파서 벽에 기대고 싶은 사람도 있을 것이다. 또 어떤 사람은 새벽만 되면 허리가 '끊어질 것' 같이 아파 잠을 깨는 사람도 있을 것이다. 그리고 용접이나 허리를 굽혀서 일을 하는 직업을 가진 사람은 반복되는 자세로 인하여 요통에 시달리는 사람도 있을 것이다.

그리고 요통이 반복되다가 어느 날 엉치, 다리, 발목이 아리거나 땅김, 저림, 마비 등의 증상에 시달리고 제대로 걷지도 못하여 몇 분 걸어가다 주저앉아서 쉬었다가 가야한다. 이렇듯 고통에 시달리는 사람이 너무나 많은 것이 사실이다.

엉치가 터져나가는 것 같은 통증, 다리가 터져나가는 것 같은 통증의 대부분은 허리가 조금씩 아프다가 증상이 심해져 하지로 내려간 경우다. 그리고 이렇게 경험을 하는 사람이 많다. 그리고 이렇게 고통을 받는 사람은 많은데 의외로 이 병에서 벗어나는 것은 간단치가 않다. 백방을 노력을 해 봐도 안 되는 사람도 있고, 그래서 수술을 해도 말끔하지 않은 사람도 많다.

척추의 탈골이나 협착은 척추의 변형에서 온다. 그리고 이런 척추의 변형은 척추가

'움직여'져서 일어나는 일이다. 척추의 움직임은 자세, 동작, 충격 등 신체에 운동이나 자세 등. 신체가 움직여졌을 때 척추에 움직임이 일어나고, 이 움직임이 편중되거나 심한 충격을 받으면 뼈를 지탱하는 항상성이 무너져 뼈의 관절화에 부정(不定)이 생긴다. 이것이 척추변형의 원인이다.

그러니까 자세가 구부정하거나 허리를 굽혀서 하는 일을 오랫동안 해 오거나 쪼그리고 앉아서 하는 일을 오랫동안 해 왔거나 배를 깔고 엎드려서 책을 보는 자세를 오랫동안 해 왔거나 배를 깔고 엎드려서 잠을 자는 습관을 가지고 있거나 하는 자세는 모두 허리(요추)를 변형시킬 수 있는 자세이다. 이런 자세를 오랫동안 해 오면 요추변형의 원인이 될 수 있는 것이다.

어떤 자세를 오랫동안 편중되게 하거나 자세가 부정하면 척추를 변형시킨다. 따라서 자세를 바꾸고 또 변형된 척추에서 역으로 척추를 교정하면 척추변형을 교정을 할 수가 있는 것이다. 앞에서도 말한 봐와 같이 척추변형은 통증, 운동장애 등 여러 가지 증후를 발생시킨다.

요추변형으로 인하여 질병을 앓았던 사람들의 병의 유형(類形)과 완치시킨 교정방법 등을 소개해 보겠다.

◑ 부산시 사상구 감전동 정○○씨(남, 60대)의 사례

예전에 한 번 허리디스크로 허리, 엉덩이, 다리까지 통증이 와서 그때도 교정을 받고 나은 일이 있다.

화물차를 운전하는 사람인데 차에서 물건을 내리다 물건이 쏟아지면서 물건에 깔려 다쳤다, 6개월 정도 병원에 입원을 한 큰 충격을 받은 상태다. 장골이 금이 간 상태였는데 몇 개월 입원 치료를 받아 금이 간 뼈는 붙었으나 요통과 다리로 내려가는 방산통이 가시지 않았다. 상태는 예전에 허리가 아프고 다리가 아픈 경우와 비슷한 상태이다. 병원에서 디스크로 판명이 났다.

예전에 아플 때도 엉덩이와 다리가 아리고 저림 현상이 있었다. 통증은 그때가 더 심했었

다. 엉덩이와 다리가 아파서 잠을 잘 수 없을 정도로 통증이 격심했었다

통증은 엉치와 다리도 아팠지만 치골이 아리고 국부부위 몸속이 알리는 듯한 통증이 오고 서혜부(사타구니)도 통증이 왔다. 그리고 특이점은 바른 자세로 가만히 누워 있을 때는 통증이 덜 오고, 걸음을5분정도 걸어가면 통증이 와서 앉았다가 가곤 한다. 통증이 올 때는 주저앉으면 통증이 좀 가라앉는다. 그래서 주저앉아서 좀 쉬었다가 가야 한다. 몇 개월 병원에서 물리치료를 받았지만 통증은 낫지 않고 최종적으로 수술을 해 보자고 권한 상태였다.

이 분은 2개월 교정을 받고 일상생활에 복귀한 사람이다.

그럼 여기서 이 분의 증상을 판별해 보자. 그리고 시술했던 교정요법도 같이 해 보자.

1. 증상

1) 바른 자세로 가만히 누워 있을 때는 통증이 없거나 통증이 한결 덜하다. 그러나 서서 조금 걸어가면 통증이 시작되어 몇 분 못가서 통증 때문에 앉아야 한다. 앉으면 통증이 가라앉는다.

2) 통증이 엉치나 다리로 내려가지만, 앉으면 엉덩이뼈가 바닥에 닿는 부위가 격심하게 아프고 국부(낭심)가 어떻게 표현하기가 마땅찮은 느낌으로, 속이 아리는 듯한 통증이 오고 서혜부(사타구니)에 통증이 온다.

2. 판별

1) 운동 상태로 판별

치골부위나 국부 속이 아프거나 서혜부(사타구니), 그리고 무릎이나 무릎 위쪽 전

면부로 통증이 오는 경우는 요추 4, 5번이나 선추부위의 뼈마디 중에서 어떤 부위가 전방 쪽으로 전위가 되면 나타나는 현상이다. 이렇게 요추가 전방전위가 되면 대부분의 경우는 운동 시 전방으로 굴신하는 운동이 잘 안 되고, 아침에는 몸이 뻣뻣하게 경직 상태가 심하고 일어나서 몸을 조금 움직이고 나면 몸이 부드러워지는 경우가 대부분이다.

그런데 이 분은 바른 자세로 누워서 다리를 들어 얼굴 쪽으로 가지고 가도 몸이 뻣뻣하거나 다리가 당겨서 운동이 안 되는 그런 장애는 없었다. 누워서 다리를 들어 올릴 때나 서서 상체를 앞으로 굴신을 해도 손이 안 내려가는 운동장애는 없었다. 즉 몸을 앞으로 굴신하는 운동은 전혀 지장이 없었다. 그리고 다리를 쭉 뻗고 앉아서 상체를 굽혀도 운동이 부드럽게 잘 되고, 다리가 당겨서 앞으로 못 수그리는 운동장애는 없었다.

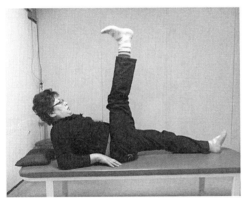
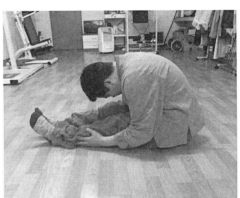
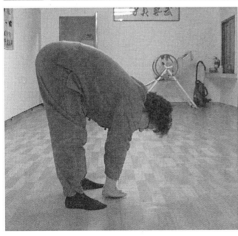
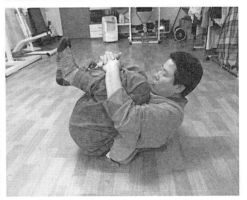

앞의 사진들은 신체를 앞(전방)으로 수그리는 운동에 해당하는 동작이다. 허리뼈가 전방전위가 되면 대개 이러한 자세가 잘 안 된다. 이렇게 신체를 수그리면 몸이 뻣뻣하면서 운동이 잘 안 되고 그리고 요통이 오거나 다리가 아픈 경우, 아픈 쪽으로 당기는 현상이 나타난다.

2) 복부에 부유물을 고여 확인

환자를 엎드리게 하고 복부에 15㎝ 정도 부유물을 고이면 요추의 후방돌기의 정렬상태를 확인할 수가 있다. 복부에 부유물을 고이면 요추의 변형이 없는 부분은 정렬(관절화)상태로 있고, 요추의 '추체'가 돌출했거나 함몰된 부분이 있으면, 뼈의 돌기가 돌출을 하거나 함몰상태로 있어 변형된 추골을 확인할 수가 있는 것이다. 즉 허리뼈 중에서 뒤로 빠져나온 탈골상태에 있는 뼈는 복부에 부유물을 고이면 뒤로 확연하게 빠져나온 것을 확인할 수 있고, 반대로 뼈가 전방(복부 속으로)으로 내려앉은 것은 뼈의 돌기가 함몰되어 있는 것을 알 수가 있다.

복부에 부유물을 고여서 확인한 결과 이 환자는 요추 5번이 전방 쪽으로 함몰되어 있는 것을 확인할 수가 있었다.

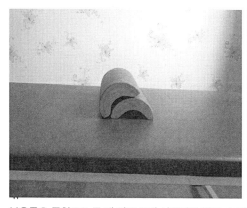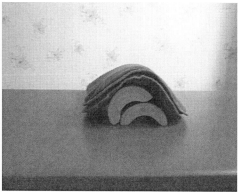

부유물은 목침으로 두 개 정도 포개 사용하면 된다. 그리고 방석을 위에 얹어 배기지 않게 한다.

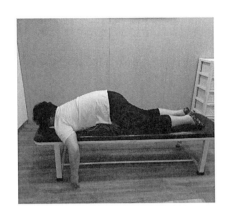

허리 부위는 원래 전방 쪽으로 오목하게 만곡이 되어 있지만, 허리뼈가 변형이 안 되었을 때는 뼈의 후방돌기가 전체적으로 가지런히 정렬상태를 유지하면서 오목하게 만곡을 형성하고 있으나 요추 부위의 어느 뼈 한 마디가 함몰상태가 되면 전체적인 정렬상태에서 뼈마디 하나가 탈락해 있는 것을 볼 수 있다.

3. 무게중심의 변형

척추는 우리 몸의 기둥이라고 한다. 우리 몸의 체중을 척추가 지탱을 한다고 해서 이르는 말이다.

척추는 꼬리뼈(선추)에서부터 목뼈(경추)까지 여러 뼈마디가 관절로 연결되어 우리 신체의 골격을 형성하고 있는 구조이다. 그리고 척추 양옆으로 체형을 대칭하고 있고, 이 신체구조를 척추가 무게를 감당하고 있는 상태이다.

머리와 상체의 체중은 척추가 감당하고 있지만 목뼈와 흉추, 요추, 선추가 잇대는 관절화 와 척추의 만곡, 그리고 근육과 인대 등이 힘을 합해서 우리 몸의 상체의 체중을 지탱하고 있는 것이다. 그리고 머리부터 복부까지의 무거운 체중들은 허리 부위에 집중되어 요추 부위가 그 무게를 거의 감당을 해내고 있는 구조이다.

무게중심이라는 것은, 신체의 무게가 척추뼈마디 마디에 실릴 때 뼈의 중심에서 무게를 감당해야 하는 상태를 말하는 것이다. 체중이 척추(뼈)에 실릴 때 척추(뼈)의 중심에 실리지 않고 어느 한쪽으로 실리게 되면 시소 현상이 생기면서 뼈가 무게를 감당하지를 못해 탈골하거나 또한 척추(뼈)의 간격에 변형을 초래하여 척추의 구조를 왜곡시키는 것이다. 그러면 척추 사이에 있는 추간판을 압박하거나 뼈 사이가 협착이 되는 변형을 겪게 되는 것이다.

척추는 목, 등, 허리, 엉덩이에 목이나 몸통의 무게를 조절하는 만곡을 형성시켜 상체의 무게를 감당하고 있고, 여기에 척추마디 마디가 잇대는 관절화로 목뼈에서 허리와 발까지 신체의 무게중심(중력선)선이 있어, 이 선이 무게의 중심이 되어 체중을 지탱하고 운동능력을 유지하고 있는 것이다.

그런데 이런 뼈의 마디마디로 이어지는 무게중심선이 뼈가 정렬(관절화)상태를 유지하지 못하고 어긋나면 무게중심이 흐트러져 무게중심이 물러나는 쪽으로 뼈의 변형을 초래하고 그래서 병변현상을 일으키는 것이다.

정○○씨는 요추 5번이 정렬상태를 벗어나 뼈가 복부(전방) 쪽으로 들어간 상태이므로, 그 증상이 신체의 앞쪽으로 나타나게 된 상태인 것이다. 즉 요추 5번이 전방 쪽으로 내려앉으면서 몸의 위쪽의 무게들을 복부 쪽으로 끌어내리는 상황인 것이다. 그래서 서혜부(사타구니)나 국부(낭심)로 통증을 일으키고 때로는 복부 속이 아프게 하기도 하고 대소변장애를 일으키기도 하는 것이다.

그리고 대개 이렇게 척추마디가 복부 쪽으로 내려앉으면 척추 간격이 복부 쪽으로는 넓어져 척추 사이의 구조물이 앞쪽으로 몰려있고 뒤쪽은 좁아진 시소 형태가 되어 앞(전방) 쪽으로 신체를 굴신시키는 운동은 장애가 심하게 되는 것이다. 즉 척추가 전방 쪽으로 전위가 되면 전방으로 굴신하는 동작이 잘 안 되고, 반대로 신체를 뒤로 젖히는 운동은 장애가 없거나 상대적으로 잘 되는 것이다.

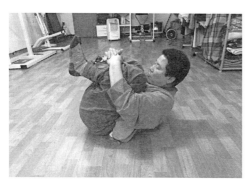
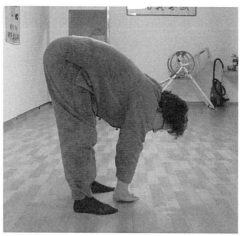

신체를 앞으로 수그리는 운동, 요추(허리뼈)가 전방전위가 되면 운동 상태에서 신체를 앞으로 구부리는 운동이 잘 안 된다.

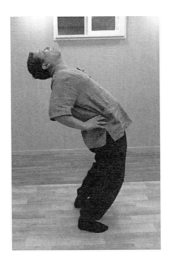

앞의 운동과 반대로 요추가 전방전위가 되면 허리를 뒤로 젖히는 운동은 별 장애가 없거나 상대적으로 덜 아프고 운동 상태도 앞으로 수그릴 때보다는 좋다.

4. 운동 상태로 척추의 전위상태나 몸이 가지고 있는 습관 판별

앞에서 상체를 앞으로 수그릴 때 허리에서 수그리는 운동이 안 되거나 앞을 수그릴 때 몸이 뻣뻣하면서 앞으로 안 수그려지는 상태는 요추가 앞(전방)으로 물러났을 때라고 했다. 그러므로 운동 시 상체가 앞으로 안 수그려지는 현상은 척추가 전방으로 전위가 된 것이라고 유추할 수가 있는 것이다. 이 상황은 환자에게 운동으로 신체를 앞으로 수그리게 해 보고 또 신체를 뒤로 젖혀 보게 해서 어느 쪽으로 운동장애가 있는가를 시술자가 판별을 하고, 운동이 안 되는 쪽으로 일차적으로 뼈가 휘었다는 것을 유추할 수가 있는 것이다.

그러면 운동이 안 되는 쪽으로 뼈가 전위가 된 것을 유추할 수 있을 때 뼈의 변형은 편중(습관, 직업적)된 자세나 동작을 오랫동안 해 올 때 일어나는 일이므로, 뼈가 변형된 방향을 알면 이 사람이 가지고 있는 습관도 판별할 수가 있다.

그러므로 운동 상태로 뼈의 휨을 알고 뼈의 휨을 알면 이 사람이 써오던 자세나 동작이 나타나게 되는 것이다.

뼈의 휨이 운동 상태를 나타내주는 전형적인 예를 들어보면, 우리가 허리를 굽혀서 한참 있으면 허리가 아프고 그래서 허리를 펴려고 하면 허리가 금방 안 펴지고 이리저리 움직여 주어야 펴지는 경우가 있다. 그리고 허리를 굽혀 있으면 허리뼈가 뒤로 튀어 나오는 운동이 일어나는 상태이고, 뼈가 뒤로 휘면 허리가 뻣뻣하거나 뻐근하면서 금방 안 펴지는 운동장애가 생기고, 목의 경우도 목뼈가 뒤로 튀어나왔을 때 목고개를 수그려서 조금 있으면 목이 무겁고 통증이 오고 그래서 목고개를 펴려고 하면 뻐근하면서 금방 목고개를 못 펴는 상태가 되는. 이때, 목고개를 수그려서 있으면 목뼈가 뒤로 물러나는 운동이 일어나는데, 목뼈가 항상성 밖으로 벗어나는 튀어나옴이 일어날 때 목이 아프고 목이 금방 안 세워지는 운동장애가 오는 것이다.

신체가 움직일 때 뼈가 운동이 일어나는 이 운동역학 상태가 신체가 움직일 때 뼈는 어떤 방향으로 운동이 일어나는지를 말해 주는 것이다. 그리고 이 운동역학 상태를 판별하면 신체가 이때까지 어떤 동작이나 자세를 많이 가졌는지를 판별해 낼 수가 있는 것이다. 그러면 뼈가 물러난 방향에서 원래대로 보존할 수 있는 교정을 하면 되는 것이다. 즉 뼈가 물러난(휨)방향에서 원래대로 돌아가게 하는 반대로의 교정을 하면, 원래 아프지 않았던 것이 뼈가 휘면서 통증이 온 것이므로 뼈가 제자리로 돌아가면 원래대로 통증이 없어지는 것이다.

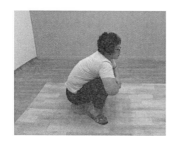

이렇게 쪼그려 앉아서 일 또는 머리를 감고 있으면 통증이 오고 그래서 일어서려고 하면 금방 못 일어서고 한참 동안 이리저리 움직거려야 허리를 펼 수 있을 때. 이런 경우는 허리(요추)가 후방으로 굽었을 때 나타나는 현상이다.

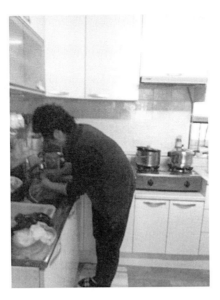

이런 자세로 설거지를 하고 있으면 요통이 와서 허리를 펴줘야 되거나 의자에 좀 앉았다 일을 할 수 있다. 요추후방전위의 경우이다.

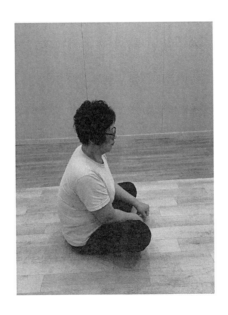

맨바닥에 앉아서 밥을 먹거나 TV를 시청하고 있으면 요통이 와서 벽에 기대고 쉬거나 드러눕고 싶은 것은 요추가 후방전위됐을 때 나타나는 현상이다.

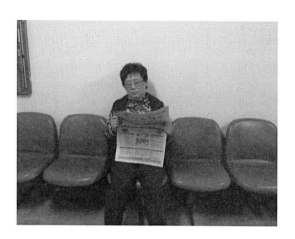

목뼈가 뒤(후방)로 튀어나오면 목고개를 수그리고 있거나 책을 보고 있으면 목이 무거워 오고 통증이 와서 목고개를 들어주어야 한다.

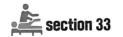

요추전방전위 및 우측전위교정

1. 근육이완(지압)

근육이완은 척추교정에 앞서 신체의 긴장상태를 이완하기 위해서이다. 지압이나 견인, 신전(伸展, 늘어뜨림) 등으로 신체를 이완하고 교정을 한다.

지압은 환자를 엎드리게(복부에 방석 등을 접어 받치고) 하고, 시술자는 환자의 어깨의 가로선관 일치하는 목뼈(경추 7번)에서부터 하는데, 지압점은 척추에서 1.5㎝ 외측으로 떨어진 위치에서 허리까지 쭉 내려오면서 양손엄지손가락으로 척추 양쪽에서 허리와 꼬리뼈(선추)까지 내려오면서 지압한다. 그리고 엉덩이의 좌골부위와 엉덩이의 가로선 중앙 위치의 좌골신경통 침의 혈 자리인 승부(承扶)와 엉덩이 가로선과 오금의 중간에 있는 은문(殷門) 그리고 오금부위인 위중(委中) 그리고 발목과 오금의 중간 위치인 승근 (承筋)과 곤륜(崑崙)까지 한다.

그리고 이 사람은 척추가 앞(전방)으로 전위되었으므로 배를 깔고 엎드리면 요추 부위의 무게가 복부 쪽으로 쏠리기 때문에 엎드려서 지압을 할 때는 복부에 부유물을 고이고 해야 한다.

1) 목의 지압

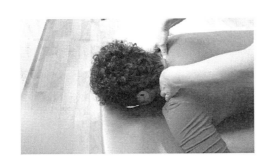

2) 허리 부위의 지압

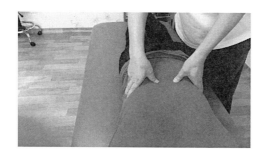

3) 다리의 지압은 양손 엄지를 세로로 해서 하는 것이 좋다.

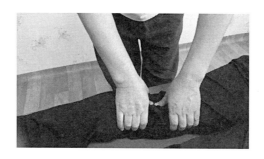

2. 신전(伸展)

환자를 천장을 쳐다보는 바른 자세로 눕게 하고, 환자의 양 무릎을 세운다. 세운 무릎의 자세는 발을 허리넓이만큼 벌려놓고 발의 위치는 무릎 위치보다 조금 발쪽으로 늘어서 길게 놓는다.

시술자는 환자의 건측(健側: 아프지 않은 쪽) 무릎을 반대쪽 과골(踝骨) 쪽으로 지긋하게 당겨서 허리 부위를 견인하여, 허리근육을 이완시킨다. 안 아픈 쪽을 했으면 반대쪽도 같은 동작으로 허리를 신전시킨다.

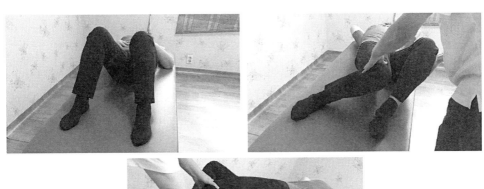

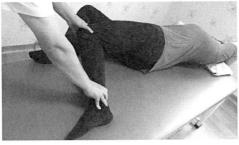

3. 견인(牽引)

신전을 마치면, 시술자는 환자가 누워있는 그 자세에서 견인요법을 한다.

1) 가벼운 견인요법: 시술자는 환자를 머리 위 침대의 모서리를 잡게 하고, 환자의 발 쪽에 서서 환자의 양쪽 발을 잡고 지긋하게 신체를 땅겨서 허리가 견인되게 한다.

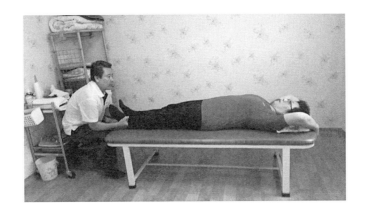

2) 깊은 견인요법: 환자가 누운 그 자세에서 시술자는 환자의 측면에 서서 환자의 두 다리를 자신의 무릎 약간 위쪽(대퇴쪽)에 올려놓고 한쪽 손으로는 환자의 양발을 잡고 한쪽 손으로는 환자의 복부(명치 밑)에 손바닥으로 대고, 명치 쪽으로 밀면서 발을 잡은 손은 다리를 땅겨 허리를 늘어뜨린다.

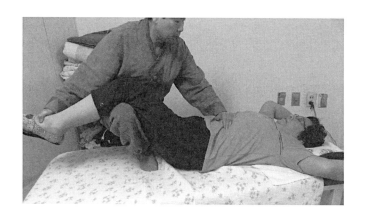

4. 우측방 교정

이 분은 척추가 전방전위 및 우측전위 상태이므로, 척추를 교정할 때는 옆(측방)으로 휜 부분을 먼저 교정을 한다. 좌우 대칭으로 되어 있는 신체가 옆으로도 휘고 앞(전방)이나 또는 뒤(후방) 중 어느 한 곳으로 휨이 있다면, 옆으로 휜 것을 먼저 가운데로 갖다놓고 전방 쪽으로 휘었거나 후방으로 휜 부분을 교정을 해야 한다.

만약 옆으로 휜 부분을 놓아두고 앞이나 뒤쪽 휜 것을 먼저 교정을 하게 되면 옆으로 휜 쪽으로 더 불거져 나오는 현상이 생긴다. 그러므로 옆으로도 휜 부분이 있고 앞이나 뒤쪽으로 뼈가 탈골된 부분이 있다면 옆으로 휜 부분을 먼저 가운데 쪽으로 보내는 교정을 하고 앞 뒤쪽의 휜 부분을 교정을 한다.

5. 측방교정

시술자는 견인이 끝났으면 환자를 우측방향으로 보고 옆으로 눕게 한다.

환자를 교정자세로 유지시키고, 시술자는 좌측 팔을 접어서 환자의 좌측어깨부위에 댄다. 우측 팔은 접어서 좌측 엉덩이의 장골부위에 댄다. 시술자는 환자의 좌측어깨에 댄 좌측 팔로 환자의 몸을 고정하면서, 환자의 왼쪽 어깨를 미는 듯하면 왼쪽 엉덩이에 댄 우측 팔로 환자의 좌측 엉덩이를 시술자의 앞으로 당겨서 교정한다. 이때 환자의 어깨를 미는 힘과 왼쪽 엉덩이를 당기는 힘이 팽창이 되어서, 오른쪽으로 휜 환자의 요추 부위가 왼쪽으로 돌아오게 환자의 허리 부위를 비튼다. 이때 허리의 진공 부분과 인대의 팽창으로 인하여 허리에서 우두둑 하는 소리가 나기도 한다.

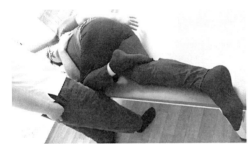 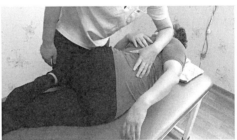

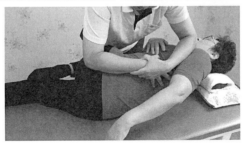

측방교정은 뼈가 휘어져나간 것을 원래 위치로 돌아오는(보존) 방향으로만 틀어야 한다. 척추가 우측으로 휘어지면 우측으로 휘어진 부분을 왼쪽(가운데)으로 오게 하는 교정을 해야 한다는 것이다. 오른쪽으로 휜 것을 왼쪽으로 오게 하려면, 오른쪽으로 물러나 있는 것을 왼쪽으로 끌고 와야 한다. 그래야만 오른쪽으로 휜 것을 바로 할 수 있다.

그렇게 하려면, 시술자는 환자를 오른쪽으로 보고 옆으로 눕게 하고 환자의 오른쪽에 서서, 시술자의 왼팔을 접어서 환자의 왼쪽 어깨에 대고 우측 팔은 접어서 환자의 왼쪽 엉덩이의 장골에 댄다. 시술자는 왼팔로 환자의 왼쪽 어깨를 고정하면서 외측으로 밀고 오른팔은 환자의 왼쪽 장골을 당겨 허리 부위를 틀어준다. 환자의 왼쪽 어깨를 밀면서 왼쪽 엉덩이를 당기면, 환자의 허리 부위는 왼쪽으로 틀리게 된다. 이때 오른쪽으로 휜 척추가 왼쪽으로 땅겨져 오는 상태가 되는 것이다.

이와 같이 척추가 휘어져 간 방향에서 원래대로 돌아오게 척추교정을 해야 하는 것이다. 반대로 말해서 척추가 오른쪽으로 물러나 있는데, 척추교정에서 척추가 오른쪽으로 더 물러나게 하는 척추의 움직임을 주어서는 안 된다. 척추가 오른쪽으로 물러나 있으면 '왼쪽'으로 돌아오게 하는 교정을 해야 뼈가 원래대로 돌아오는 교정이 되는 것이다.

척추변형에 있어서 척추가 원래대로 보존하고 있다면 허리가 아프거나 또는 디스크 탈출로 다리가 아플 이유가 없다. 그러나 뼈가 왼쪽이든 우측이든 휘어져 있고 척추의 추체가 어느 쪽으로 틀어지는(물러남) 휨이 생기면 요통이 오고 하지로 신경장애가 내려가는 추간판탈출이 일어날 수 있다. 그러므로 전에는 허리가 아프거나 또는 척추변형으로 인한 질병이 없었는데 어느 날부터 요통이 오고 다리까지 통증이 온 원인은 척추가 변형되었기 때문이고, 척추(골)가 탈골(후방전위)했거나 함몰(전방전위)되어 통증이 유발되는 것이며, 여기에 척추가 옆으로 물러나는 휨이 일어나면 물러나는 쪽으로 신경장애가 오면서 통증이나 지각장애가 오는 것이다.

그러므로 변형된 척추를 원래대로 보존을 하면 원래대로 통증이 안 나타나게 되는 것이다. 그러므로 척추가 탈골을 해서 튀어나왔다면 밀어 넣어서 원래대로 보존 되도록 교정을 해야 하는 것이고, 또 척추가 앞(전방)으로 휘었다면 뒤로 끌어내는 교정을 해서 원래대로 뼈가 보존되도록 해야 하는 것이다. 또 오른쪽 측면으로 물러났다면 왼쪽으로 끌고 와서 가운데로 가지고 와야 하는 것이다. 또 왼쪽으로 틀어졌다면 오른쪽으로 되돌리는 교정을 해서 원래대로 뼈가 보존되도록 해야 하는 것이다.

교정을 할 때 뼈가 오른쪽으로 물러나 있다면 왼쪽으로 끌고 오는 교정이 되도록 해야지 교정이 오른쪽으로 더 틀어지는 교정을 하면 증상을 고칠 수가 없는 것이다. 그러므로 교정 시 반드시 정렬상태에서 뼈가 물러난 있는 쪽에서 원래대로 돌아오는 교정을 해야 하는 것이다.

척추가 오른쪽으로 휘어있다면 왼쪽으로 끌고 와야 척추의 정렬상태를 회복할 수 있는 것이다.

앞에서 설명한 측면교정요법이 척추가 오른쪽으로 물러난 상태의 교정요법이다.

척추가 오른쪽으로 물러났을 때 왼쪽 장골을 당겨주면 오른쪽으로 틀어진 요추는 왼쪽으로 당겨오는 교정이 된다.

앞에서도 말했듯이, 척추교정에 있어서 척추가 옆으로 휘어지고 또 척추가 복부 쪽으로 휘어지는 전방전위 상태나 그 반대인 척추가 후방으로 튀어나오는 후방전위 상태의 형태로 휘어지면, 옆으로 휘어진 척추를 바로 해서 가운데로 가지고 가는 옆으로 틀어진 교정을 먼저 하고 그 다음 전방전위 상태나 후방전위로 휘어진 척추를 교정을 해야 한다. 이렇듯 척추교정은 항상 옆면으로 휜 것을 교정을 먼저 하고 그리고 앞쪽이나 뒤로 휜 것을 교정하는 순서로 해야 한다. 옆으로 휜 것을 그대로 두고 앞뒤만 교정을 하면 옆으로 더 튀어나오게 된다.

그리고 척추의 옆면 휨에 있어서 휜 부분이 정렬상태로 돌아오는 교정만 해야지 물러난 것을 더 물러나게 하는 움직임(운동)이 일어나게 해서는 절대 낫지 않는다. 척추의 측만 휨은 측만된 것이 정렬상태로 돌아오는 교정만 해야 하는 것이다. 즉 오른쪽으로 척추가 물러났으면 물러난 것이 왼쪽으로 돌아오는 교정만 해야 하는 것이다. 그러니까 척추측만증상에서 측만된 척추가 바로 돌아오는 교정만 해야 하므로 허리를 양쪽 다 틀어서는 안 된다는 것이다.

6. 요추 우측전위(휨) 교정

일단 측와위(옆으로 누운 자세)로 교정을 하고 앙와위(천장을 보고) 자세로 눕게 한다.

환자를 양손으로 머리맡의 양쪽 침대모서리를 잡게 한다. 시술자는 오른손으로 환자의 양 발목 부위를 밑으로 손을 넣어서 양발을 모아서 잡는다. 시술자는 왼손으로 환자의 우측장골측면 상단부위를 잡는다. 시술자는 발을 잡은 오른손을 자기 앞쪽으로 당기면서 왼손으로 잡은 환자의 장골을 밀어 넣는다.

시술자는 일차적으로 환자의 장골을 밀어 넣는 교정을 하고 난 다음 장골을 밀어 넣는 방식으로 환자의 장골의 약간 위의 '요추 부위'를 잡고 장골을 밀어 넣는 교정을 하듯이 요추를 밀어 넣는 교정을 한다.

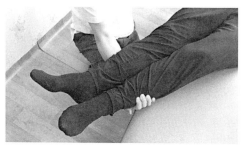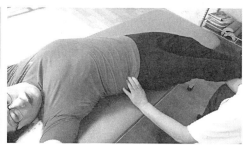

요추의 요철(탈골) 등 변형을 일으켜 척추간협착이나 디스크 등이 발병이 되면, 허리 부위나 다리 등 통증이 나타나는 쪽으로 요추가 부정렬(휨)이 된 것이므로 그 휜 부분을 정렬(보존)상태로 돌아가게 교정을 해야 한다.

그러므로 요통이나 엉치통증, 다리통증 등이 오른쪽으로 오면 요추가 오른쪽으로 전위(휨)가 되었으므로 오른쪽으로 부정렬된 요추를 왼쪽으로 보내는 교정을 해야 한다. 그리고 요추가 오른쪽으로 물러나면 오른쪽 골반도 같이 달고 나오고 그리고 골반과 요추가 함께 오른쪽으로 쏠리기 때문에, 오른쪽으로 휘어진 요추를 교정할 때 장골도 함께 밀어 넣는 교정을 해 주어야 휜 허리가 제대로 교정이 된다.

7. 척추전방전위 교정 1

1) 우측방교정이 끝나면 환자를 그 상태(앙와위자세)로 반듯하게 눕게 하고 환자의 양 손은 머리맡의 침대 양쪽 끝을 잡게 하거나 그렇지 않으면 깍지를 끼고 머리맡에 두게 한다.

시술자는 환자의 건측(健側)부터 시작한다. 시술자는 환자의 왼쪽에 서서 시술자의 왼쪽 발을 침대 위로 올려 환자의 왼쪽다리 옆에 둔다. 환자의 왼쪽 다리를 접어 무릎이 접어지게 하고 왼손은 환자의 왼쪽 다리 정강이 부분을 잡고 오른손은 환자의 무릎 위의 대퇴부위를 잡는다. 시술자는 환자의 다리를 고관절까지 굴신이 되도록 복부 쪽으로 접는다. 이때 고관절이 최대한 접어지게 해서 무릎을 복부 쪽으로 굴신시킨다.

방법은, 시술자는 다리를 접어서 정강이를 잡은 부위와 대퇴를 잡은 손에 지긋하게 힘을 써서 다리를 눌러 환자의 무릎이 최대한 접어지게 하고, 시술자는 환자의 다리가 최대한 접어진 상태에서 힘을 빼지 말고 약간 힘을 유지한 채로 접었다가 힘을 뺀다.

시술자가 환자의 다리를 접는 힘을 뺐지만은 환자의 다리는 접어져 있는 그 상태에서 다시 지긋하게 힘을 써서 다리를 접는다. 이 방법으로 5~10회 정도 반복해서 왼쪽 다리를 접는 교정을 하고, 반대쪽(아픈 쪽) 다리를 접는 교정을 한다.

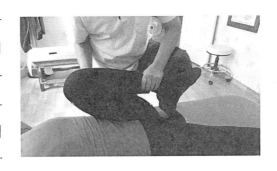

• 아프지 않은 다리부터 먼저 접는 교정을 한다. 이 교정은 전방전위 교정에 대한 신전(神殿)의 효과가 있고 척추의 요추 부위가 진빙(복 부) 쪽으로 휜 것을 후방으로 보내는 교정이 되므로 전방전위 교정압 박교정을 하기 전에 먼저 이 운동을 하고 압박교정을 한다.

- 시술자는 침대 가까이서 한쪽 발을 침대에 올려 안정된 자세로 시술한다.

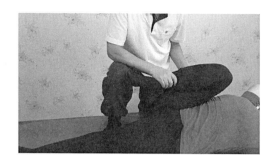

- 한쪽 다리씩 접는 운동을 해 몸이 유연하게 해서 양쪽 다리를 함께 접어 굴신운동이 되게 한다.

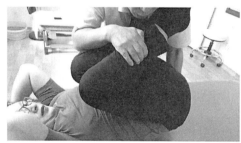 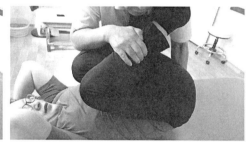

2) 효능

무릎을 접는, 호미 같은 자세에서 무릎을 복부 쪽으로 밀면, 전방 쪽으로 밀려난 척추를 후방으로 밀어내는 척추의 운동이 일어나게 한다.

전방전위란 척주의 만곡(허리부분 오목)이 정렬상태에서 앞(복부) 쪽으로 전위된 것을 말한다. 그러므로 이 상태는 척추마디가 뒤로 튀어나온 것이 아니고, 뒤에서 보면 척추가 복부 쪽으로 내려앉은 상태이므로 이것을 원래대로 되돌리는 교정을 말한다. 그러므로 반듯하게 누운 자세에서 무릎을 접어서 다리를 복부 쪽으로 굴신을 시키면 복부 쪽으로 휜 척추(뼈)가 후방으로 돌아가게 하는 운동이 일어나게 하는 것이다. 그러면 요추 부위의 운동장애가 좀 회복되어 허리가 유연해지면서 신체의 전방굴신운동이 부드러워진다. 그러면 다음 교정을 하기 쉽다.

요추(뼈)가 전방(복부 쪽)으로 내려앉으면, 신체의 운동에 있어서 앞(전방)으로 수그리는 운동이 잘 안 된다. 반대로 신체를 뒤로 젖히는 운동은 상대적으로 잘 된다. 대부분 척추의 전방전위상태는 신체를 앞으로 수그리는 운동은 장애가 심하고, 허리를 뒤로 젖힐 때는 운동장애가 전혀 없거나 별 장애가 없다.

8. 척추 전방전위 교정 2

1) 방법

호미 접는 교정이 끝나면 환자를 그 상태로 반듯하게 눕게 한다. 그리고 환자의 복부에 수건을 접어서 놓는다. 미리 환자의 뼈가 전위된 뼈의 위치를 엄지손가락으로 눌러 위치를 확인해 놓는다.

전위된 뼈의 위치를 확인하는 방법은 장골의 상극의 가로선으로 그어서 아래부위는 요추 5번 위치가 되고 그 위로는 요추 4번 위치가 된다. 그러므로 교정을 들어가기 전에 뼈가 전위된 부위를 미리 수건 위로 확인해 놓고 교정에 들어간다.

시술자는 환자의 측면 허리 부위 정도에 선다. 시술자는 한 손으로 환자의 발목 밑에 손을 넣어 양 발목을 잡는다. 그리고 한쪽 손의 엄지는 확인 해 놓은 전위(휜)된 뼈 위치에 엄지손가락을 된다. 엄지손가락으로 복부를 찔러 넣듯이 손가락을 세우고 발목을 잡은 발을 들어 올린다.

들어 올린 다리가 굴신이 될 수 있는 범위까지 들어 올리고, 환자를 하여금 배에 힘을 빼게 하고 복부에 찔러 넣은 손가락으로 전위된 뼈 위치에서 복부에 지긋하게 압력이 가세 하면서 들어 올린 다리를 조금씩 복부 쪽으로 굽힌다. 방법은, 한 손 엄지로 복부로 밀려난 뼈의 위치에서 서서히 복부 속으로 압력이 가게하고 다리를 든 팔로 환자의 다리를 복부 쪽으로 휘게 해서 복부 쪽으로 밀려난 뼈를 뒤쪽으로 밀어내게 하는 것이다. 이때 다리를 잡은 손은 손과 팔, 어깨까지 이용해서 환자의 다리를 복부 쪽으로 굽히는 운동에 활용해야 한다. 그렇게 하면 교정을 할 때 힘을 용이하게 쓸 수 있다.

처음에는 뼈가 전방으로 전위가 된 상태이므로 허리가 뻣뻣한 상태이나 교정을 해 나가면 허리상태가 점차 유연해지므로 교정을 해 나가면서 점점 다리를 복부 쪽으로 밀착시키는 운동을 강하게 해서 허리 부위가 둥글게 휘게 하면서 복부에 댄 엄지로 전방으로 전위된 뼈를 뒤로 밀어내는 교정을 한다.

다리를 들어 올려 복부의 압교정을 하고 잠깐 쉬웠다 다시 교정을 한다. 3~5회 정도 반복해서 교정을 해서, 시술자가 상황에 따라서 교정이 완만하게 이루어지도록 한다.

- 장골의 양쪽 상극을 찾아 이 뼈를 가로선으로 하여 뼈의 위치를 찾는다.

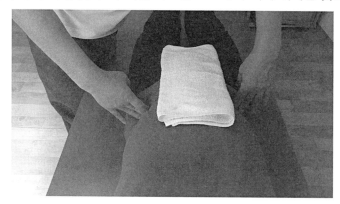

- 전방 쪽으로 밀려난 뼈를 찾아 그 위에 엄지손가락을 댄다.

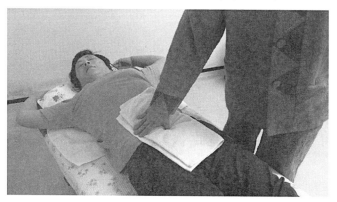

- 전방전위된 뼈의 위치를 확인한다.

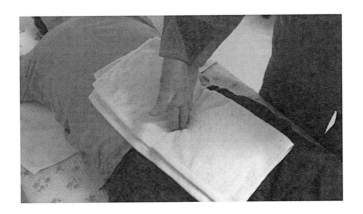

- 다리를 들어 올리면서 교정자세를 갖춘다.

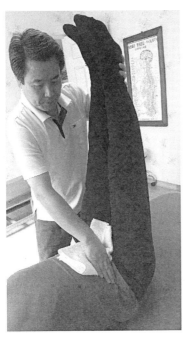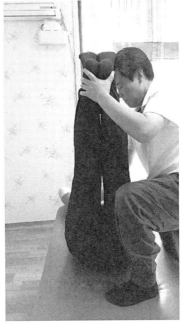

- 수건 위에 댄 오른손 엄지손가락으로 복부 쪽으로 튀어나온 뼈를 허리뒤쪽으로 밀어내면서 들어 올린 다리를 복부 쪽으로 밀착시켜 압박을 가한다. 이때 한 손은 복부 쪽에서 허리뒤쪽으로 밀어내고 한 손은 다리를 들어 올려 허리가 뒤쪽으로 휘게 하면서 복부 쪽으로 밀려들어온 뼈가 뒤로 밀려나가게 한다.

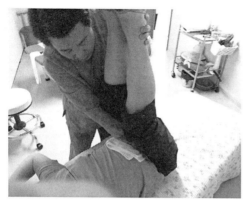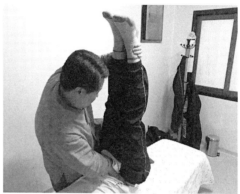

뼈가 심하게 복부쪽으로 들어가면 사진처럼 복부를 휘어서 복부쪽으로 들어온 뼈를 뒤로 밀어내야 한다.

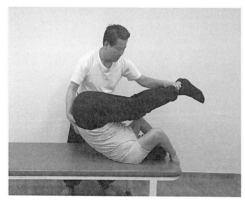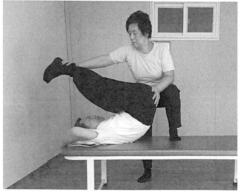

전방(복부) 쪽으로 심하게 뼈가 내려앉으면 위의 사진처럼 허리를 휘면서(굴신) 복부에서 뒤쪽으로 뼈를 밀어내야 한다.

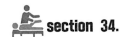

요추 측방교정(나무자세)

나무자세교정이란 누워서 하는 교정이 견인에서부터 전방전위 교정까지 일차적으로 한번 한 다음 환자를 일어서게 해서 요추(척추) 및 골반의 측만 된 부위를 환자를 세워 놓고 하는 교정을 말한다.

옆(측만)으로 휜 허리(요추)나 옆으로 튀어나온 골반은 환자를 세워 놓고 하는 나무자세교정이 효과가 좋다. 그리고 서서 하는 측방전위 교정을 한 다음 환자를 반듯하게 눕게 해 전방전위 교정을 한 번 더 해 준다.

척추의 교정에 있어서, 항상 옆(측만)으로 휜 교정을 하고 전, 후방교정을 하는 순서 해야 하고, 그러므로 서서 옆으로 튀어나온 것을 밀어 넣고 나서 앞(전방)으로 내려앉은 척추를 후방으로 밀어내는 교정을 한다.

사람을 세워 놓고 하는 나무자세교정은, 사람을 세워 놓고 하면 신체를 휘기가 쉽다. 즉 오른쪽으로 허리뼈나 골반이 휨이 있거나 골반이 튀어나왔으면 그 휜 것을 왼쪽으로 보내서 휜 것을 바로잡아야 하는데 사람을 세워 놓고 신체를 휘면 신체의 휨이 잘 이루어진다. 즉 오른쪽으로 허리뼈가 휘어졌고 골반이 오른쪽으로 튀어나왔다면 오른쪽으로 배가 불러 있는 상황이고, 그러므로 이것을 역으로 신체를 휘어서 왼쪽으로 보내야 오른쪽으로 휜 척추나 골반이 원래대로 돌아가기 때문에, 이 튀어나온 것을 밀어 넣을 때 누워서 측면교정을 할 때보다 사람을 세워 놓고 휜 부분을 되휘기가 용이하다는 것이다. 즉 서 있는 나무처럼 사람도 세워 놓고 하면 휘기가 용이하다는 것이다.

1. 방법

1) 시술자는 환자를 서게 한다. 발을 어깨 넓이만큼 벌려 교정을 하기 용이한 정도의 범위로 서게 하고 발은 발끝을 약간 오무려 서거나 발끝을 나란히 하게 한다.

척추의 우측전위이고 척추가 어떤 방향으로 전위가 되면 골반도 같이 달고 물러나는 경우가 많고, 시각적으로 골반이 옆으로 안 튀어나왔더라도 나무자세교정에서 허리가 휜 쪽의 골반도 한 번씩 교정을 해 주는 것이 좋다. 왜냐하면, 허리가 오른쪽으로 휘게 되면 척추가 휜 쪽으로 척추의 무게중심이 이미 쏠려 장골까지 밀어내는 무게중심 쏠림이 오랫동안 가해져 왔기 때문에 척추의 무게중심이 쏠린 쪽의 골반도 튀어나오지 않았더라도 골반을 반대쪽으로 밀어 넣는 교정을 해 주는 것이 좋다. 그래야 다음에 골반이 틀어질 수 있는 것을 예방할 수가 있고, 골반이 똑바로 서야 허리교정을 해 놓아도 다음에 다시 허리의 휨이 예방이 된다.

2) 시술자는 환자의 우측측면에 선다. 오른발을 환자의 전면에 두고 왼발은 환자의 뒤쪽에 둔다. 시술자는 오른손으로 환자의 신체 앞(겨드랑이 밑이나 허리의 측면옆구리)으로 해서 환자의 겨드랑이 밑, 환자의 왼쪽 측면을 잡는다. 시술자의 왼손 엄지는 환자의 허리뼈가 휜 부위 우측 옆구리 부위(요추의 옆면 추체)에 댄다. 시술자는 우측 손으로 환자의 왼쪽옆구리를 당기면서 왼손 엄지로 환자의 우측옆구리 부위를 밀어서 환자의 허리 부위 몸통이 왼쪽으로 휘게 한다. 시술자가 오른손으로 환자의 왼쪽옆구리를 당겨서 왼손으로 환자의 오른쪽 허리 부위 휜 몸통이나 또는 튀어나온 골반, 그리고 요추의 옆으로 휜 뼈의 돌기에 엄지손가락을 대서 옆구리를 당기면서 휜 뼈를 되휘는 교정을 한다.

그러니까 요추가 우측으로 휘게 되면 허리 부위 몸통이 옆으로 굽어 있기도 하고, 골반도 삐딱하게 옆으로 튀어나와 신체가 옆으로 기울어져 있기도 하고, 몸체가 옆으로 삐딱하게 휘는 경우가 있다. 이럴 때는 측면교정을 할 때 휜 몸통도 휘어서 밀어 넣고, 튀어나온 골반도 휘어서 밀어 넣고, 허리뼈가 옆으로 물러난 뼈

의 측면의 '극돌기'에 바로 엄지손가락을 대서 옆으로 물러난 뼈를 역으로 밀어서
뼈가 제자리로 돌아가게 휘어 미는 교정을 한다.

환자를 세워 놓고 하는 나무자세교정은 이런 모든 교정을 하기가 용이하고 교정
효과도 눕힌 상태에서의 교정보다 효과적이다.

서서 하는 나무자세의 측면교정을 시술자가 만족이 되는 정도의 교정을 하고, 누
워서 하는 전방전위 교정을 한 번 더 해 주고 하루의 교정을 마친다.

• 오른쪽으로 배가 부른 허리 부위를 나무자세교정으
로 휘어서 밀어 넣는 교정을 한다.

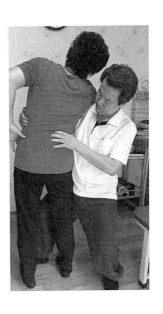

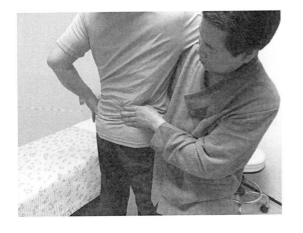

• 옆으로 밀려난 뼈의 추체 측면
에 엄지손가락을 대고 허리를
휘어서 밀어 넣는다.

오른쪽으로 밀려난 골반을 나무자세로 교정한다.

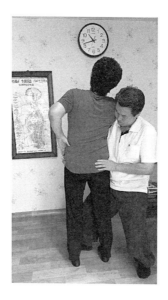

요추의 전방전위 교정에서 골반이나 척추의 측만에 대한 측면교정이 끝나면 환자를 침대에 눕게 해서 전방전위에 대한 교정을 한 번 더 해 주는 것이 좋다.

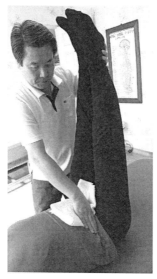

요추 전방전위 교정. 요추 5번이 전방(복부)으로 전위가 됐으므로 복부에 수건을 접어놓고 한손으로 다리를 잡고 한손엄지손가락을 복부의 요추 5번 위치에 대고 다리를 들고 휘면서 복부쪽으로 밀려들어간 요추 5번 뼈를 뒤로 밀어 낸다.

여가까지, 부산사상구 감전동 60대 남성 정00씨, 요추 5 전방전위 및 우측전위 증상의 시술 순서에 대한 설명이다.

◑ 부산시 사상구 정○○씨(50대)의 사례

이 분의 증상은 골반의 측면 요대선에서부터 대퇴측(재봉라인)면으로 해서 무릎 약간 위까지 대퇴의 측면으로 근육이 뻗대는 상태이다. 그리고 다리를 접는 운동이 잘 되지 않았다. 신체를 앞으로 굽히거나 다리를 호미자세로 접어서 복부 쪽으로 땅기면 고관절 부위가 뻣뻣하고 골반이 잘 굽혀지지 않고 땅기는 현상이 왔다. 즉 다리를 접으면 고관절 부위가 뻑뻑하고 잘 접혀지지 않는 상태였다. 그러므로 쪼그려 앉는 자세가 잘 되지 않았다.

1. 운동 상태 확인
신체를 앞으로 굽히는 운동이 잘 안 된다. 반대로 신체를 뒤로 젖히는 운동은 크게 장애가 없는 상태이다.

2. 뼈의 위치 확인
역체요법에서 뼈의 정렬상태의 확인 법, 환자를 엎드려 눕게 하고 복부에 부유물을 고이면(앞에서 설명한 부분 참조), 척추(뼈)후방돌기의 정렬상태를 확인할 수 있다. 복부에 부유물을 고이면 척추의 변형이 되었을 때 후방돌기의 정렬상태를 확인할 수가 있다.
환자를 엎드리게 하고 복부에 부유물을 고이면, 척추의 부정렬이 있을 때, 뼈가 후방으로 돌출(탈골)한 부위가 있으면 튀어나오고, 뼈가 함몰(탈골)이 되면 정렬상태에서 탈락(내려앉음)이 되어 있는 것을 볼 수 있다.

3. 판별
요추 5번이 전방(복부) 쪽으로 내려앉은 상태이다.

4. 정황 확인

이 분이 몸을 쓰고 있는 자세나 동작을 확인한다. 즉 뼈가 전방 쪽으로 전위가 될 수가 있는 자세나 동작이 있었는지 확인. 신체 쓰임(움직임)에 따라서 뼈도 움직임이 일어나 그 상태가 지나치면(지나펴짐):관절을 펼 때 관절의 작동범위를 넘어섬을 의미, 즉 탈구) 길항력을 벗어나 뼈가 변형이 되기 때문에, 사람이 이때까지 살아오면서 몸이 취해온 동작이나 충격 등이 뼈의 변형의 원인이 된다. 그러므로 뼈의 변형을 확인할 때 모든 정황들을 동원해야 하고, 그 일원으로 이때까지 취해왔던 자세나 동작의 특징들을 찾아야 한다. 그리고 그 동작들이나 자세 중에서 뼈가 전방으로 전위될 수 있는 자세나 동작, 또 뼈가 뒤로 튀어나올 수 있는 동작이나 자세를 확인해야 하는 것이다.

이 부분이 뼈의 변형된 방향을 찾는데 중요한 것은, 신체를 많이 쓰는 쪽으로 질(운동이 잘 일어 남)이 난다. 상체를 앞으로 굽히는 운동을 많이 하면 앞으로 신체를 굽히는 운동은 유연하고 굽히는 운동이 잘 된다. 신체가 앞으로 많이 내려가면 등이 굽어지고 척추는 뒤(후방)로 휘는 운동이 일어난다. 즉 이렇게 앞으로 수그리는 운동이 지나치면 앞으로 수그리는 운동은 질이 나 잘 되고 동시에 척추는 뒤로 계속 물러나는 움직임 일어, 만약 이런 동작이나 자세가 오랫동안 편중되면 척추는 후방으로 휨을 당하는 것이다. 우리가 구부정하게 앉는 것도 그 예가 된다. 구부정하게 앉으면 신체는 앞으로 굴신자세가 되고 등이나 허리는 후방으로 굽어진다. 이러한 자세가 습관이 되면 흉추, 요추는 뒤로 굽어 허리가 구부정하게 되는데 이 상태는 척추(뼈)를 후방으로 밀어내어 정렬상태를 벗어나게 할 수 있고, 척추가 정렬상태를 벗어나면 쪼그려 앉아서 머리를 감거나 허리를 굽혀서 일을 하면 요통이 오며, 앉아서 한참 있으면 허리가 아파서 벽에 기대고 싶고 일어설 때는 허리가 뻐근하고 허리를 금방 못 펴는 상태가 오기도 한다.

이 분은 도배공으로 천장을 쳐다보며 허리를 뒤로 젖혀지는 자세가 많이 있었다. 상체를 뒤로 젖히면 허리는 앞(전방) 쪽으로 휘는 동작이 일어난다.

5. 결과

전방전위 교정으로 정상으로 회복한다.

상체를 뒤로 젖힐 때 허리가 전방 쪽으로 휘는 운동이 일어나기 때문에, 허리뼈가 앞(전방)으로 휘게 하는 동작이나 자세는 상체를 뒤로 젖혀지게 하는 동작과 배를 깔고 엎드리는 자세가 요추를 전방 쪽으로 내려앉게 하는 요인이 된다. 그리고 목의 경우 차를 타고 가다가 뒤에서 받혔을 때 목고개가 뒤로 꺾어지는 충격을 받을 수 있다. 머리(두뇌)가 뒤로 넘어가면 목뼈는 전방 쪽으로 만곡이 심화되는 상황이 된다.

◑ 부산시 해운대구 박○○씨(남, 30대)의 사례

1. 증상

이 분의 증상은 왼쪽 서혜부(사타구니)와 국부(낭심)로 통증이 내려오는 현상이 왔다. 또한 허리 하부에 통증이 나타나면서 하복부에 불쾌한 무게감도 나타났다. 요통이 진행되면 나타나는 엉치의 통증과 왼쪽 다리의 무력함이나 저린 느낌도 있었다.

2. 판별상황

허리가 아파서 병원에서 요추변형이라는 진단을 받고 물리치료도 받았으며 한의원에서 침도 맞았다. 증상은 허리(요추)변형으로 진단이 됐고, 신체의 다른 기관에 이상이 생겨서 사타구니나 국부(낭심) 쪽에 통증이 나타나고 묵직한 무게감이 나타나는 것은 아니다.

그러면 요추가 부정렬 현상이 왔는데 왜 사타구니와 국부에 통증이 나타나는 걸까? 다음 사례에서도 소개하겠지만 의외로 요추변형(휨)으로 사타구니에 통증이 느끼는 사람이 많다. 그런데 요추변형에서 이 부분은 한 가지 전형(典型)이 된다. 척추의 변형(탈골, 측만, 협착) 등의 척추변형에서 척추골이 이탈(탈골)한 방향을 전형적으로 보여주는 형태이다. 신체의 골격에서 척추골의 탈골이나 척주(脊柱)의 휘어신 방향을 진형직으로 니티내는 중상이라는 것이다. 척추의 만곡은 목은 C자형의 전방만곡, 등은 C자형후방만곡, 허리는 C자형전방만곡이 있다. 즉 허리가 복부 쪽으로 오목하게 파인 상태이다. 그리고 이 만곡들은 몸의 체중을 분산해서 몸의 체중을 싣고 있는 척추의 기능을 보호할 수 있도록 되어 있는 장치이다. 이런 체중을 분산하는 무게중심 기능이 없으면 척추(뼈)는 오래 견딜 수가 없다. 이런 기능이 없다면 척추(뼈)가 몸무게에 눌리기 때문에 뼈 사이는 쉽게 좁아지고 뼈는 쉽게 망가질 것이다. 그리고 뼈 사이에 있는 연골도 쉽게 압박을 받아 연골이 쉽게 탈출하거나 파괴가 될 것이다.

이렇듯 척추의 만곡은 체중으로부터 척추를 보호하는 기능이 있다. 그리고 척주(脊柱) 전체로는 이렇게 만곡이 형성되어 있지만, 척추골 하나하나는 관절화되어 꼬리뼈부터 목뼈까지 관절로 연결되면서 척추마디의 연결 상태가 정렬(整列)상태로 되어 있어 신체의 운동 시 운동이 적절하게 잘 일어나도록 되어 있다. 그리고 뼈마디 중 하나가 정렬상태를 이탈하면 신체의 운동 상태가 불능이 되거나 운동 시 장애가 생긴다. 즉 신체를 앞으로 굽히거나 뒤로 젖히거나 원형으로 운동을 할 때 운동장애가 생기는 것이다. 예를 들어 상체를 앞으로 수그리는데 잘 수그려지지 않는다거나 또는 상체를 뒤로 젖힐 때 잘 젖혀지지 않고 허리가 아프거나 다리로 땅김이나 저림 등 증상이 나타나는 현상은 척추가 부정렬이 되어 척추디스크나 척추간의 협착 등 척추 질환이 발생하는 것이다.

척추가 탈골, 협착, 측면으로 물러나는 휨(측만) 등 척추변형이 오면 요통이 생기고 더 진행되면 하지로 내려가는 방산통이 나타나게 된다. 그렇다면 앞에서 소개하는 박○○씨처럼 사타구니나 복부의 무게감이 생기는 현상은 척추(뼈)가 정렬상태에서 어떤 방향으로 물러났을 때 일어나는 현상일까? 앞에서 척추마디가 어떤 방향으로 물러나면 전형적으로 일어나는 현상이라고 했는데 이 경우는 척추마디가 앞(전방) 쪽으로 물러났을 때 전형적으로 나타나는 현상이라고 보면 된다. 그러므로 환자가 허리가 아픈데 사타구니나 복부에 통증이나 무게감이 느껴진다고 하면 척추 전방전위가 되었다고 판단을 할 수 있는 것이다.

척추가 전방전위가 되었다고 다 사타구니나 복부, 무릎 위쪽(대퇴 전면)으로 통증이 오는 것은 아니다. 그러나 척추가 뒤로 탈골되었을 때 사타구니나 대퇴 전면부로 통증이 나타나는 사례는 거의 없다.

이 부분은 척주의 무게중심의 변형으로도 설명할 수 있는데, 앞에서 언급했듯이 척추마디하나 하나는 몸무게를 감당하고 있는데, 척추마디가 정렬상태에서 이탈(휨)하면, 몸무게를 감당하고 있는 무게중심이 변형되어 신체가 항상성을 유지할 수 없는 상태가 된다. 즉 운동이 안 되거나 목이나 허리에 무게중심(척추의 탈골)이 변형이 되면 목, 허리에 통증이 나타나고 갑자기 목이 안 돌아가거나 허리를 굽히면 허리가 땅기거나 허리를 뒤로 젖히면 뻐근하면서 뒤로 젖히는 운동이 잘 안 되는 운동장애가 생긴다.

즉 뼈가 정렬상태에서 물러나는 쪽으로 통증이 나타난다고 보면 된다. 이런 것이다, 우리가 허리를 굽히고 한참 동안 있으면 요통이 오는 경우가 있다. 이때 허리를 굽히고 한참 동안 있으면 허리뼈는 뒤로 물러나는 부정렬 움직임이 생긴다. 이때 허리가 아픈 것이고, 뼈가 물러나는 쪽으로 통증이 오는 것이다.

그러므로 사타구니나 복부 쪽에 통증이나 무게감이 느껴진다는 것은 척추가 그쪽 방향으로 물러앉았다는 것이라고 할 수 있는 것이다. 척추가 골반내강 쪽이나 복부 쪽으로 내려앉는 탈골이 일어나면, 척추를 붙들고 있는 조직들이 복부 쪽으로 내려앉음으로 해서 통증이 그쪽으로 쏠리는 것은 당연한 것이다. 그리고 요추가 복부 쪽으로 내려앉으므로 해서 내장에 압박을 준다. 그러므로 척추가 복부 쪽으로 휘어지면 어떤 경우는 대소변장애가 따른 경우도 있다.

3. 운동 상태 확인

척추마디가 전방으로 전위되면, 상체를 수그릴 때나 누워서 다리를 들어 올리는 운동이 잘 안 된다. 척추의 운동 상태에서 상체를 굽히는 운동과 상체를 뒤로 젖히는 운동, 그리고 신체를 측면으로 굴곡시키거나 몸을 회전하는 운동이 일어난다. 그런데 척추마디가 앞(전방)으로 탈골하면 신체를 앞으로 수그리는 운동이 잘 안 된다. 상체를 앞으로 수그리면 척추가 뜨끔거리거나 탈골한 부위가 땅기는 현상, 그리고 상태가 심해서 하지까지 방산통이 흘렀다면 다리가 땅기는 현상이 오고, 누워서 다리를 치켜들면 다리가 땅겨서 다리를 치켜들지 못하는 상태가 오기도 한다. 상체를 앞으로 수그릴 때 신체가 '뻣뻣'하면서 앞으로 잘 수그려지지 않고, 누워서 다리를 치켜들면 아픈 쪽 다리가 들어 올려지지 않는 경우 척추가 전방전위일 때 나타나는 전형적인 증상이라고 보면 된다.

이는 상체를 앞으로 굽히는 순간에 허리가 뻣뻣하면서 잘 굽혀지지 않고 허리, 다리에 통증이 오는 경우와 허리를 굽혀서 '한참 동안' 있으면 요통이 시작되어 허리를 펴려고 하면 허리를 금방 펼 수가 없고 이리저리 움직여서 허리를 펴는 경우와는 다르다. 후자는 요추가 후방으로 전위됐을 때 일어나는 현상이다. 즉 허리를 굽혀서 한참 동안 있으면 요추가 뒤로 휘어서 근육을 밀고 요추를 보호하고 있는 조직들이 팽창돼서 나타나는 통증인 것이다.

이 분은 누워서 다리를 들어 올렸을 때 허리가 땅기기도 하고, 통증도 오며, 다리를 높이 들어 올릴 수가 없었다.

4. 뼈의 위치 확인

복부에 부유물을 고여 보니 요추 5번이 전방 쪽으로 함몰되어 있는 것을 확인할 수 있었다.

5. 정황 확인

뼈가 복부(전방) 쪽으로 전위(휨)가 되었다는 정황을 통해 뼈가 물러난 쪽으로 통증이 유발된다는 것을 알 수 있다. 그리고 동작이나 습관적인 자세 또는 직업적인 자세에서는 척추의 전방전위를 유발할 수 있는 요소가 없었고 배를 깔고 엎드려 자는 습관도 없었다.

다만 평소 운동으로 자전거를 많이 탔는데 자전거를 안 탈 때보다 자전거를 타면 증상이 더 심해진다고 했다. 자전거를 타면 상체를 약간 앞으로 굽히는 자세가 되는데, 상체를 앞으로 굽히면 허리(요추) 부위는 뒤로 물러나는 운동이 일어난다. 이 분은 자전거를 타면 증상이 더 심해졌고 처음 증상이 나타날 때도 자전거를 몇 시간 타고난 다음부터 통증이 오기 시작했다고 했다.

체형이 배가 많이 나온 체형이었는데 이 상황을 추적해 보면, 자전거를 탈 때 신체가 약간 엎드려지는 자세가 되므로 이때 배가 처지면서 척추를 복부 쪽으로 끌어당기게 된다. 그리고 이 분은 요추만곡이 선천적으로 심화되어 있어서 이러한 정황이 요추를 전방으로 내려앉게 하는 요인이 될 수 있다.

이와 조금은 다른 동작이지만 러닝머신을 타고 요추가 전방으로 들어가는 경우도 종종 있다. 운동기구의 속도를 따르다 보면 몸을 앞으로 내밀어야 하는데 이때 복부가 앞쪽으로 옮겨가는 탄력이 생겨 요추가 복부 쪽으로 달려가는 경우가 생길 수 있다.

6. 결과

이 분은 자율교정운동요법, 전방전위 교정으로 회복했다.

◑ 경남 남해군 백년마을 이○○씨(남, 70대)의 사례

1. 증상

1) 요통이 있다.

2) 왼쪽 골반(엉덩이)이 터져나가는 듯한 통증이 있다.

3) 왼쪽 다리가 무겁고, 시리고, 따갑고, 하지(下肢) 무릎 밑 측면으로 해서 과골(복상뼈)까지 통증을 느낀다. 특히 하지 장딴지 측면으로 격심한 통증이 있다.

4) 대소변 시 복부의 통증으로 인하여 힘을 쓸 수 없다.

5) 누워서 자세를 바꿀 때 뜨끔거리는 현상이 허리, 복부로 뻗친다.

6) 기침을 하면 다리까지 깜짝깜짝 놀라는 통증과 전기현상이 엉덩이로 해서 다리까지 뻗친다.

7) 숨을 크게 쉬면 온몸에 통증이 있어서 새우잠처럼 웅크리고 누워 있어야 조금 편하다.

8) 통증 때문에 며칠간은 뜬눈으로 밤을 새웠다.

9) 부산시 북구 B병원에서 MIR진단 결과 척추수술을 권유받았다.

2. 발병원인

배 갑판 위에서 미끄러져 엉덩방아를 찧으면서 뒤로 나자빠졌다. 엉덩이를 크게 들이 받치고 허리와 등짝까지 크게 충격을 받아, 처음 한참 동안 꼼짝늘 못하고 거우 몸을 일으 켰을 정도로 충격을 받았다. 처음에는 두들겨 맞은 것 같은 것처럼 온몸이 아프더니 며칠 지나니까 증후가 있는 곳으로 증상이 또렷하게 구분되기 시작했다.

3. 운동 상태 확인

증상이 너무나 심해서 신체를 굴신, 배굴 등 움직일 수가 없는 상태이다.

4. 정황 확인

이 분은 배의 갑판에서 미끄러졌는데 엉덩이, 허리, 등짝을 부딪치는, 뒤로 나자빠지는 자세였다고 했다. 신체의 뒤쪽 부분, 엉덩이, 허리, 등짝을 부딪치는 충격을 받은 것이다. 물체는 충격을 받으면, 충격의 힘이 그 반대쪽으로 몰려간다. 손이나 발로 물체를 밀면 거기서부터 반대편으로 밀려가는 것이다.

신체의 뒤쪽에서 몽둥이나 주먹 등 기타 어떤 물체나 사람의 타격 등을 받으면 일차적으로 근육이 충격을 받아 살갗이 찢어지고 그 압박(힘)이 근육 속으로 전달되어 혈관이 터지는 상처를 입는다.

우리의 신체는 골격(구조)이 있고, 그 외부에 근육이 골격을 둘러싸 신체(폼)를 형성하고 있는 상태이다. 골격은 뼈라는 딱딱한 물질이다. 충격을 받으면 부러질 수 있는 고체물질이다. 그러므로 휘고 부러질 수 있는 나무 막대기처럼 휘면 휘고 더 세게 충격을 가하면 부러질 수가 있다는 것이다.

이 분은 미끄러지면서 뒤(후방)로 넘어져 신체의 뒤쪽에서 충격을 받았으므로 신체의 뒤에서 충격을 받아 그 힘이 신체의 앞쪽으로 몰려가는 상황을 맞은 것이다. 그러므로 결과적으로 신체의 뒤 근육에 부딪친 충격이 근육 속에 있는 뼈로 몰려가 뼈에 충격을 가하고 뒤에서 충격(힘)을 받은 허리뼈는 앞(복부)으로 밀려가는 충격을 받은 상황이 되는 것이다.

서 있는데 뒤에서 허리 부위나 엉덩이를 발로 차이거나 엎드려뻗친 상태에서 허리에 몽둥이를 맞는 등의 충격을 받으면 허리뼈가 복부(전방) 쪽으로 내려앉는, 요추 전방전위가 된 상황도 더러 볼 수 있다.

그런데 이 분은 격심한 통증 때문에 누워서 자세를 바꾸기도 힘든 상태였고 호흡만 거칠어도 통증이 심하게 나타났는데 다리를 접어서 새우처럼 웅크리고 누워 있으면 조금 낫다고 했다. 요추가 전방으로 전위되면 대부분 신체를 앞으로 웅크리는 자세가 잘 안 되고 앞으로 웅크리면 다리가 땅겨서 참아내기가 힘든데, 다리를 접고 웅크리는 자세는 신체를 앞으로 수그리는 자세이다. 즉 요추가 전방전위가 되면 잘 안 되는 자세이므로 요추의 전위(탈골) 시 운동 상태에 대한 의문을 가질 수도 있다.

그러나 충격을 받아 급성으로 척추가 변형되는 경우와 허리가 조금씩 아프다가 나중에 심해지는 경우는 운동 상태에서 차이가 생길 수가 있다. 만약 허리뼈가 조금씩 전방으로 전위되어 나중에 심해지는 상황이 되면 신체를 앞으로 굴신하는 운동장애가 심해진다. 그렇게 될 경우 다리를 접고 새우자세로 눕는 동작은 잘 안 된다. 오랫동안 뼈가 어떤 방향으로 몰려가면 주위 조직도 딸려가 고착되므로 이와 반대로 움직임이 일어나면 이미 밀려간 조직들이 되돌아오는 힘에 저항하기 때문에 밀려간 것을 되돌아오게 하는 움직임은 힘들다. 즉 휘어진 나뭇가지나 철사처럼 휜 것을 되펼 때 저항을 받는 것과 똑같은 상황인 것이다.

그리고 선천적으로 신체가 뻣뻣한 경우나 척추의 강직성이 있는 경우에는 신체의 굴신이나 배굴 운동이 잘 안 된다. 이런 사람이 요추 전방전위 상태가 되면 앞으로 수그리는 운동에서 심하게 운동장애를 받게 된다. 심지어 목고개만 수그려도 허리, 다리까지 땅기는 증상이 나타날 수가 있다.

5. 결과
역체요법의 전방전위 교정으로 완쾌, 직업에 복귀했다.

◑ 부산시 연제구 정○○씨(남, 50대)의 사례

1. 증상
1) 좌측 엉덩이, 좌측하퇴전면(정경이 뼈) 및 좌측하퇴측면, 좌측 발바닥 통증 및 감각 둔화 현상이 있다.
2) 특히 좌측 엉덩이 및 좌측 하퇴에 터져나가는 듯한 격심한 통증을 느끼고, 찌릿찌릿한 전기현상으로 보행을 제대로 할 수가 없으며, 보행 시 다리를 절뚝거린다. 그마저도 5보

정도 가면 주저앉는다.

2. 발병원인

현관바닥에 미끄러져 넘어지면서 엉덩이를 심하게 부딪쳤다. 충격을 받은 순간 그 자리에서 꼼짝을 못하고 허리를 움직일 수가 없었다. 전에 허리수술을 한 번 받은 적이 있다.

3. 정황 확인

이 분은 척추수술을 한 번 받은 적이 있고, 수술 후 허리가 완전한 상태는 아니었지만 통증이 심한 상태는 아니었으며 직장도 나가는 상태였다고 한다. 넘어지면서 심하게 충격을 받아 그 자리에서 한참 동안 허리를 움직이지 못하고 다리까지 바로 통증이 오기 시작한 것은, 예전에 허리디스크수술한 부분이 있었고 수술 후에 허리가 약해 있었기 때문에 더 큰 충격으로 다가오지 않았나 싶다.

처음에 시술받으러 오셨을 때는 택시에서 내려서 들어오자마자 바로 주저앉아야 했다. 아픈 쪽 다리에 너무 통증이 심해서 발을 땅에 딛지를 못하고 겨우 보행을 했다. 또한 앉아서 식사를 못해 엎드려서 식사를 하는 상태였다.

앞의 경남 남해군 이○○씨처럼 미끄러지면서 뒤로 넘어진 상황이고 그때 엉덩이와 허리에 충격을 받은 상황인 것이다. 그리고 허리디스크수술을 한 번 받은 일이 있고 수술 후 허리가 예전 같지는 않았다는 것이다.

미끄러지면서 뒤로 넘어져 신체의 후방, 엉덩이와 허리의 뒤쪽에서 충격을 받았으므로 충격이 신체의 전방 쪽으로 가해지는 것은 당연하다. 그렇지만 미끄러져 엉덩방아를 찧었다고 다 요추가 전방으로 밀려들어가는 것은 아니다. 미끄러지면서 엉덩방아를 찧으면 정도의 차이에 따라서 골반과 허리에 충격이 가는 것은 맞지만 그렇다고 다 요추가 전방 쪽으로 전위가 되는 것은 아니다.

엎드려 있는데 요추에 타격을 받으면 허리뼈가 복부 쪽으로 내려앉을 수가 있다. 그리고 뒤로 넘어지면서 요추의 돌기에 직접적으로 충격을 당하면 뼈가 복부 쪽으로 밀려들어갈 수 있다.

그렇지만 엉덩방아를 찧는다고 다 디스크나 요추염좌를 당하는 것은 아니다. 자세가 좋거나 허리가 튼튼한 사람은 넘어져서 잠깐 충격을 받을지는 몰라도 곧 괜찮아지고 추후에 도지지 않는다.

넘어지면서 곧 요통이 도지고 그것이 시발이 되어 척추변형, 그리고 디스크로 이어지는 사람은 그 당시 척추의 부정렬로 인하여 요통이 있었거나 자세가 좋지 않은 사람은 곧 척추변형으로 진행될 수가 있다. 그리고 충격을 받은 후에 취하는 자세에 따라서 척추변형으로 진행되는 경우도 있을 수가 있다. 즉 십년 전에 허리를 삐끗했는데 10~20년 지나서 디스크나 척추간협착을 당하는 사람도 있다는 것이다. 다쳐도 척추가 정렬상태를 유지하고 근육이 발달해 있으면 척추가 변형을 하지 않는 다는 것이다.

정○○씨가 넘어져서 허리를 꼼짝을 못하게 된 것은 이미 안 좋은 상태에서 충격을 받으면서 더 악화된 상황이다.

그러면 이 사람의 척추가 전방으로 전위되었다고 판별할 수 있었던 상황은 무엇이었을까?

먼저 이 사람이 다치기 전에 허리상태가 어땠는지, 그것을 알아보는 것이 중요하다.

- 자세를 취할 때나 동작을 취할 때 허리에 나타나는 통증
- 신체의 굴신이나 배굴 시, 즉 신체의 운동 시 허리에 나타나는 통증
- 뼈의 위치 확인을 통한 뼈의 요철(정렬) 상태
- 신체의 무게중심변형 시 신체에 나타나는 증후

쪼그리고 앉아서 머리를 감거나 맨바닥에 한참 동안 앉아 있으면 허리가 아파서 벽에 기대고 쉬거나 앉았다 일어서려고 하면 허리가 아파서 금방 허리가 안 펴지고 하는 것은 허리뼈기 **後方**으로 튀어나왔을 때 일어나는 전형적인 현상이다.

만약 문진(問診) 시 이런 상황이 없었다면 허리가 후방으로 전위된 것에서 하나의 요소를 제외할 수 있는 정황이 된다. 즉 허리가 후방(뒤)로 전위되지 않았다면 전방으로 전위되었다고 판단할 수가 있다. 칙추의 변형은 전방과 후방(신체의 전면과 후면)의 두 가지의 운동질서에서 크게 변형을 가질 수가 있고 대개의 척추변형이 두 가지의 방향에서 질병을 나타

내고 그리고 측면으로 휨이 있다. 그리고 측면의 휨은 앞에서 설명한 대로 허리나 다리의 통증이 나타나는 쪽이 척추가 휨이 일어난 쪽이다.

4. 운동 상태 확인

이것도 당장 환자의 상태가 심해서 굴신이나 배굴을 시켜볼 수가 없다면 문진으로 확인할 수가 있다. 평소의 운동 상태, 즉 신체를 앞으로 수그릴 때 운동 상태와 신체를 뒤로 젖힐 때 운동이 어떤 상태였는지 확인하는 것이다. 요추가 후방으로 전위가 되면 신체를 뒤로 펼 때 허리가 뻐근하면서 허리가 뒤로 잘 안 펴지고, 반대로 요추가 전방으로 전위가 되면 상체를 앞으로 수그릴 때 잘 수그려지지 않으며 누워서 다리를 치켜들면 다리가 잘 들어 올려지지 않는 현상이 나타나는 경우가 많다.

5. 척추의 정렬상태 확인

엎드려서 복부에 부유물을 고이면 척추의 후방돌기의 요철상태를 확인할 수 있다. 척추가 전방으로 전위가 되었다면 요추정렬상태에서 전방전위가 된 요추가 복부 쪽으로 탈락되어 있음을 알 수가 있고, 요추가 후방으로 전위가 되었다면 요추정렬상태에서 돌출한 뼈의 후방돌기가 튀어나온 것을 볼 수 있다. 이 분은 요추 전방전위로 판별되었다.

6. 판별

1) 복부에 부유물의 고이고 확인한 결과 요추 5번의 후방돌기가 복부 쪽으로 함몰되어 있었다.

2) 신체를 앞으로 수그리는 운동장애, 즉 반듯하게 누워서 아픈 쪽 다리를 치켜들면 뒷다리가 당겨서 치켜들 수가 없다.

3) 앉아서 다리를 쭉 뻗으면 다리가 땅겨서 쭉 뻗을 수가 없다. 다리를 쭉 뻗으려고 하면 손을 뒤에다 짚어야 하고, 앉는 자세가 편안하게 바로 되지 않고 뒤로 넘어간다.

4) 무게중심의 변형으로 발바닥에 무엇이 붙은 것 같은 느낌과 통증이 나타난다. 즉 척추의 정렬상태가 복부 쪽으로 쏠림으로 해서 척추가 떠받치고 있는 신체의 무게중심이

흐트러져 다리로 흘러가는 신체의 무게중심이 변형된다. 그래서 신체의 체중을 척추의 무게중심선이 받지 못하고 체중이 요추의 전방 쪽으로 쏠려 중력선을 따라서 발바닥에 압박을 가한다.

7. 결과

요추 전방전위 교정으로 일상에 복귀했다.

◑ 경남 거제시 김○○씨(남, 60대, 선원)의 사례

1. 발병원인

배에 오르다 갑판에 미끄러지면서 엉덩방아를 찧었는데 엉치통증과 다리가 땅기는 통증이 나타났다.

앞에서도 미끄러지면서 엉덩방아를 찧어 그 충격으로 척추의 변형을 경험한 사람을 소개한 바 있다. 같은 유형으로 질병을 경험한 사람을 또 소개하는 이유는, 어떤 자세나 동작 그리고 어떤 형태의 충격을 당하면 척추가 충격을 받고 변형이 되는 점이 유사하다는 것을 인식하기 위한 것이다. 즉 어떤 자세나 동작을 오랫동안 취하면 척추가 변형되는 방향이 전형적으로 나타남을 말하려 하는 것이다.

척추에 충격을 받을 때 어떤 자세로 충격을 받으면, 척추가 변형되는 방향이 유사하다는 것을 말하려 하는 것이다.

그러므로 내가 미끄러지면서 넘어져 엉덩방아를 찧었는데, 허리가 아프고 엉덩이 다리로 내려가는 통증과 운동장애가 앞에서 설명하는 대로 나타나면, 요추 전방전위로 의심하고 여체유법의 전방전위 운동요법을 해 보기 바란다. 만약 어제 또는 며칠 안 된 통증이라면 자율운동요법만 제대로 해도 통증에서 벗어날 수가 있다.

2. 운동 상태 확인

1) 다리를 쭉 뻗고 앉으려고 하면 아픈 쪽 다리 뒤쪽이 땅겨서 다리를 뻗을 수가 없고 손

을 뒤로 짚어야 다리를 펼 수 있었다. 또한 앉는 자세가 편안하게 되지를 않고 몸이 뒤로 넘어간다.

허리 때문에 앉는 자세가 제대로 되지 않고, 다리를 쭉 뻗으면 다리가 땅겨서 다리를 쭉 뻗을 수가 없고 다리를 뻗고 앉으면 신체가 뒤로 넘어가는 상황, 이 상황은 신체가 굴신(수그림)운동이 안 돼서 일어나는 일이다. 즉 상체를 앞으로 수그리는 운동이 안 되는 상황이다. 상체를 앞으로 수그리려면 허리가 뻣뻣하고 다리가 땅겨서 앞으로 수그릴 수가 없는 상태가 되는 것이다. 이러한 상태가 되는 것은 요추가 전방(복부) 쪽으로 밀려나면 신체를 앞으로 굴신하는 운동이 잘 안 된다. 그러므로 다리를 쭉 뻗고 앉아서 상체를 앞으로 가지고 가는 것은 상체를 앞으로 수그리는 자세와 같은 것이므로 상체를 앞으로 가지고 가는 자세가 안 되는 것이다.

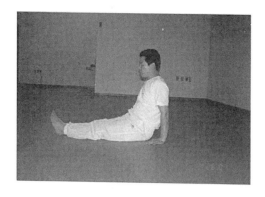

요추가 전방전위가 되면 위 사진과 같이 다리를 쭉 뻗고 앉으려고 하면 다리가 당기면서 펼 수가 없고 자세가 안 되는 경우가 있다. 그래서 다리를 뻗고 앉으려면 손을 뒤로 짚고 앉아야 앉을 수 있다.

2) 서서 상체를 수그리는 동작에서 허리가 뻣뻣하면서 잘 수그려지지 않고, 엉덩이 통증과 다리가 땅기는 현상이 나타난다. 그 대신 상체를 뒤로 젖힐 때는 별로 통증이 나타나지 않는다.

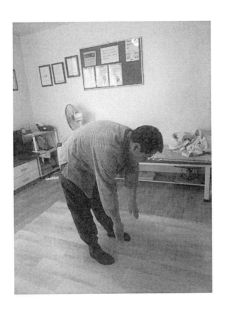

요추가 전방전위가 되면 위 사진과 같은 동작이 잘 안 된다.

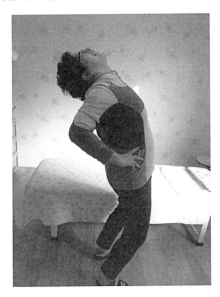

요추가 전방(복부) 쪽으로 전위되면 허리를 뒤로 젖히는 운동을 할 때는 별 영향을 안 받고 운동이 잘 된다. 그러나 요추가 후방으로 전위가 되면, 상체를 뒤로 젖히는 운동을 하면 허리뼈가 맞닥뜨려지는 느낌과 엉덩이나 다리가 아픈 쪽으로 신경 저림이나 통증이 뻗치는 방산현상이 나타난다.

3) 반듯하게 누운 자세에서 다리를 접어서 굴신을 시켜보면 허리가 구르지 않고 운동이 잘 안 된다.

요추 전방전위인 경우 다리를 접어서 허리를 굴려보면 허리운동이 둥글게 구르지 않고 몸과 다리의 각도가 삼각으로 되어 골반과 허리 부위에서 운동이 끊기고 운동이 잘 일어나지 않는다.

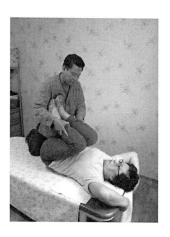

요추가 전방전위가 되면 아래와 같이 다리를 머리 쪽으로 가지고 가는 쟁기운동을 시켰을 때 운동이 잘 안 되고 허리, 다리 부위가 당겨서 다리를 들 수가 없는 경우도 있다.

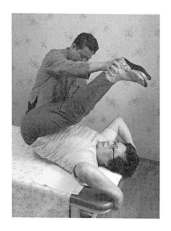

3. 결과

요추 전방전위로 판별, 요추 전방전위 교정으로 회복했다.

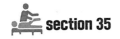

요추 전방전위 타율교정요법

허리뼈가 전방전위된 것을 판별할 때 운동 상태와 더불어 복부에 부유물(아래 사진 참조)을 고이면 정렬상태의 뼈가 전방으로 함몰된 부위를 확인할 수 있다.

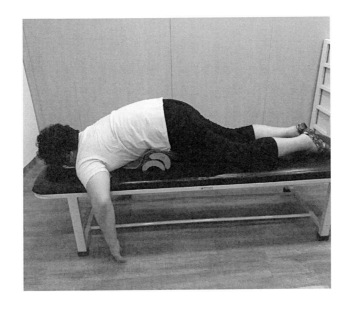

잎드려서 정렬상태를 확인하고 앞으로 돌아서 천장으로 보고 바로 눕게 해서 장골의 양 상극을 가로선으로 해서 변형된 뼈의 위치를 잡으면 된다.

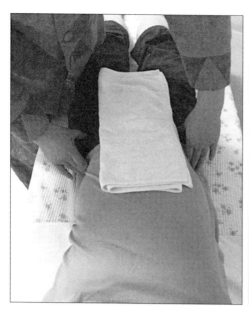 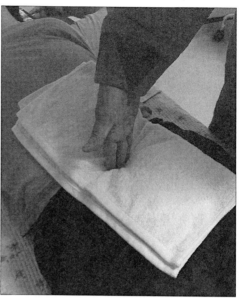

요추가 전방 쪽으로 전위된 위치에 엄지손가락을 대고 다리를 들면서 복부쪽으로 물러난 요추(뼈)를 허리 뒤쪽으로 밀어내는 교정을 한다.

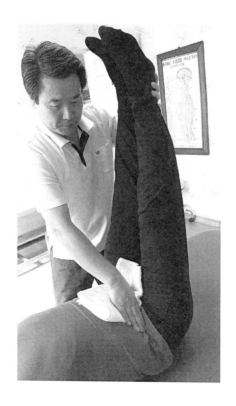

교정할 위치에 엄지손가락을 댄다.

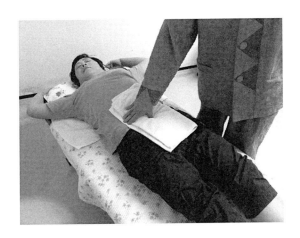

교정을 할 때 복부가 뒤로 쑥 밀려가도록 허리를 휘어서 뒤로 밀어내어야 한다. 환자를 반듯하게 눕게 하고, 시술자는 한쪽 손으로 환자의 다리를 모아 잡고 한쪽 손의 엄지손가락을 세워서 뼈가 전방 쪽으로 휜 부위에 엄지의 지두를 세워서 대고, 발을 들어 올려 복부에 댄 엄지손가락으로 지긋하게 누르면서 다리를 들어 올려 허리를 휘는 동작과 동조를 해서 복부를 휘어 뒤로 물러나게 함으로 복부 쪽으로 물러난 허리뼈를 뒤로 돌려보낸다.

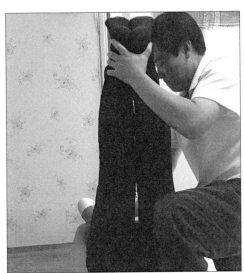 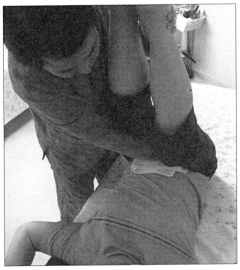

☽ 부산시 사하구 다대동 김○○씨(여, 40대)의 사례

1. 증상

1) 앉으면 양쪽 엉덩이에 돌을 깔고 앉은 것 같은 배김 현상이 있다.

2) 무릎 위쪽으로 해서 대퇴 전면에 통증을 느낀다.

3) 발바닥에 통증이 있다.

4) 허리에 힘이 들어가지 않는다.

5) 다리 저림 현상이 있다.

2. 상태

1) 의자에 앉으면 양쪽 엉덩이가 돌을 깔고 앉은 것 같은 느낌으로 불편하다. 그래서 일어 서면 좀 낫다.

2) 대퇴 전면의 위에서 무릎 바로 위 까지 내려가면서 통증이 온다.

3) 발바닥에 무엇이 붙어 있는 것 같은 불편함과 통증이 나타난다.

3. 판별

척추의 부정렬(不定列)이나 협착(夾着) 등 척추의 변형으로 신체에 나타나는 통증이나 운동 장애는 여러 형태로 나타난다.

허리가 아프고 나서, 어느 날 앉으면 엉덩이가 배기고 무릎 위쪽으로 해서 대퇴 전면부에 통증을 경험하는 사람들이 있다. 실제 허리가 아프고 나서 이런 형태의 통증을 경험하는 사람이 많다. 돌을 깔고 앉은 것도 아닌데 앉으면 돌을 깔고 앉은 것 같이 배기고 불편해 오래 앉아 있지를 못하고 일어서야 하는 경우들이다. 부산시 사하구의 김○○씨도 지하철 의자나 차의 의자에 앉으면 엉덩이가 배겨서 앉아 있지를 못하고 일어서야 했다. 그래서 승용차를 타면 드러누워서 다녀야 했다.

그럼 앞의 경우를 판별해 보도록 하자.

이 경우도 척추의 변형으로 오는 현상이다. 이 경우 요추변형으로 나타나는 현상인데 요추 4, 5번의 변형에서 주로 오는데, 앞에서 요추의 변형으로 사타구니(서혜부)에 통증이 나타나는 경우를 설명한 바 있고, 이것은 척추의 변형(탈골, 휨)이 어느 쪽으로 쏠릴 때 나타난다고 설명한 바 있다. 그것은 척추가 쏠릴(휨)때 어느 쪽으로 쏠리면 무게중심이 그쪽으로 쏠려 나타나는 현상이라고 말했다. 즉 척추가 그쪽으로 휨(탈골)이 생겼다는 것이다. 그러므로 통증이 사타구니에 나타났으므로, 신체는 전면(앞)과 후면(뒤)으로 구성된 체형이고, 이 체형에서 신체의 뒤쪽에 구조를 가지고 있으면서 척추(뼈)는 신체의 앞(전방)과 뒤(후방)로 물러날 수 있는 구조를 가지고 있다. 즉 신체를 앞으로 굴신할 때와 뒤로 젖힐 때 척추가 움직일 수 있는 구조를 가지고 있는데, 신체를 앞으로 수그리면 척추는 뒤로 물러나는 운동이 일어나고 뒤로 젖힐 때는 척추가 앞(전방)으로 움직이는 운동이 일어난다는 것이다. 그리고 척추가 정렬상태에서 물러나는 쪽으로 무게중심이 쏠리고, 무게중심이 쏠리면 압박감, 무게감, 통증, 저림, 방산통 등을 유발한다.

그러므로 여기서 사타구니에 통증이 나타나는 것은 척추가 신체의 앞(전방) 쪽으로 물러나면서 통증이 오는 현상인 것이다. 역시 대퇴전면과 무릎 위쪽은 신체의 전면부이므로 이 경우도 척추가 신체의 앞쪽으로 물러났다고 판별할 수 있는 것이다.

이 분의 경우 복부에 부유물을 고이고 뼈의 위치를 확인한 결과 선추(仙推) 2번이 골반내로 내려앉은 것을 확인할 수 있었다. 추골이 골반내로 탈골이 되었으므로 전방 쪽으로 전위가 된 것이다.

4. 결과

전방전위 교정으로 회복했다.

◑ 척추후방전위 사례/부산시 동래구 안락동 정○○씨(여, 60대)

1. 증상

1) 10분 정도 걸어가면 다리에 통증, 땅김, 저림, 뻗질림이 나타나 주저앉아서 쉬어야 한

다. 주저앉으면 통증이 좀 가라앉는다.

2) 가만히 누워있으면 크게 통증이 없다.

3) 싱크대에 서서 일을 3~5분 정도 하고 있으면 다리 통증이 와서 의자에 앉아 쉬어야 한다.

2. 운동 상태 확인

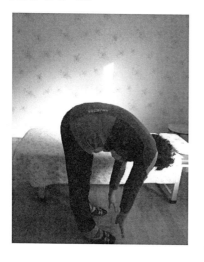

발을 어깨넓이로 벌리고 반듯하게 서서 손을 바닥으로 내릴 때나 반대로 허리를 뒤로 젖혔을 때는 다리가 땅기거나 다리로 내로 가는 방산통은 나타나지 않았다. 그리고 신체를 굴신할 때와 배굴할 때 별 운동장애가 나타나지 않고 굴신이나 배굴(운동)은 잘 되었다.

아래 사진은 허리를 앞으로 굽힐 때 운동이 잘 되고 있는 상태이다. 그러나 요추가 전방전위(척추가 복부 내로 휨)가 되면 이와 같은 동작을 하면 수그리는 운동이 잘 안 되고 증상이 있는 쪽의 엉덩이나 다리가 더 아프게 된다.

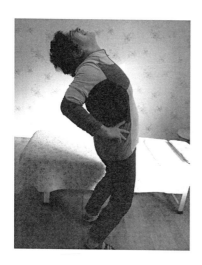

왼쪽 사진은 상체를 뒤로 젖히는 운동이다. 그러나 요추가 후방전위(뒤로 튀어나오는 상태)가 되면 상체를 뒤로 젖히는 운동을 하면 잘 안 되고 통증이 심해지고 증상이 있는 쪽의 다리나 엉덩이 쪽으로 통증이 방산되는 현상이 나타나기도 한다.

다리를 쭉 뻗고 앉는 자세도 별 이상이 없었다, 다리를 쭉 뻗으면 다리가 안 펴진다든지 다리를 펴고 앉으려고 하면 손을 허리 뒤로 짚어야 한다든지 그러한 자세는 없었다.

요추(要椎)가 전방전위가 되면 아래 사진과 같은 상체를 앞으로 수그리는 동작이 잘 안 된다. 상체를 앞으로 수그리려고 하면 허리가 뻣뻣하면서 잘 수그려지지 않고 동작이 불안하고 증상이 있는 쪽의 엉덩이나 다리가 심하게 당겨 수그리지를 못하기도 한다.

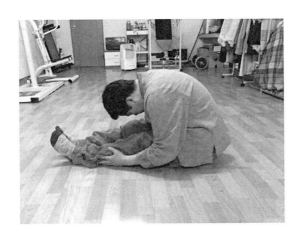

요추가 전방(복부 내)로 휘어지면 아래와 같이 다리를 펴고 앉으려고 하면 손을 허리뒤쪽으로 짚어야 자세를 유지할 수가 있는 경우가 있다. 즉 다리를 쭉 뻗고 편안하게 앉으려고 하면 다리가 안 펴지고 다리를 쭉 뻗으려고 하면 손을 허리 뒤쪽으로 짚고 지탱을 해야 다리를 펴고 앉을 수가 있다.

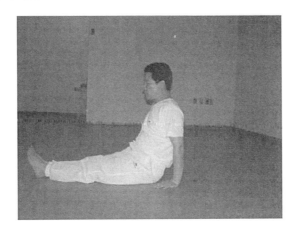

아래 사진은 척추(요추)가 후방(뒤)로 휘게 되면 잘 안 되는 자세들이다. 허리뼈가 뒤로 튀어나온 사람은 엎드려서 가슴을 펴고 상체를 뒤로 젖히거나 서서 허리를 뒤로 젖히면 운동이 뻣뻣하면서 잘 안 되고, 운동 상태도 불안하며, 엉덩이나 다리로 통증, 저림, 마비 등의 방산통이 나타나는 경우가 많다.

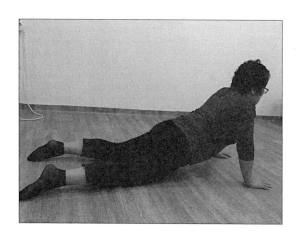

반듯하게 서서 손을 바닥으로 내리는 동작이나 허리를 뒤로 젖히는 동작, 쪼그리고 앉는 자세, 다리를 쭉 뻗고 앉으면 다리가 안 펴지고, 다리를 쭉 뻗으려고 하면 손을 뒤로 짚어야 하는 그런 불편한 자세는 없다.

누워있을 때도 엉덩이나 다리가 심하게 아픈 편이 아니다. 반듯하게 누워있으면 통증이 안 나타난다. 그런데 서있거나, 조금 걸어가면 엉덩이 다리에 통증이 서서히 심해져 10분 정도 걸어가면 통증이 격심하게 나타나 주저앉아야 한다. 주저앉으면 통증이 가라앉는다.

3. 판별

척추의 변형으로 엉덩이와 다리로 통증, 땅김, 저림 등의 증상이 나타난다. 방산통이 심하게 있지만 운동 상태에서는 별 이상이 없고, 손을 바닥으로 내리는 동작에도 운동장애가 없다. 허리를 뒤로 젖힐 때도 운동장애가 없이 운동이 잘 되는 상태이고 앉는 자세에서도 자세가 잘 되지 않는 상황은 없다. 이러한 상황을 보면 척추가 부정렬이 되었지만 신체의 운동 시 척추가 불안하거나 가동불능이 되어 신체를 움직이지 못하는 상태는 아닌 것이다.

주의 이러한 상황은 뼈의 전위상태를 판별하는 데 어려움이 있다. 이런 경우는 허리가 아픈 초기상황을 잘 더듬어야 한다. 허리 같은 경우 거의 대부분 다리로 통증이 확산되기 전 요통이 나타났다가 차츰 심해지면서 요통은 사라지고 엉덩이나 다리로 통증이 내려간다.

요추의 탈골이나 휨 등의 전위된 방향을 찾을 때 운동 상태나 뼈의 위치 확인에서 판별이 어려울 때는 요추변형의 초기, 즉 요통이 유발될 때 그 당시에 어떤 동작이나 자세를 취할 때 통증이 나타났는지를 찾아야 한다. 요통이 처음 나타났을 때 통증 상황을 찾으면 뼈의 휨, 탈골 상태를 알아낼 수가 있다.

즉 맨바닥에 한참 앉아있으면 허리가 아파서 벽에 기대고 쉽거나 또는 한참 앉아 있다가 일어서면 금방 허리를 못 펴고 한참 이리저리 움직여 허리를 펴는 상태이면 요추가 후방으로 휨이나 탈골이 되었을 때 나타나는 현상이다. 또 쪼그리고 앉아서 일을 하고 있을 때 또는 머리를 감고 있으면 허리가 끊어질 듯 아프고 일어서면 허리가 금방 안 펴지는 상태도 요추가 뒤로 휘거나 탈골되었을 때 나타나는 현상이다.

아래의 자세로 앉아 일을 하고 있거나 앉아 있으면 통증이 오고, 통증이 와서 벽에 기대고 싶거나 일어설 때 허리를 금방 못 펴는 경우는 요추(허리뼈)가 후방으로 튀어나왔을 때 나타나는 현상이다.

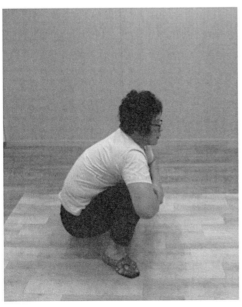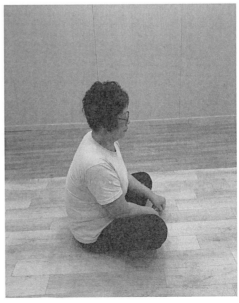

이렇게 허리가 아프다가 만성이 되어 엉덩이나 다리로 통증이 내려가면 허리는 안 아프고 엉덩이, 다리만 통증이 나타나는 경우가 많다.

이런 초기의 증상을 추적하면 뼈의 전위방향을 찾아낼 수가 있다. 뼈가 한 번 탈골이나 휘면 그 방향으로 휨이나 탈골상태를 유지하고 있고, 증상이 오래되면 허리통증은 없어지고 엉덩이나 하지로 통증이 내려간다. 그러므로 처음 뼈가 후방으로 휘거나 전방으로 휘면 뼈의 전위상태는 그대로 있는 것이기 때문에 이때 어떤 동작이나 자세를 취할 때 요통이 있었는지 그 상태를 확인해야 하는 것이다.

4. 정황 확인

1) 요추가 후방으로 전위가 되면 요추의 간격 사이, 즉 뼈와 뼈가 관절화하는 뼈 사이에서 외측으로 1~3㎝ 떨어진 위치에 엄지손가락으로 지긋하게 지압(插手)을 하면 찌릿하게 신경반응이나 통증이 하지로 내려가는 것을 볼 수 있다. 즉 뼈가 변형이 되어 후방이나 측면으로 물러나 인대나 근육, 신경 등을 밀거나 압박을 하면 이런 상황이 생긴다는 것이다. 이 현상은 주로 척추가 후방으로 돌출했을 때 나타나는 현상이므로, 뼈의 전위상태를 찾는 데 도움이 된다.

2) 아래 사진처럼 환자를 엎드리게 하고 척추가 전위된 뼈의 돌기에서 1~2㎝ 떨어진 외측에 삽수(插手: 엄지손가락을 수직으로 찔러 넣는 지압)를 하면 증상이 있는 곳으로 통증, 저림 같은 방산통이 나타난다. 그러므로 뼈의 전위 상태를 판별하는 데 요긴한 방법이 된다.

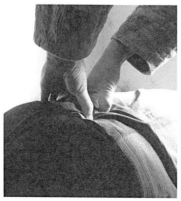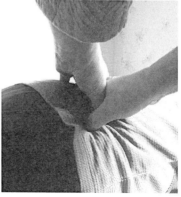

3) 엄지손가락으로 척추의 가로돌기 사이에 찔러 넣으면 이상이 있는 뼈는 하지로 찌릿함, 저림, 통증 등 방산현상이 내려갈 수가 있다.

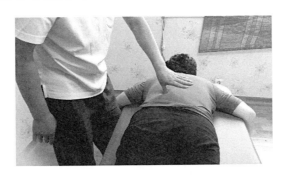

4) 요추가 후방으로 돌출했을 때 돌출한 뼈가 요추의 후방인대와 근육을 달고나와 그 부위가 부풀려 있고 이 부위에 지압을 하면 통증부위가 시원하고 통증이 가시는 것을 경험한다. 그런 증후로 뼈가 뒤로 튀어나왔음을 인지할 수가 있다.

5) 선골(골반부) 부위에 어떤 뼈 한두 개가 후방으로 튀어나왔을 때도 그 부위에 지압이 가면 시원하기도 하고 주행신경을 따라서 찌릿하게 신경반응이 하지로 확산되는 경우도 있다.

6) 척추의 변형으로 오는 신경장애는 척추가 물러난 쪽 하지로 신경장애가 내려가기 때문에 다리가 아픈 쪽으로 척추가 물러난 것이므로, 다리가 아픈 쪽으로 척추가 옆으로 휘면서 골반(장골)을 측면으로 달고 나왔는지 확인을 하고, 골반변형으로 고관절까지 영향을 줄 수 있으므로 다리 차이를 확인해야 한다.

7) 척추의 변형은 오랫동안 해온 반복적인 자세나 농삭이 척추의 변형을 많이 일으키므로, 이 사람이 취해온 습관적인 자세나 동작이 있는지 추적을 해야 한다. 그리고 물건을 들면서 허리를 삐끗한 일이 있는지와 기타 충격을 받은 일이 있는지를 확인해야 한다. 목의 탈골, 휨, 디스크 등은 차를 타고 가면서 뒤에서 받히면 목이 받는 충격이 있기 때

문에 이때 목의 자세가 어떠했는지 확인해야 하는 것이다. 그리고 직업적으로 취하는 동작이나 자세도 매우 중요한 포인트다.

이번 사례의 정○○씨는 운동 상태에서는 특별한 장애가 없었다. 상체를 앞으로 수그릴 때도, 상체를 뒤로 젖혔을 때도 운동이 잘 안 되거나 방산통이 하지로 내려가는 현상은 없었다. 그리고 누워서 자세를 바꿀 때도 허리가 움찔거리거나 통증을 느끼는 것도 없다. 선추부위에 지압을 했을 때 시원한 느낌과 하지로 신경이 확산되는 방산현상이 있었고, 아픈 쪽 다리의 장골상능의 측면에서 밀어 넣는 교정을 했을 때 하지로 찌릿하게 신경이 확산되는 현상이 왔다.

요추나 선추가 후방으로 전위가 되었을 때 아픈 쪽의 장골 측면에서 엄지손가락지압으로 반대편으로 밀면 통증이 방산되는 것을 볼 수 있다.

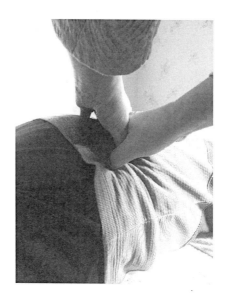

5. 뼈의 위치 확인

복부에 부유물을 고이고 뼈의 요철상태를 확인하니 요추 부위는 요추후방돌기의 정렬상태가 어긋남이 없었고 선추 2번이 후방을 돌출한 것을 확인할 수가 있었다.

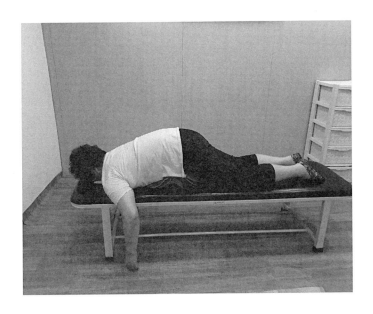

6. 습관 확인

이제 이 사람의 뼈의 변형요인을 찾아보자.

정○○씨는 선추 2번 후방전위 및 좌측전위가 되어 좌측 다리가 아픈 상태였다. 증상은 10분 정도 걸어가면 다리에 통증이 와서 더 이상 걸을 수 없는 상태였고, 좌측 엉덩이와 하퇴에 통증이 오는 상태였다. 그리고 복부에 부유물을 고였을 때 선추 2번이 뒤(후방)로 돌출한 것을 확인했고, 운동 상태를 확인할 때 선추 2번 부위에 엄지 지두(指頭)를 대고 튀어나온 뼈를 밀어 넣으면서 한 손으로는 환자의 상체를 뒤로 젖히면 왼쪽 다리로 찌릿하게 신경현상이 내려가는 것을 알 수 있었다. 또한 좌측 장골능의 측면부에서 신체를 약간 휘면서 장골능(陵)을 좌측에서 우측으로 밀었을 때 하지로 통증이 방산되었다.

1) 이상이 있는 뼈에다 엄지손가락을 대고 지긋하게 누르면서 상체를 당겨서 휘면 하지로 방산통이 내려가는 예가 있다.

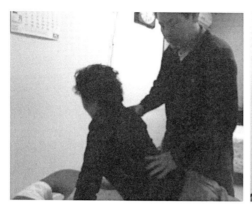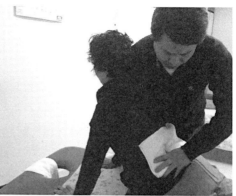

2) 이상이 온 쪽에서 나무자세 측면교정을 하면 하지로 방산통이 내려가기도 한다.

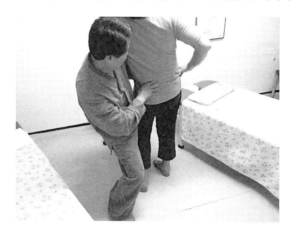

운동 상태에서 뼈의 전위상태를 확인하는 방법 중에서 신체를 굴신할 때 통증이나 신경 현상이 확산되는 것은 뼈의 전위(휨)된 방향을 말해 주는 것이다.

예를 들면, 요추가 후방으로 전위가 되었을 때 상체를 뒤로 젖히면 이상이 있는 쪽의 엉덩 이나 다리로 통증이나 신경 현상이 찌릿하게 내려가는 것을 볼 수 있다. 그리고 요추 부위 가 후방으로 돌출했을 때 상체를 뒤로 젖히면 요추 부위에 뼈가 맞닿는 느낌과 통증이 오 면서 뒤로 젖히는 운동이 잘 안 되는 운동저항이 일어나는 것을 볼 수 있다.

또 다른 예를 보면, 허리가 구부정하게 뒤로 휜 사람이 구부정한 자세로 한참 앉았다가 일어서면 금방 허리를 못 펴는 운동저항을 맞는 것과 같은 이치인 것이다. 이때 구부정한 자세는 요추를 뒤로 휘게 한 자세가 되는 것이다.

이 사람은 상체를 앞으로 수그려 손을 바닥으로 내릴 때 엉덩이, 다리가 땅기는 증상은 없었고, 허리 부위도 땅기거나 뻣뻣한 것도 없는 상태였다. 즉 신체를 앞으로 굴신할 때는 운동장애나 땅기는 신경장애도 없었다. 그런데 신체를 뒤로 젖혔을 때는 엉덩이, 다리에 신경 저림과 통증이 나타난 것이다. 그리고 앞에서 설명했지만 골반의 장골좌측상능의 측면에서 우측으로 밀었을 때 하지로 통증과 신경 저림이 내려가는 것을 확인할 수 있었다. 그러므로 뼈가 후방으로 전위된 것으로 판별했다.

3) 요추전위 상태를 판별할 때 시술자가 환자를 잡아주고 상체를 뒤로 넘겨보게 한다. 이럴 때 요추가 후방으로 전위가 되면 대개 허리를 뒤로 젖히는 운동이 잘 안 되고 엉덩이나 다리의 통증이 나타나는 부위에 방산통이 내려간다.

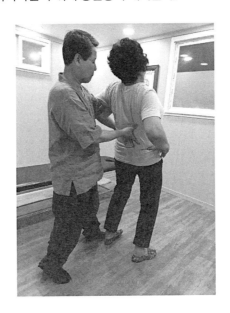

그러면 이제 선추가 후방으로 돌출할 수 있는 요인을 찾아보자. 문진(問診) 결과 척추가 후방으로 휠 수 있는 동작이나 자세 중에서는 구부정한 자세로 오랫동안 앉아서 뜨개질한 자세가 있었고, 가게 문(셔터)을 닫을 때 왼쪽 발로 밟아서 내리는 것을 몇 년 동안 했다는

것 정도가 척추에 변형을 줄 수 있는 것으로 판별할 수가 있었다. 셔터를 발로 밟아서 내리릴 때 발바닥에 압이 고관절까지 미치고, 그리고 옆으로 해서 골반후벽까지 움직임이 일어나는 작용을 줄 수 있다고 판별. 그것은 골반후벽의 선추는 성인이 되면 뼈의 유리연골이 서로 붙어 한 개로 되나 고관절에서 선추부위로 뻗치는 운동이 지속적으로 미치면 뼈가 분리가 될 수 있고, 추골이 분리가 되면 취하는 자세나 동작에 따라서 뼈가 움직여 탈구 등, 변형을 초래할 수 있는 것이다.

발을 들면 골반 부위가 후방으로 빠져나오는 자세가 되는데 발을 들어 올려서 밟아 내리는 동작을 몇 년 동안 해 왔으므로 골반에 영향을 줄 수 있는 동작이 될 수 있는 것이다.

7. 통증발생점 확인

1) 왼쪽 발목의 측면 과골(복숭아뼈)에서 위로, 하퇴의 측면으로 아리고 쑤신다.
2) 엉치 부분이 아리고 저린다.

8. 교정(통증제거 포인트)

1) 골반후부(선추 2번) 부위에 엄지손가락 지두(指頭)를 대고 한 손으로 상체를 뒤로 젖히면 왼쪽 다리 하퇴의 측면으로 방산통이 내려갔다.

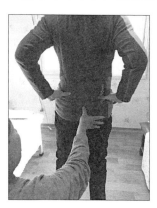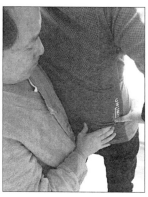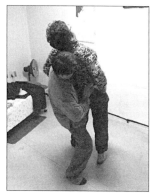

2) 왼쪽 장골능의 측면에 지두(指頭)를 대고 밀면서 신체를 왼쪽 옆으로 휘면 왼쪽 다리 하퇴의 측면으로 방산통이 내려간다.

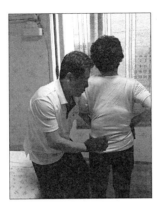
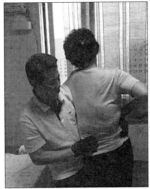
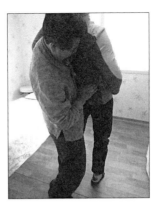

3) 골반후부, 선추 2번 부위에 엄지손가락의 지두를 대고 환자의 상체를 뒤로 젖혔을 때 그 부위가 시원한 느낌과 그리고 하지로 신경장애가 내려가는 것을 볼 수 있다. 그 부위가 척추변형으로 신경장애를 겪는 국소이기 때문에 그 부위를 교정을 해야 한다. 지압으로 압박교정을 할 때도 그 부위를 중점적으로 해야 하고 교정을 할 때도 그 부위를 중점적으로 해야 한다.

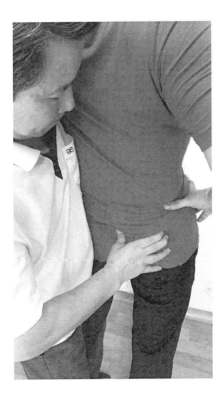

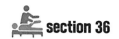

뼈를 밀어 넣는 지압교정

1. 요령

1) 환자를 엎드려(伏臥位) 눕게 한다.

2) 시술자는 먼저 환자의 건측(健側) 측면에 선다.

3) 시술자는 엄지손가락 지두로 환자의 선추 2번 돌출한 뼈의 위 뼈(선추1번)과 아래 뼈(선추 3번)의 극돌기(棘突起) 사이에서 1~3㎝ 외측으로 떨어진 곳에 깊숙이 찔러 넣는 지압(挿手)을 해 근육을 이완시킨다.

4) 환측의 측면에 서서 위 뼈의 똑같은 위치 환측(좌측)에서 위와 같은 방법으로 지압을 해, 교정을 할 뼈의 주변위치에 신호를 준다.

5) 튀어나온 뼈의 주위를 부드럽게 하고 난 다음 그 뼈, 튀어나온 뼈의 극돌기 위에 양손 엄지를 대고 지긋하게 압으로 밀어넣는 교정을 한다.

선추의 튀어나온 뼈의 돌기에서 1~2㎝ 외측으로 떨어진 곳에 양 엄지손가락으로 찔러 넣어 근육을 이완시키고, 그 다음 튀어나온 뼈의 돌기에 수건을 접어 얹어 놓고 양손 엄지손가락으로 척추를 따라서 가로로 뼈 위에 얹어 지그시 눌러 압박교정을 한다.

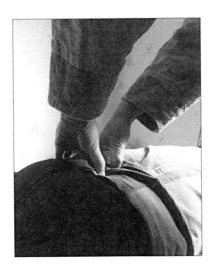

아래 사진은 선추의 튀어나온 뼈의 돌기에 시술자가 양손 엄지손가락으로 척추를 따라서 세로로 짚고 압박교정을 하는 자세이다.

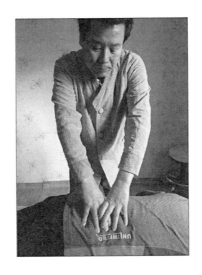

이 환자는 선추 2번이 후방으로 탈구를 하고 왼쪽으로 몰리니 왼쪽 다리로 신경장애가 내려온다. 그러므로 골반의 왼쪽 측면, 즉 장골능의 왼쪽 측면에서 우측으로 상체를 휘면서 밀면 역시 신경장애가 하지로 내려가는 것을 볼 수 있다. 그러므로 이 두 곳이 교정의 포인트가 된다.

중점교정요법은 나무자세교정에서 시술자는 환자의 왼쪽 골반 측면, 즉 장골능의 왼쪽 측면에서 한쪽 손 엄지손가락 지두를 장골 측면에 대고 한 손으로 환자의 반대측 요대(허리벨트 부위)의 약간 아래를 잡고 당기면서 미는 교정을 한다.

옆에서 옆쪽으로 물러난 척추를 무게중심부로 보내는 교정을 먼저 하고, 뒤에서 뒤(후방)로 탈구한 선추부위에 엄지손가락의 지두를 대고 한 손으로 환자의 앞가슴을 잡고(사진 참조)상체를 뒤로 휘면서 밀어 넣는 교정을 한다.

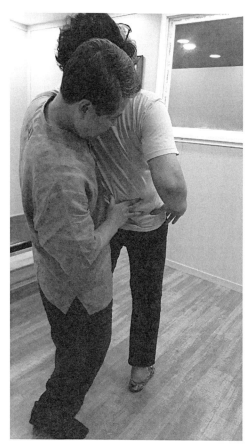

오른손 엄지손가락을 튀어나온 선추에 대고 왼손으로 환자의 상체를 잡고 당기면서 밀어 넣는다. 이때 상체를 뒤로 휘면서 밀어 넣어야 잘 들어간다.

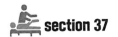

골반 좌측교정(나무자세)

환자의 병측에 서서 튀어나온 골반의 측면 장골 또는 옆으로 물러난 요추의 측면에 엄지손가락을 대고 허리를 당기면서 물러난 뼈를 밀어 넣는다.

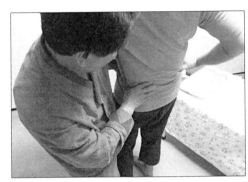 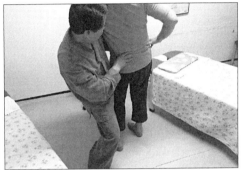

선추의 돌출한 뼈에 우측엄지손가락을 대고 왼손은 환자의 복부를 잡고 허리를 당겨 휘면서 튀어나온 선골추를 밀어 넣는다.

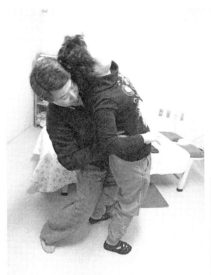

선추 2번 후방교정(나무자세)

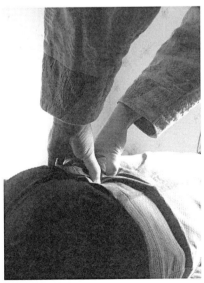

선골(仙骨)통증의 지압점

요추 후방전위 자율교정요법

요추의 후만이나 선추의 후만은, 척추가 뒤(후방)로 굽은 것이므로 신체를 뒤로 젖혀 주는 운동을 해 주어야 한다.

1. 견인

반듯하게 눕는다. 양손을 깍지 끼고 머리 위쪽으로 뻗친다. 양발은 서로가까이 놓고 발뒤꿈치를 바닥에 댄다. 엉덩이도 바닥에 닿게 한다. 깍지 낀 손을 뒤집어 기지개 펴 듯 뻗쳐 올리면서, 가슴을 위로 끌어올린다. 이때 발과 엉덩이를 바닥에 대서 고정역 할을 하고 가슴을 위로 끌어올려 허리 부위가 늘어나게 한다.

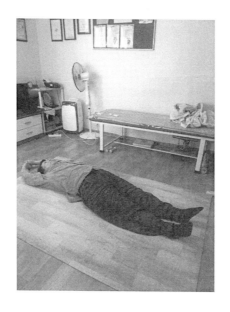

2. 물고기체조

반듯하게 눕는다. 양손을 깍지 끼고 머리에 받친다. 양발은 서로 가까이 놓는다. 허리를 좌우로 흔든다. 운동은 허리를 지나치게 좌우로 흔들 필요는 없다. 허리를 자연스럽게 흔들면 발이나 상체는 따라서 흔들리게 하는 방식을 한다. 허리를 좌우로 흔들면 척추가 따라서 흔들리고, 뼈가 흔들려서 정렬이 되는 효과를 본다. 3~5분 정도 시행한다.

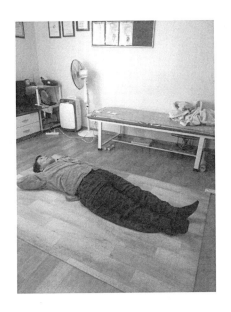

3. 메뚜기운동

엎드려 눕는다. 양손을 포개서 턱밑에 괸다. 신체를 곧고 편안하게 고른 후 아프지 않는 쪽 다리부터 들어 올린다. 운동은 다리를 쭉 뻗고 들어 올리고 다리를 들어서 엉덩이나 허리 부위가 휘는 저항이 오는 높이까지 늘어 올린다. 대개 50도 이상 들어 올리면 근육이 맞딱뜨리는 저항이 온다. 그렇게 하면 허리, 선추 부위가 휘면서 굽어진 것이 들어가는 운동이 일어난다. 한 번 운동 시 한쪽 15~20회 정도 양쪽 번갈아서 다리를 들어 올린다.

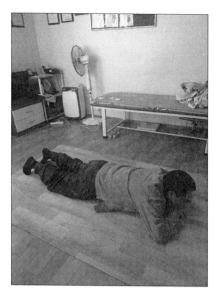
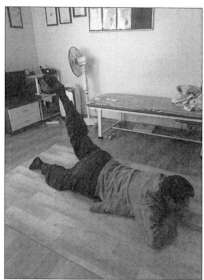

4. 코브라운동

손바닥을 가슴위치에 놓고 상체를 들어 올린다. 이때 상체가 뒤로 젖혀지게 해서 허리 부위가 활자세처럼 휘게 한다. 한 번 운동 시 4~6회 정도 한다.

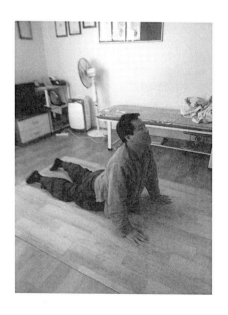

◑ 척추후방전위 사례/부산시 부산진구 당감동 서○○씨(남, 60대)

1. 증상

복숭아뼈(과골)와 복숭아뼈에서 위로 하퇴 측면과 종아리 통증. 통증이 격심하게 오고, 복숭아뼈가 격심하게 아린다. 복숭아뼈 부위에 통증이 너무나 격심하게 와 다리를 끌고 다니고 걸음을 제대로 걷지 못한다.

2. 운동 상태 확인

신체를 앞으로 수그리는 동작에서는 방산통이나 전기현상이 하지로 내려가는 것은 없었고, 운동 상태도 당기거나 신체를 앞으로 수그릴 때 잘 안 수그려지는 것은 없다. 반대로 신체를 뒤로 젖히는 운동에서는, 허리를 뒤로 젖힐 때 어느 정도 신체를 뒤로 젖혔을 때 허리 부위의 척추에서 뼈가 맞닿는 느낌과 더 이상 뒤로 젖혀지지 않고, 그리고 엉덩이와 다리로 찌릿한 전기현상과 뻗쩔리는 통증이 하지로 내려갔다. 요추, 선추가 후방(뒤)으로 탈구를 하면 신체를 뒤로 젖힐 때 하지로 방산통이나 전기현상이 하지로 내려간다. 그러나 앞으로 수그릴 때는 방산통이나 전기현상이 안 내려간다. 그리고 앞으로 신체를 수그릴 때 운동 장애가 없다.

3. 뼈의 위치 확인

복부에 부유물을 고여 뼈의 정렬상태를 확인한 결과 요추 3번이 후방로 돌출한 것을 알 수 있었다.

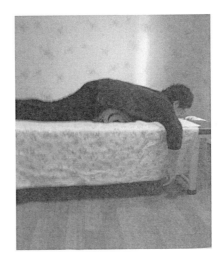

4. 정황 확인

나무자세(선 자세)에서 요추 3번과 4번에서 외측으로 2㎝쯤에 오른손 엄지손가락의 지두(指頭)를 찔러 넣고 왼손으로 환자의 상체를 뒤로 젖혀보니까 아픈 쪽 다리로 찌릿하게 전기현상과 방산통이 하지로 내려갔다.

대개 뼈가 후만으로 돌출했을 때 튀어나온 뼈의 추체 옆 외측 1~2㎝ 떨어진 곳에 엄지손가락 지두로 피부 속으로 찔러 넣고 한 손으로 환자의 가슴 부위 상체를 잡고 뒤로 젖히면 아픈 쪽 다리 하퇴로 방산통이나 전기현상이 내려가는 것을 볼 수 있다. 이 현상은 뼈가 뒤로 튀어나왔을 때 나타나는 현상이다.

5. 습관적인 자세 확인

이 분은 문진(問診)에서 오랫동안 낚시를 해 온 것이 밝혀졌다. 쪼그려 앉거나 의자(낚시의자)에 앉더라도 구부정하게 앉아서 낚시를 오랫동안 해 왔다는 것이다. 그리고 구부정하게 오랫동안 앉아서 있다가 일어서면 허리를 금방 못 펴는 상태가 많이 있었다는 것이다. 구부정하게 앉으면 등, 허리가 후만으로 굽어진다. 등이나 허리가 후만으로 된다는 것은 척추가 뒤로 물러나는 것이다. 이렇게 척추가 뒤로 물러나면 앉아 있다가 일어서면 허리가 엉거주춤해지고 금방 허리를 못 펴는 운동 장애가 생기는 것이다. 이런 상태가 반복되면 어느 날 다리로 통증이 내려간다.

6. 판별

서○○씨의 증상은 요추 3번 후방전위와 좌측전위로 판별되었다.

1) 앉는 자세가 구부정한 경우가 많고, 한참 앉았다가 일어서면 금방 허리를 펴지 못한다.

2) 청소기를 미는 정도의 자세, 싱크대에서 약간 굽혀서 일을 하는 자세일 때 통증을 느끼고 쪼그리고 앉아서 머리를 감고 있으면 허리가 아프고 허리가 아파서 일어서려고 하면 허리를 금방 펴지 못한다.

3) 상체를 앞으로 굴신하는 운동에 있어서는 운동 장애가 없었다. 척추가 후방으로 전위

가 되면, 대개 신체를 앞으로 수그리는 운동에 있어서는 별로 운동장애가 없다. 그렇지만 신체를 뒤로 젖히는 운동일 때는 운동이 잘 안 되거나 다리로 방산통이나 전기현상이 내려가는 것을 볼 수 있다.

4) 복부에 부유물을 고이고 척추(뼈)의 극돌기의 정렬상태를 확인 결과 척추마디가 뒤로 튀어나온 것을 확인할 수 있었다.

5) 돌출한 척추 1~3번 외측에 엄지손가락을 세워서 피부 속으로 찔러 넣고 한 손으로 환자의 가슴을 잡고 뒤로 젖혔을 때 하퇴에 통증과 전기현상이 나타난다.

7. 교정

요추후방전위교정 및 좌측전위교정을 시행했다.

◑ 부산진구 개금동 김○○씨(여, 40대)의 사례

1. 증상

허리를 뒤로 젖히면 과골(복숭아뼈)이 아린다. 통증은 과골로 해서 하퇴의 측면으로 격심하다. 통증 때문에 걸음걸이가 절뚝거린다. 앉아 있을 때보다 서 있을 때가 심하고 걸으면 더욱 심하다. 허리를 앞으로 수그릴 때는 다리로 뻗치는 통증은 없고, 허리를 뒤로 젖힐 때만 통증이 하지로 뻗치는 방산통이 나타난다.

2. 운동 상태 확인

척추변형(돌출, 함몰)이 되면 신체를 움직일 때 뜨끔거린다든지 깜짝깜짝 놀라는 통증이 나타나 몸을 마음대로 움직이지 못하는 상태가 오기도 한다. 이렇게 뜨끔거리기니 깜짝깜짝 놀라는 통증은 자리에 누울 때, 누워서 자세를 바꿀 때, 누웠다 일어날 때, 계단을 오르내릴 때, 기침을 할 때 등. 신체가 동작이나 자세를 취할 때마다 나타난다.

이런 상태의 통증은 척추가 서로 맞대어 있는 정렬상태가 어긋나 부정렬상태가 되면 일어난다. 즉 뼈가 제자리에서 이탈하는 탈구가 되는 이런 상황이 되면, 신체가 움직일 때마다 어긋난 뼈(추체)가 움직이면서 주위의 구조물을 자극해서 일어나는 것이다.

척추(脊椎)는 서로 맞대어 있으면서 관절기능과 뼈와 뼈로 관통하는 관을 형성하여 그 관으로 신경을 통과시키고 또 관절화 주위에 인대와 힘줄, 신경 등으로 뼈를 보호하면서 신체의 격(格)을 유지하고 생명활동을 하고 있다.

뼈가 무게중심에서 벗어나서 신체가 움직일 때마다 뜨끔거리고 신체가 불안 상태가 되는 이런 경우를 뼈가 탈구를 한 상태라고 한다. 그리고 가만히 있을 때는 뜨끔거리지 않다가 신체가 움직일 때마다 나타나는 것은 신체가 어떤 동작이나 자세를 취할 때마다 뼈도 움직이고, 이때 뼈가 제자리에 있지 않고 관절이 어긋나 있으므로 신체가 움직일 때 뼈가 옆의 조직을 건드려 일어나는 일이다.

이 사람은 신체를 앞으로 수그리는 운동을 할 때는 다리가 당기거나 발목에 통증이 나타나지 않는데 신체를 뒤로 젖힐 때는 운동 상태도 부드럽지 못하고 발목에나 하퇴의 측면으로 통증이 내려온다. 이 상황을 판별해 보기로 하자.

목뼈(경추)나 허리(요추)뼈가 탈골이나 휨 등. 변형이 되면 몸을 움직일 때 변형이 된 부위나 주형신경으로 따라서 통증이 오게 된다. 즉 걸음을 걷거나 누워서 자세를 바꾸거나 앉아 있거나 하는 등 동작·자세를 취할 때 통증을 경험하게 되는 것이다.

그런데 이처럼 어떤 자세나 동작을 취할 때는 통증이 나타나고 또 어떤 동작이나 자세를 취할 때는 통증이 안 나타나는 경우는 뼈의 탈구나 휜 방향을 말해 주는 것이다. 즉 우리 몸의 앞(전방)과 뒤(후방)에서 척추가 탈구를 한 방향을 나타내주는 것이다. 다시 말하면 뼈가 뒤(후만)로 튀어나왔다든지, 또는 뼈가 신체의 앞(전면)으로 물러났다든지 하는 방향을 나타낸다.

그러면 신체를 앞으로 수그리는 동작을 할 때는 별로 통증도 없고 운동장애도 없는데 신체를 뒤로 젖히면 잘 젖혀지지도 않고 뻣뻣하면서 허리에 통증도 오고 다리의 통증이 있는 곳으로 통증이 내려오는 이 상태는 척주(脊柱)가 어떤 방향으로 휨이 일어난 상태일까?

먼저 운동 상태에서 허리를 뒤로 젖히면 뻣뻣하면서 잘 펴지지 않고 엉거주춤하면서 허리를 이리저리 움직여야 펴지는 상태를 살펴보자, '앞에서 허리를 뒤로 펴려고 하면 뻣뻣하면서 금방 허리를 못 편다, 즉 허리를 뒤로 젖히려고 하면 잘 안 젖혀지는 상태는 많은 사람들이 경험하고 있다고했다' 이 상태는 자세가 구부정한 사람들이 앉았다 일어서면 엉거주춤하면서 허리를 금방 못 펴고 이리저리 움직거려서 겨우 펴는 상태이다. 자세가 구부정한 사람, 즉 허리가 뒤로 굽은 사람이다. 그러므로 운동 상태에서는, 허리(요추)가 뒤로 굽은 사람이 신체를 뒤로 젖힐 때 뒤로 잘 젖혀지지 않는 것이다. 특히 어린 학생들도 이와 같이 자세가 구부정한 경우를 많이 볼 수 있다.

이렇게 자세가 구부정한 경우, 맨바닥에 오래 앉아있으면 허리가 아파서(요통) 벽에 기대거나 드러눕고 싶고, 일어서면 금방 허리를 못 펴고 엉거주춤해지며, 허리를 펴려고 하면 뻣뻣하고 통증이 나타난다. 이 경우가 요추 후방으로 휘었을 때 나타나는 현상이다. 그리고 이 상태가 오래되면 어느 날 엉덩이나 다리에 통증이 나타나게 된다. 그리고 이 상태에서 허리를 뒤로 젖히면 엉덩이나 다리로 통증이 방산되는 현상이 나타난다. 그리고 통증이 엉덩이나 다리로 내려가면 허리는 안 아프고 엉덩이나 다리에만 통증이 나타나는 경우가 많다.

김○○씨는 허리를 뒤로 젖히면 과골(복숭아뼈)과 종아리, 과골 위인 하퇴측면으로 통증이 나타난다고 했다.

3. 습관적인 자세 확인

이 사람은 문진(問診)에서 직업적인 자세가 있었다. 데스크에 앉아서 일을 할 때 손님을 대하면서 왼쪽으로 상체를 비켜서(기울여서) 컴퓨터작업을 해야 하는 구조로 오랫동안 해 왔다는 것이다.

왼쪽으로 상체를 기울이는 이 자세는 엉덩이와 허리 부위를 오른쪽으로 밀어내는 자세가 되어 요추를 오른쪽으로 휘게 할 수가 있다. 즉 앉아서 작업을 할 때 상체를 왼쪽으로 기울여 오른쪽으로 신체를 휘게 하므로 해서 요추가 오른쪽으로 휘어지게 할 수 있는 자세가 된다는

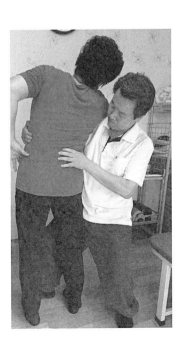

것이다.

실제로 이 분은 요추 2, 3번이 오른쪽으로 물러나 요추 2, 3번 측면에서 휘면서, 이 부분을 왼쪽으로 밀면 하지로 심하게 방산통이 내려갔으며 그리고 이 위치에서 휘면서 왼쪽으로 밀면 통증이 가라앉는 것을 볼 수 있었다.

그러니까 요추 2, 3번이 오른쪽으로 물러나 있는 위치에서 이 뼈의 측면에 엄지손가락을 대고 오른쪽에서 왼쪽으로 휘면서 미는 측면교정을 하면 하지로 내려가는 방산통과 더불어 통증이 많이 줄어드는 효과가 있었다.

4. 뼈의 위치 확인

복부에 부유물을 고였더니 요추 2, 3번이 후방으로 돌출함을 발견했다. 복부에 부유물을 고여 뼈의 위치를 확인해 본다.

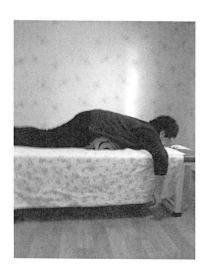

5. 정황 확인

온종일 컴퓨터 앞에서 구부정한 자세로 앉아서 하는 일을 오랫동안 해 와 등이 굽고 따라서 허리까지 구부정해져 가끔 요통을 경험한 사실이 있었다. 그리고 쪼그리고 앉아서 머리를 감고 있으면 허리가 아픈 현상이 있는 것도 확인할 수가 있었다. 쪼그리고 좀 앉아

있으면 허리가 아픈 것은, 쪼그리고 앉으면 허리가 뒤로 굽어지고 한참 앉아 있으면 허리
가 아프다는 것은, 한참 앉아있으면 허리(뼈)가 뒤로 물러나는 현상이 심화되고 뼈가 물러
나면서 통증이 오게 되는 것이다.

이는 많은 사람들이 경험을 한다. 자세가 부정한 사람들은 쪼그리고 앉아서 조금 있으면
요통이 오기 시작하고, 때로는 허리가 끊어질 것 같은 통증을 경험하기도 한다. 이 상황은
요추가 후방으로 전위가 되었을 때 나타나는 현상이다.

6. 판별

이 사람은 운동 상태, 뼈의 위치 확인, 습관적인 자세 등을 확인한 결과 요추 후방전위 및
우측전위 상태인 것으로 판별할 수 있었다.

- 주요인식: 요추변형으로 인하여 하퇴, 경골외측으로 통증, 저림, 감각둔화 등이 오는 경
우가 있다. 그런데 이곳의 운동 상태가 허리를 앞으로 굴신(수그림)과 뒤(배굴)로 젖힐 때
도 거의 같은 증상이 나타나는 경우가 있다. 이럴 경우는 뼈(요추 4, 5, 선추)의 함몰 상태
를 확인해야 한다. 어떤 경우는 엉덩방아를 찧어 요추, 선추 등이 심하게 전방으로 내려앉
아도 허리를 뒤로 젖혀도, 앞으로 수그려도 그곳에 통증, 저림 등 방사현상이 내려간다.
이럴 때는 뼈의 요철(전위)상태를 확인하고, 뼈의 전, 후방전위 시 나타나는 다른 정황들
을 동원해서 판별을 삼아야 한다. 그리고 요추가 전방쪽으로 휘면 하퇴의 후방(오금, 장딴
지)와 무릎슬개골 등에 통증이오는 경우가 있다.

요추후방전위 및 우측전위교정

1. 타율

1) 근육이완

- 지압요법으로 이완

  환자를 엎드리게 하고, 목뼈(경추) 하부부터 척추를 따라서 밑으로 내려오면서 한다. 척추에서 1~3㎝ 외측으로 떨어져서 양손 엄지로 지긋하게 지압을 해 선추까지, 척추간 사이에서 1~3㎝ 떨어진 곳에 한다. 그리고 하지는 좌골신경통 지압점인 승부(承扶), 은문(殷門), 위중(委中), 승근(承筋), 곤륜(崑崙)에 한다.

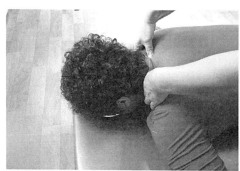
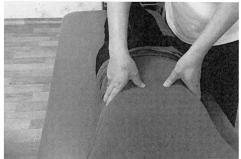
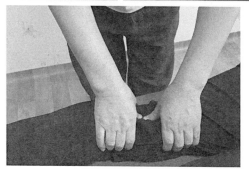

- 적외선이나 핫팩으로 증상부위에 찜질을 해 근육을 이완시켜 교정을 해도 된다.

- 운동으로 신체의 긴장 완화

  환자를 반듯하게 눕게 하고 양손은 머리맡의 침대모서리를 잡게 한다. 양발은 엉덩이 넓이만큼 벌려서 무릎은 세운다. 아프지 않는 무릎 쪽부터 반대쪽의 발과골 쪽으로 지긋하게 당겨준다. 그리고 반대쪽도 같은 방법으로 한다.

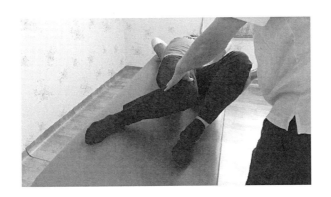

2. 견인(牽引)

1) 환자를 반듯하게 눕게 하고 머리맡의 침대모서리를 잡게 한다. 시술자는 환자의 양발을 잡고 허리까지 견인이 되게 지긋하게 당겨준다.

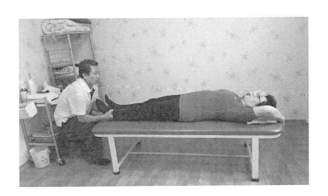

2) 환자를 반듯하게 눕게 하고 머리맡의 침대모서리를 잡게 한다. 시술자는 환자의 측면에 서서 환자의 양다리를 무릎 위에 올려놓는다. 시술자는 오른손으로 환자의 양발을 모아서 양 발목을 잡고 왼손은 환자의 복부의 흉골 밑에 손바닥을 누르듯이 대고 무릎을 이용 왼손으로 흉골을 밀고 무릎으로 허리를 당겨 견인을 한다.

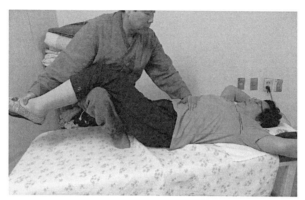

참조 2)의 견인요법이 효과적이다.

3. 우측전위 교정(측면교정)

1) 환자를 우측 측면으로 눕게 한다. 시술자는 왼팔을 접어서 환자의 왼쪽 어깨의 안쪽으로 댄다. 오른팔을 접어서 환자의 왼쪽 장골에 댄다. 시술자는 왼팔로 환자의 어깨를 밀면서 오른팔로 환자의 장골을 당겨준다. 교정 시 환자의 장골을 당길 때, 허리가 평창이 되게 당겨주고, 당겨서 평창이 될 때, 다시 순간적으로 당겨주는 힘을 써서 교정이 이루어지게 한다.

2) 환자를 반듯하게 눕게 하고 양손으로 머리맡의 침대모서리를 잡게 한다. 시술자는 환자의 오른쪽에서 왼쪽 무릎을 굽고 오른손을 환자의 다리 밑에 손을 넣어 다리를 모아 잡고 잡은 손의 팔꿈치를 무릎 위에 올려놓는다. 왼손은 환자의 우측요

추부위측면에 댄다. 요추 부위측면에 댄 왼손으로 허리를 왼쪽으로 밀면서 오른손으로 잡은 환자의 양다리를 당긴다. 한 번에 4~10회 당겨주는 교정을 한다. 이 교정은 다리를 잡고 당겨 허리를 휘면서 오른쪽으로 물러난 허리를 왼쪽으로 보내는 교정이다.

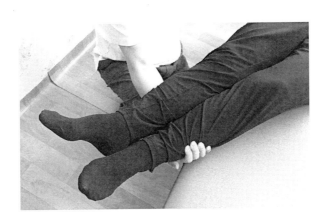

3) 오른손으로 다리를 잡고 왼손으로 요추 측면에 대고 밀 때 뼈가 휜 요추부위와 장골의 상극을 번갈아서 밀어 넣는 교정을 하면 더 효과적이다.

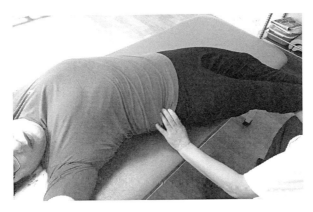

1), 2)의 교정요법은 요추(허리뼈)가 우측으로 물러난(휨) 것을 교정하는 것이다. 이 환자의 증상은 요추 2, 3번이 후방과 우측으로 전위가 되어 우측 다리가 아픈 상태이다. 척추의 변형으로 뼈가 물러나는 쪽으로 통증이 오는 것이다. 즉 통증이 오는 쪽으로 뼈가 휜

상태이므로, 통증이 오는 쪽에서 반대쪽으로 뼈가 돌아가게 교정을 해야 한다.

주의 측면교정 시 옆으로 물러난 뼈가 가운데(중심부)로 돌아오는 교정을 해야 한다. 측면으로 눕게 하고 장골을 당기면 요추(척추)가 딸려오는 움직임이 일어나는데, 이때 물러난 것을 제자리로 당겨오는 교정을 해야 한다. 즉 요추가 우측으로 휘었으면 왼쪽으로 당겨오는 교정만 해야 한다. 이 교정의 경우 환자의 증상이 요추가 후방 및 우측으로 틀어졌으므로 우측으로 틀어진 것을 왼쪽으로 끌고 오는 교정만해야 한다. 옆으로 눕게 하고 장골을 당기면, 장골을 당기는 쪽으로 요추가 당겨오기 때문에 물러난 쪽에서 반대로 돌아오는 교정만 해야 한다. 그러므로 이 환자의 경우 오른쪽으로 요추가 물러났기 때문에 오른쪽에서 왼쪽으로 당겨오는 방향으로 교정을 해야 하는 것이다. 왼쪽 장골을 당기면 요추가 왼쪽으로 당겨오는 교정이 된다.

4. 복와위(伏臥位) 압교정

1) 측면에서 교정이 끝나면 환자를 엎드리게 한다. 이 환자의 경우 요추가 후만이 되었기 때문에 엎드려서 지압과 압박교정을 한다.

2) 시술자는 환자의 건측(健側), 즉 아프지 않는 측의 측면에 선다. 후방으로 돌출한 요추 2, 3번. 그 뼈의 위 뼈, 즉 2번과 1번 사이와 3번과 4번 사이에서 외측으로 1~3㎝ 떨어진 곳에 엄지손가락 두頭로 삽수(揷手)한다. 손가락을 근육 속으로 찔러 넣는다. 요령은 엄지손가락바닥이 척추 쪽으로 향하게 하고 양손을 동시에 찔러 넣는 방식과 한 손으로 찔러 넣는 방식으로 하고, 하기 쉬운 방식대로 하면 된다. 먼저 아프지 않는 쪽부터 하고 환 측, 즉 아픈 쪽도 앞과 같은 방식으로 해서 근육을 이완시킨다.

3) 압박교정

- 병증이 있는 뼈의 외측에 엄지손가락으로 근육 속으로 지압(삽수)을 해서 근육을 이완시키고 돌출한 뼈의 위에 수건을 깔아놓고 양손 엄지손가락으로 돌출한 척추의 극돌기 위에 대고 튀어나온 뼈를 밀어 넣는 압박교정을 한다.

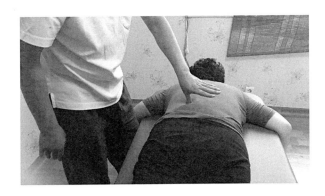

- 교정은 시술자가 옆으로 선 자세에서 환자의 돌출한 뼈의 극돌기 위에 양손 엄지를 맞대게 해서 옆으로 얹어 놓고 두 손을 협조해서 압박하는 힘을 쓴다. 한 번 교정 시 1~2회 반복한다.

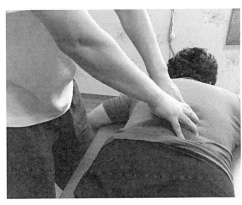 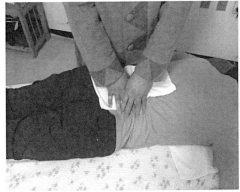

4) 교성운동

- 후방으로 튀어나온 뼈를 밀어 넣는 교정을 하고, 운동으로 후만으로 된 뼈가 들

어가는 교정이 될 수 있도록 병행한다. 압박교정의 엎드린 그 자세에서 환자는 팔굽혀펴기 자세인 가슴 앞에 손을 놓게 하고 상체를 들어 올리게 한다. 상체를 들면 허리 후만이 활처럼 휘게 되어 후만으로 된 척추가 들어가는 운동이 일어난다. 한 번에 4~5회 정도 반복한다.

- 요추의 후방전위일 때 튀어나온 뼈 위에 수건을 접어서 놓고 한 손으로 튀어나온 부분을 누르고 한 손으로 다리를 들면서 튀어나온 부분을 밀어 넣는다.

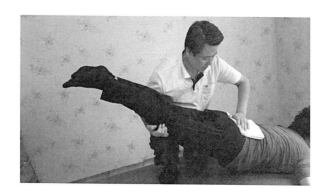

한 손은 수근부를 튀어나온 뼈 위에 대고 다른 한 손은 다리를 들어 무릎을 그 밑에 받친다. 다리를 지긋하게 들어 올리면서 튀어나온 뼈를 지그시 누른다. 이때 허리가 약간 휘면서 뼈를 들어가게 하면 뼈가 잘 들어간다. 양손에 힘을 쓰는 기술을 왈칵하지 말고 지긋하게 해야 환자가 긴장하지 않고 교정이 원만하게 이루어질 수 있다.

이 교정이 원활하지 않을 때는 나무자세 후방교정으로 하면 된다. 환자를 세워 놓고 상체를 뒤로 젖히면서 튀어나온 뼈를 밀어 넣는 것이 더 좋은 방법이다.

5. 나무자세교정

1) 우 측방(옆 라인) 교정

환자를 발을 엉덩이 넓이만큼 벌려 서게 한다. 시술자는 환자의 우측 측면에 선다. 시술자의 왼쪽 다리는 환자의 뒤쪽에 두고 오른쪽 다리는 환자의 앞쪽 왼쪽 다리 쪽에 둔다. 왼손 엄지를 환자의 전위된 뼈(요추 2, 3번)의 옆 라인에 된다. 시술자의 오른손은 환자의 전면으로 해서 환자의 왼쪽옆구리를 잡는다. 오른손으로 환자의 옆구리를 당겨서 휘면서 환자의 우측 측면에 된 왼손 엄지손가락으로 옆으로 물러난 척추를 민다. 이때 시술자는 자세를 안정되게 하고 순간적인 강한 힘으로 환자의 몸통을 휘면서 옆으로 물러난 뼈가 들어가도록 밀어 넣는다. 이렇게 교정을 하면 옆으로 물러난 뼈가 움직이면서 밀려들어가는 느낌이 엄지손가락에 느껴진다. 한 번 교정 시 3~4회 정도 측면에서 밀어 넣는 교정을 한다.

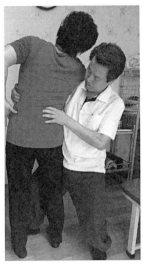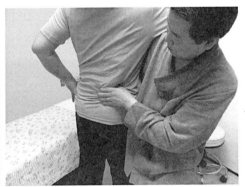

2) 후만교정

측면교정이 끝나면 후방교정을 한다. 측면교정의 자세에서, 시술자는 환자의 뒤 왼쪽으로 치우쳐 선다. 왼쪽 발을 환자의 앞에 둔다. 오른쪽 말은 환지의 뒤에 둔다. 왼손으로 환자의 앞가슴 부위를 잡는다. 오른손 엄지는 환자의 돌출한 뼈의 돌기에 댄다. 왼손으로 환자의 상체를 뒤로 휘면서 오른손 엄지로 돌출한 뼈를 밀어 넣는다.

한 번 교정 시 2~4회 정도 후방에서 휘면서 밀어 넣는 교정을 한다. 한 번 하고 좀 쉬었다가 한다. 돌출한 뼈에 수건을 접어서 대고 밀어 넣으면 힘을 쓰기가 용이하다. 신체를 휘면서 밀어 넣으면 밀어 넣기가 용이하고 밀러 들어가는 뼈가 잘 들어간다.

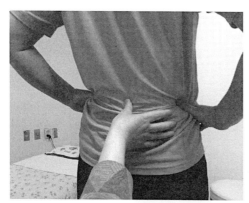
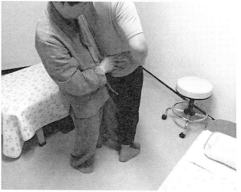
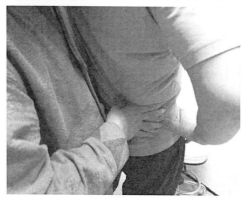

3) 요추후방전위 및 우측전위교정요법(상세부분)

• 타율교정요법

엎드린(伏臥位) 자세에서의 교정이 끝나면 환자를 세워 놓고 하는 교정을 한다. 환자를 세워 놓고 하는 교정은 시술자는 힘들지만 신체를 휘면서 밀어 넣기 때문에 더 효과가 좋다.

- 환자를 발을 어깨넓이만큼 벌려서 발끝을 약간 안으로 모아서 반듯하게 서게 한다.
- 시술자는 환자의 뒤에서 약간 우측측면으로 선다. 시술자의 왼쪽 발은 환자의 뒤에 두고 오른쪽 발은 환자의 전면부에 둔다.
- 시술자는 오른손으로 환자의 전면으로 해서 환자의 왼쪽 옆구리를 잡고 왼손 엄지로 환자의 요추 2, 3번의 우측 측면 옆 라인에 댄다.
- 시술자는 오른손으로 잡은 환자의 왼쪽 옆구리를 당겨서 휘면서 왼손 엄지손가락으로 옆으로 물러난 요추 2, 3번을 무게중심부(왼쪽)로 향하여 민다. 이때 시술자는 자세를 낮추어 자세를 안정적으로 갖고, 오른손으로 잡은 환자의 몸을 휘면서 왼손 엄지로 옆으로 물러난 요추를 밀어 넣는다. 오른손으로 휘면서 왼손 엄지로 밀면 뼈가 휘면서 밀려들어가는 느낌이 엄지손에 느껴지도록 힘을 쓴다.
- 한 번 하고 쉬었다가 하는 방식으로 3~5회 정도 옆구리를 휘면서 옆으로 물러난 척추를, 척추 옆 라인에서 밀어서 옆으로 휜 척추를 밀어 넣는 교정을 한다.

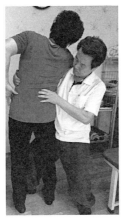 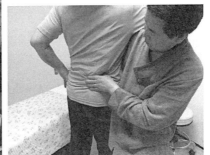

• 나무자세 후방교정

우측으로 휜 부분을 측면에서 교정을 하고 뒤에서 교정을 한다. 척추의 우측 휩과 후만으로 된 것을 교정할 때는 옆으로 물러난 것을 바로 하는, 측면교정을 먼저 하고 후만교정을 해야 하는 것이다. 그 이유는 옆으로 물러난 것을 압박을 하면 더욱 더 옆으로 물러나는 질서에 있기 때문이다. 그러므로 옆으로 물러난 것을 가운데로 보내는 교정을 먼저 하고 그 다음 압박교정을 해야 한다.

- 측면교정 시 취했던 그 자세로 진행한다. 시술자는 환자의 뒤쪽에서 약간 왼쪽으로 비켜선다. 시술자는 왼발을 환자의 전면에 둔다. 오른쪽 발은 환자의 뒤에 둔다. 시술자는 왼손으로 환자의 가슴 부위(흉골 위)를 잡는다. 오른손 엄지는 돌출한 척추 2, 3번 뼈의 돌기에 차례로 댄다. 왼손으로 잡은 가슴을 당기면서 오른손 엄지로 튀어나온 뼈를 밀어 넣는다.

- 이때 왼손으로 환자의 가슴을 당겨 신체가 뒤로 휘어지게 하면서 오른손 엄지를 돌출한 뼈의 돌기에 대고 밀어 넣는다. 이 교정법도 자세를 시술자가 안정적이고 편하고 교정을 할 수 있도록 자세를 잘 맞춰서 교정을 한다. 1회 교정을 하고 쉬어가면서 3~5회 정도 반복해서 교정을 한다.

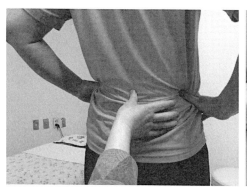 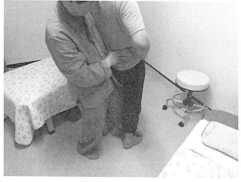

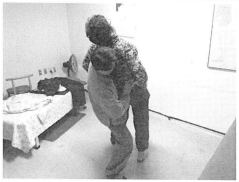

- 통증 제압의 요점: 뼈가 후만으로 되었을 때는 환자의 신체를 휘면서 튀어나온 뼈를 밀면 하지로 내려가는 방산 통이 나타난다. 특히 튀어나온 뼈의 측면에서, 옆으로 물러난 부위에서 반대쪽으로 휘면서 밀면 하지로 방산되는 통증이 나타난다. 그리고 측면으로 물러난 부위에서 신체를 휘면서 밀면 물러난 것이 들어간다. 이렇게 서서 측면에서 밀어주는 교정이 굉장히 효험이 좋다.

허리가 옆으로 심하게 휘어서 신체가 틀어지고 통증이 격심하게 와서 눕지를 못하는 환자는 처음부터 침대에 걸터앉혀 놓고 나무자세(세워 놓고 하는 자세)교정으로 시작한다. 측면교정을 만족스럽게 하고 나서 그 다음 후방으로 휜 후방전위 교정을 해야 한다.

◑ 부산시 사상구 주례동 김○○군(10대, 학생)의 사례

1. 증상

맨바닥에 앉으면 허리가 아파서 오래 앉아있지를 못한다. 그리고 조금 앉아 있으면 허리가 아파서 벽에 기대고 싶다. 쪼그리고 앉아서 머리를 감고 있으면 허리가 끊어질 것 같이 아프고 허리를 펴려고 하면 엉거주춤한 것이 금방 허리를 못 펴고 이리저리 움직거려서 허리를 펴고 한다.

2. 상태 확인

사람들이 보고 허리 펴라고 한다. 자신이 봐도 허리가 구부정한 것을 느끼고 있다. 앉으면 배가 등에 가서 붙고 허리를 펴려고 하면 허리뼈가 맞닥뜨려진 것 같이 뻐근하고 뒤로 펴는 운동이 잘 안 된다. 앉는 자세가 안 좋다는 것은 오래전부터 들었다. 그래도 습관이 돼서 허리를 펴고 앉는 것은 잘 안 되고 배를 집어넣고 구부정하게 앉는 것이 일딘은 편히다. 이런 자세는 오래되었는데 언제부터인가 앉아 있으면 허리가 아프고, 약간 구부려서 청소기를 미는 자세, 쪼그리고 앉아서 머리를 감고 있으면 허리가 끊어질 것 같이 아팠다. 그래서 허리를 펴려고 하면 엉거주춤하고 뻐근하면서 금방 허리를 못 펴는 상태가 되었다.

3. 운동 상태 확인

신체를 앞으로 수그리면서 손을 바닥으로 내릴 때는 운동이 잘 된다. 반대로 신체를 뒤로 젖히는 운동을 할 때는 허리가 뻐근하면서 젖히는 운동이 잘 안 된다.

• 요추후만증의 정황

요추후만증은 요추(허리)의 척추가 뒤로 물러났음을 말한다. 즉 허리뼈 한두 마디가 뒤로 탈구를 해서 허리가 뒤로 휘었음을 말하는 것이다.

물론 뼈가 심하게 탈구(脫臼)를 했으면 X-ray를 찍어보면 알 수 있는 일이지만 그러나 뼈가 탈구, 휨 등 변형이 되는 것은 신체의 자세나 움직이는 동작에 의해서 뼈가 움직이는 운동이 일어나고, 뼈가 움직임이 일어나 제자리에서 이탈할 수 있는 일이 일어나는 것이다. 그러므로 변형된 뼈의 휘어진 방향을 찾는 것은 신체가 취하는 자세나 동작을 찾아야 하는 것이다.

자세를 구부정하게 앉는 것, 쪼그리고 앉아서 머리를 감거나 일을 할 때, 허리를 굽혀서 일을 할 때, 이런 신체가 자세나 움직이는 동작을 할 때 뼈도 움직이는 운동이 일어난다. 이때 신체는 앞으로 수그리는 자세나 동작이 되고, 척추(뼈)에 일어나는 운동은 척추가 뒤로 물러나는 운동이 일어나는 것이다. 즉 신체는 앞으로 수그리는 자세가 되고 척주(脊柱)는 뒤로 휘는 운동이 일어나는 것이다.

정확한 것은 신체가 앞으로 수그리는 자세나 동작일 때 척추는 뒤로 휘는 운동이 일어나는 것이다. 그리고 이런 운동이 편중되거나 습관화되면 척추(뼈)가 정렬상태를 벗어나는 변형을 일으키는데 이것이 탈구나 휨이다.

이 상황은 누구나 확인을 해 볼 수 있다. 목에 손을 대 고개를 수그려 보거나 허리에 손을 대고 신체를 앞으로 굽혀보면 뼈가 뒤로 물러남을 알 수 있는 것이다.

그러면, 세부 상황에 들어가서 이 환자의 상태를 추적해 보자.

이 환자의 경우 옆에 보는 사람이 자세가 구부정하다고 한다고 했다. 그리고 구부정한 자세로 조금 앉아 있으면 요통이 와서 벽에 기대고 싶고 벽에 기대면 요통이 사라진다고 했다. 그리고 앉아있으면 허리가 아파서 일어서면 허리가 덜 아프다고 했다. 앉아 있으면 허리가 아픈데 일어서면 허리가 안 아프다고 한다. 이 상황은 이런 경우와 같다. 쪼그리고 앉아서 한참 일을 하거나 또는 허리를 굽혀서 한참 일을 하고 있으면 허리가 아파서 잠깐 허리를 펴면 허리통증이 가시는 것과 같은 상황이다. 즉, 구부정하게 앉아 있는 자세나 허리를 굽혀서 있는 자세는 신체의 운동방향이 같은 것이고, 이때 척추(뼈)가 움직이는 운동방향도 같은 것이다.

이 환자는 구부정한 자세로 앉아 있으면 허리가 아프다고 했다. 물론 쪼그리고 앉아서 머리를 감고 있으면 허리가 아파오고 조금 시간을 지체하면 허리가 끊어질 것 같이 아파온다고 했다. 이 환자가 취하는 구부정한 자세, 쪼그리고 앉는 자세, 이런 자세는 다 허리뼈(척추)를 뒤로 물러나게 하는 자세와 동작이다. 그리고 이환자는 이런 자세나 동작을 취할 때 요통이 온다고 했다. 그리고 또한 이 자세를 벗어나면 통증이 가신다고 했다.

등을 벽(壁)에다 기대면 자세가 곧아진다. 앉았다 일어서면 자세가 조금 곧게 된다. 이 환자는 허리뼈가 뒤로 휘어지는 자세일 때 요통이 오다가 자세가 곧아지는 상태가 되면 요통이 사라진다고 했다. 이 상태와 같은 것이다, 이런 자세, 즉 허리를 굽혀서 일을 하면 허리가 아파서 일어서서 허리를 뒤로 젖혀주면 통증이 가시는 것이다. 그러므로 이 환자는 허리뼈가 뒤로 굽어질 때 통증이 오고 허리뼈가 곧아질 때 통증이 가시는 것이므로 허리뼈가 뒤로 휘어진 것이다.

4. 자세의 판별

등, 목, 허리뼈가 뒤로 굽어질 수 있는 자세와 동작을 살펴보자. 상체를 앞으로 굽히므로 해서 척추가 후방(뒤)으로 휘게 하는 움직임이 일어나게 하는 자세들이다.

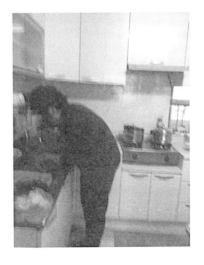

신체를 앞으로 수그리거나 허리를 굽히는 자세

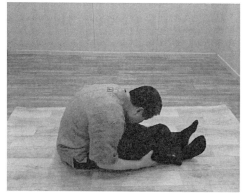

척추를 뒤로 물러나게 하는 동작

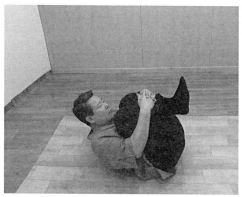

척추를 뒤로 휘게 하는 운동

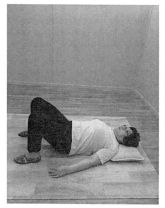

요추를 뒤로 물러나게 하는 자세

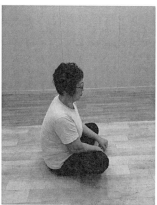

척추를 뒤로 휘게 하는 구부정한 자세

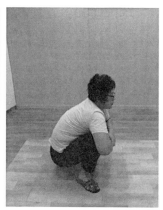

요추를 뒤로 물러나게 하는 자세

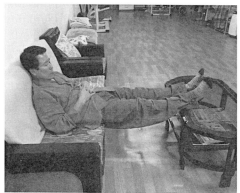

소파에 폭 기대서 앉는 자세

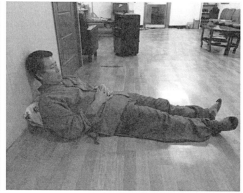

벽에 베개를 높이 놓고 비스듬히 기대 눕는 자세

신체를 앞으로 굽히면 척추에도 운동이 일어난다. 이 상태일 때 척추는 어떤 운동이 일어나는지 인식을 해 보자.

시각적으로 등이 뒤로 휘어짐을 알 수 있고, 허리에 손을 대 보면 척추가 뒤로 물러나와 도드라짐을 알 수 있다. 즉 척주가 뒤로 휘어짐을 알 수가 있는 것이다. 쪼그리고 앉는 자세나 구부정하게 앉는 자세도 이와 같은 체형이 되고, 그러므로 척추는 뒤로 휘어지는 체형이 되는 것이다. 이런 자세일 때 허리가 아팠으므로, 즉 척추가 후만으로 됐을 때 요통이 온 것이다. 그러므로 요통을 해소하는 것은 이와 반대되는 자세와 운동을 해 주어야 한다. 이번에는 허리뼈가 후만으로 된 것을 바로 교정할 수 있는 자세를 알아보자.

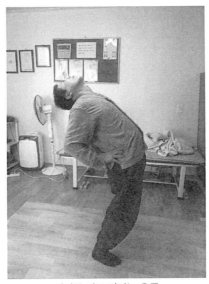

허리를 뒤로 젖히는 운동

척추를 펴 주는 자세이다. 척추가 뒤(후방)로 굽었을 때 할 수 있는 운동이다. 허리를 굽혀서 일을 하다가 허리가 아프면 이 운동을 하면 통증을 면할 수가 있고, 쪼그리고 앉아서 일을 하거나 허리를 굽혀서 일을 하는 자세를 가지는 사람은 위와 같은 허리 펴기 운동이 필요한 사람이다.

앞의 사진, 이 자세를 인식해 보자. 이 자세는 자세를 구부정하게 앉는 자세나 신체를 앞으로 굽히는 자세와는 반대되는 자세이다. 이렇게 신체를 뒤로 젖혔을 때 척추는 어떤 운동이 일어나는지 인식을 해 보자.

요통이 올 때 이런 자세를 인식하는 것은 매우 중요한 일이다. 왜냐하면 척추의 연결은 스프링 같은 탄력을 가지고 있기 때문에 요통이 올 때 자세를 교정해 주면 금방 요통이 사라질 수가 있다.

우리가 허리를 굽혀서 일을 하면 허리가 아픈 경우가 많다. 그러나 허리가 아플 때 굽혀있던 허리를 펴거나 허리를 뒤로 젖혀주면 통증이 사라진다. 바로 이런 인식인 것이다. 내가 구부려서 용접을 할 때 허리가 아프면, 이 자세는 신체를 앞으로 굽힌 자세가 되고, 신체를 굽혔을 때 통증이 오므로 '아! 내가 앞으로 허리를 구부려서 통증이 오는 것이지!' 인식하고, '앞으로 구부려서 요통이 오는 것이므로 이때 허리가 뒤로 물러나서 통증이 오는 것이구나!' 하고 인식하면, 내가 어떻게 운동을 해 주면 되겠다는 것을 실천할 수 있는 것이다.

쪼그리고 앉아서 머리를 감고 있을 때 통증이 오는 것도 앞과 같은 자세이므로 이와 같이 인식을 하면 된다. 허리를 굽혀서 일을 할 때 다 통증이 오는 것은 아니다. 쪼그리고 앉아서 머리를 감을 때 다 통증이 오는 것은 아니다. 그러나 이런 자세를 할 때마다 요통이 오고 그 정도가 점점 더 심해져 허리가 끊어질 것 같이 통증이 오는 경우는, 이미 이런 자세나 이런 자세를 가지는 일을 오랫동안 해 오면서 척추가 반복해서 뒤로 물러나는 운동이 일어나다 어느 날부터 통증이 오는 것은 뼈가 서로 잇대어 있는 관절화 범위를 이탈하여 관절화에 휨이 생기는 부정렬상태. 즉 길항력을 벗어나 휘어졌기 때문에 통증이 오는 것이다.

신체를 뒤로 젖힐 때 척추는 앞쪽(복부 쪽)으로 휘는 운동이 일어나므로 척추가 뒤로 물러났을 때는 물러난 척추가 되돌아올 수 있는 뒤로 휜 것의 반대되는, 앞으로 휘게 하는 운동이 필요한 것이다. 신체를 뒤로 젖히는 운동은 척추를 앞으로 휘게 하는 운동이 일어난다.

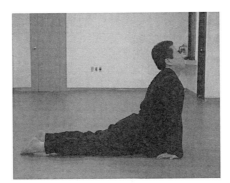

코브라자세

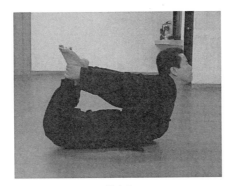

활자세

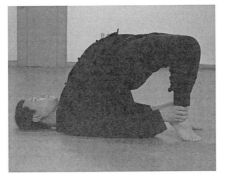

아치자세

6. 판별

이 환자는 요추(허리뼈)가 후만으로 된 전형적인 경우이다. 모든 정황이 그것을 증명해 주고 있다.

먼저 앉아있을 때 자세가 구부정한 것이 허리가 굽은 것을 알 수가 있다. 척추는 목뼈에서부터 꼬리뼈까지 신체의 후면으로 길게 내려온다. 앉아있을 때 자세가 구부정한 것은 신체가 뒤쪽으로 굽어있다는 설명이 된다. 신체가 뒤쪽을 굽어있다는 것은 척추가 뒤쪽으로 휘어 있는 상태인 것이다. 그리고 뼈가 정렬상태를 벗어날 때 통증이 유발되는데 앉아서 한참 있으면 자세가 안 좋아져 뼈가 휘어진다. 그리고 모든 물체는 휜 것을 되펴려고 하면 저항이 온다. 한참 동안 앉아 있으면 허리뼈가 뒤로 물러나게 되고 이 물러난 것을 되펴려고 하면 뻐근하면서 금방 잘 안 펴지는 것이다. 그리고 운동상태에서 자세가 구부정한, 즉 신체를 앞으로 수그리는 자세는 많이 일어나 있는 반면 신체를 뒤로 펴는 것, 즉 허리를 반듯하게 앉지를 않고 허리를 구부정하게 주로 해왔기 때문에 신체가 앞으로 수그리는 운동이 많이 일어나 있다고 할 수 있다. 그러므로 신체를 뒤로 젖히는 운동은 평소 많이 없었기 때문에 신체를 뒤로 젖히는 운동은 잘 안 되는 것이다.

7. 뼈의 위치 확인

이 환자는 복부에 부유물을 고이고 뼈의 위치를 확인한 결과 요추 3, 4번이 정렬상태를 벗어나 뒤로 돌출해 있었다.

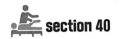

요추 후방전위 교정

1. 타율교정

요추후방전위 타율교정은 책의 설명대로 교정을 하면 된다.

2. 요추후방전위자율교정운동 순서

1) 견인
2) 물고기 체조
3) 골반조정운동
4) 가슴들기운동
5) 메뚜기자세
6) 물고기체조

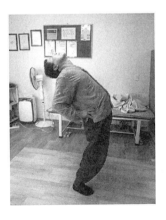

　허리를 굽혀서 용접을 하고 있는데 허리가 아픈 사람, 허리를 굽혀서 탁구를 하고 있는데 허리가 아픈 사람, 들판에서 허리를 굽혀서 일을 하고 있는데 아픈 사람은 그때 허리를 뒤로 젖혀주면 요통을 잡을 수가 있다. 이 상태는 요추가 후만으로 된 상태이기 때문에 신체를 뒤로 젖혀주어야 한다.

- 발을 어깨넓이만큼 벌려 선다. 양손을 우측과 좌측 요대부위 허리를 잡는다. 고개를 뒤로 넘기면서 상체를 뒤로 쭉 젖혀준다. 이때 앞가슴을 휘게 하면서 등과 허리가 활처럼 휘게 쭉 상체를 뒤로 젖혀준다.

(1) 견인(牽引)

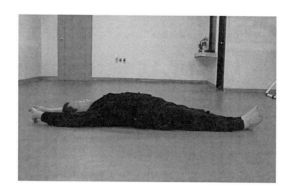

반듯하게 천정을 보고 눕는다. 양손을 깍지 끼고 뒤집어서 머리 넘어 넘긴다. 양발은 서로 가까이 둔다. 발을 뒤축과 엉덩이를 바닥에 대고, 머리 위로 넘겨 양손을 기지개 펴듯 쭉 뻗어 올린다. 이때 바닥에 댄 엉덩이가 고정(固定)역할을 하면서 팔을 뻗어 기지개를 펼 때 허리를 늘어뜨린다. 엉덩이는 바닥에 대고 팔을 기지개를 팔 때 허리를 좌우로 흔들면서 허리를 위로 늘어뜨리면 견인의 효과가 크다. 2~3회 반복해준다.

(2) 물고기체조

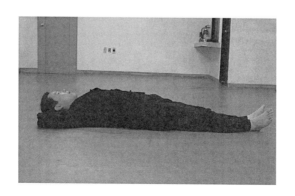

견인이 끝나면 그 자세에서 양손을 머리 밑에 받친다. 발은 서로 가까이 두고, 엉덩이를 좌우로 흔든다. 엉덩이를 좌우로 흔들면 허리가 좌우로 흔들린다. 이때 척추가 좌우로 흔들려 조정이 되는 효과가 있다. 장이 흔들리면서 장(腸)운동이 되어 변비 해소에 도움이 된다. 신체를 흔들어주는 운동이 되어 혈액순환운동이 된다.

좌우로 흔들 때 몸 전체에 힘을 써서 흔들려고 하지 말고 엉덩이를 좌우로 흔들면 허리가 좌우로 흔들리는 운동이 일어난다. 좌우의 흔들리는 운동범위는 너무 넓지 않아도 된다. 이 운동은 7일 정도 하면 숙달이 되고 숙달이 되면 엉덩이를 흔들 때 힘이 들어가지 않고 또 허리에도 힘이 들어가지 않고 운동도 자연스럽게 된다. 한 번에 3~5분 정도 한다.

(3) 골반조정운동

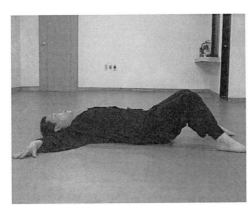 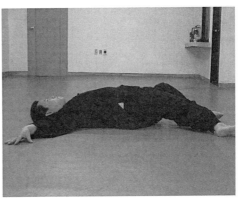

반듯하게 누운 그 자세에서 무릎을 세우고 발은 엉덩이 넓이만큼 벌린다. 손은 머리 밑에 둔 그 상태로 해도 되고, 바닥에서 할 때는 양팔을 벌려서 손바닥을 바닥을 짚는다. 허리가 안 아픈 쪽 다리부터 무릎을 반대쪽 발의 내측 복숭아뼈 쪽으로 지긋하게 당겨 준다. 다음 반대쪽도 한다. 양측 교대로 4~6회 정도 한다.

⑷ 가슴 들기 운동

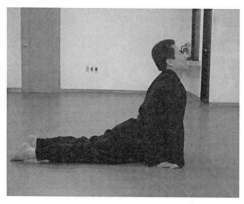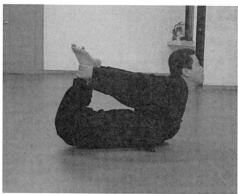

　자세를 엎드린다. 양손을 어깨 밑에 둔다. 가슴을 들어 올려 허리 부위에 튀어나온 부분이 휘게 한다. 이때 목고개를 약간 뒤로 젖히면서 상체가 활처럼 휘게 뒤로 휘어 준다. 한 번에 4~6회 정도 들어준다.

⑸ 메뚜기동작

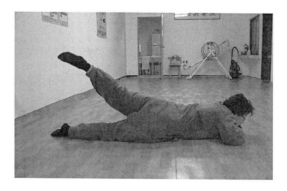

　엎드린다. 양손을 포개고 턱을 위에 놓는다. 건측(健側) 다리부터 먼저 다리를 쭉 뻗어 발을 들어 올린다. 다리를 들어 올릴 때 허리까지 운동이 미쳐 허리가 휘는 느낌이 올 정도로 다리를 들어 올린다. 한 번에 4~6회 양쪽을 같이 한다.

　신체를 뒤로 젖히는 운동을 하고 난 다음에는 물고기체조를 해 주고 끝내는 것이 좋다.

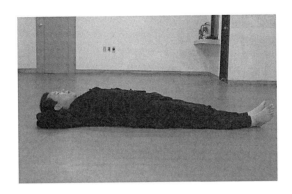

◑ 요추 4번 후방전위 및 좌측전위 사례/부산시 사상구 감전동 이○○씨(여, 50대)

1. 증상

싱크대에서 설거지를 하고 있으면 허리와 엉덩이(골반후벽)가 어리하게 통증이 온다. 그리고 허리가 아프고부터 다리에 힘이 빠지는 현상이 왔다. 통증은 싱크대에 서서 상체를 약간 수그린 자세, 즉 설거지를 하고 있으면 나타나기 시작하고, 통증부위는 허리와 엉덩이의 골반후벽, 엉덩이와 하퇴 접합부 주름 짓는 곳 주위에 통증이 나타난다.

2. 정황

싱크대에 서서 설거지를 하려는 자세는 신체(상체)를 약간 앞으로 수그리는 자세가 된다. 통증은 반듯하게 서 있을 때보다 상체를 약간 수그리는 자세일 때, 이때 통증이 나타나는 것이다.

상체를 약간 수그리면 허리와 엉덩이는 뒤로 굽는 자세가 된다. 허리가 뒤로 휘면, 요추(척추)가 뒤로 물러나는 운동이 일어나는 순간이다. 이 자세일 때는 엉덩이도 뒤로 약간 빠지는 자세가 된다. 이 사람은 엉덩이가 약간 뒤로 빠진 자세이나. 일명 '오리궁둥이'라는 자세다. 앉아서 일을 많이 했는지 엉덩이가 뒤로 많아 빠져나온 자세이다.

척추변형(탈구, 협착)이 되면, 다리에 힘이 들어가지 않는 경우가 있다. 이 경우는 척추가 후방으로 탈구를 했을 때 주로 나타나는 전형적인 경우이다.

허리가 조금씩 아프다가 증상이 심해져, 하퇴(다리)로 통증이 내려가면서 격심하게 통증이 나타나기 시작한다. 이런 경우 자세를 이리해도 안 되고 저리 해도 다리에 힘이 안 들어가 못 일어서는 경우가 있다. 이런 경우 치료를 받다가 그 자리에서 옴짝달싹을 못하는 경우가 있다. 이런 경우가 요추가 후방으로 전위가 되었을 때 주로 나타나는 경우이다.

3. 판별

싱크대에 서서 상체를 약간 앞으로 수그리면 허리와 엉덩이는 뒤로 굽는(휨)는 자세가 된다. 허리를 앞으로 수그리면 허리뼈는 뒤로 휘는 운동이 일어난다. 이때 통증이 오는 것이다. 그러므로 요추가 후방으로 물러날 때 통증이 오는 것이다.

자세를 굽혀 있으면 통증이 오는 상황이면 이미 요추가 정렬상태를 벗어나 있는 상황이다. 즉 이미 허리가 굽어있는 상황이고, 똑바로 서 있을 때는 척추가 곧게 있다가 상체를 굽히면 뼈가 뒤로 물러나는 운동이 일어나므로 이때 통증이 오는 상황인데, 이 상황은 이미 요추가 정렬상태에서 탈구를 해 후종인대를 밀고 있는 상황이다. 이때 신체를 굽히면 뼈가 정렬상태(관절화)를 벗어나므로 통증이 유발되고, 신경관이 틀어지면서 신경이 압박이나 왜곡되므로 힘이 빠지거나 저림 현상이 나타나는 것이다.

다리에 힘이 빠지는 현상은 요추가 후방으로 전위가 되었을 때 주로 많이 볼 수 있는 현상이다.

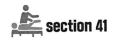

요추 4번 후방전위 및 좌측전위교정

환자를 침대에 눕게 하고 양손으로 머리맡에 침대모서리를 잡게 한다. 시술자는 양 다리를 땅겨 허리가 늘어나게 견인을 한다.

1. 견인

1) 다리를 당겨서 견인

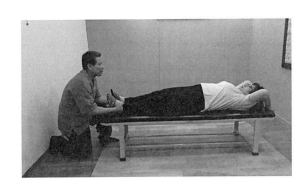

2) 목 견인

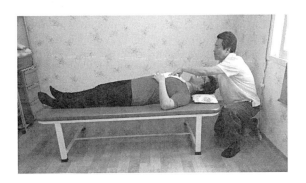

2. 좌측측방교정(누워서 교정)

시술자는 환자의 왼쪽 옆으로 서고, 환자를 왼쪽 옆으로 눕게 한다. 환자의 오른쪽 다리를 접고, 시술자의 오른쪽 팔을 접어서 환자의 오른쪽 어깨에 댄다. 시술자의 왼 팔은 접어서 환자의 오른쪽 엉덩이 장골에 세로로 댄다. 시술자는 엉덩이에 댄 왼팔을 힘을 써서 당기고 어깨에 댄 오른팔을 민다. 교정은 당기는 힘과 미는 힘에 의해서 순 간적으로 이루어지게 한다.

시술자가 왼쪽 팔로 환자의 오른쪽 엉덩이를 땅길 때 왼쪽으로 틀어진 척추가 오른 쪽으로 오는 교정이 이루어진다.

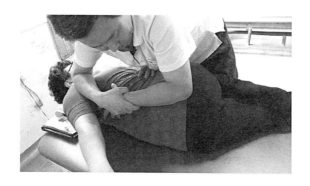

측방교정은 틀어진 척추가 제자리로 돌아오는 쪽으로만 측방교정을 해야 한다. 그러 므로 이 환자의 경우, 요추가 왼쪽으로 틀어졌기 때문에 왼쪽으로 틀어진 척추가 오른 쪽으로 돌아오는 방향만 교정을 해야 한다. 오른쪽 엉덩이를 당기면 척추가 당겨오는 운동이 일어난다. 즉 왼쪽으로 옮겨간 척추가 오른쪽으로 돌아오는 움직임이 일어난 다. 이렇게 왼쪽으로 틀어진 뼈가 오른쪽으로 돌아오는 움직임이 일어나는 교정을 꾸 준히 하면 왼쪽으로 틀어진 뼈가 제자리로 돌아오는 교정이 된다.

3. 요추 후방전위 교정

측방교정이 끝나면 환자를 엎드리게 한다.

1) 시술자는 건측(안 아픈 쪽)의 측면에 선다. 시술자는 요추가 돌출한 뼈와 그 위 뼈
   와의 사이와 그 아래 뼈와 사이, 뼈에서 1~3㎝ 떨어진 곳에 양손 엄지로 근육 속
   으로 찔러 넣는다. 엄지지압으로 척추 옆으로 찔러 넣으면 척추 옆의 근육이 이완
   이 되어 뼈 교정 시 도움이 된다.

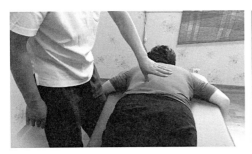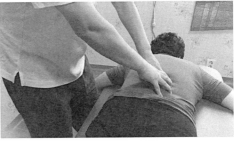

아래 사진은 왼쪽 장골이 측만이 됐을 때 오른쪽으로 밀어 정렬시키는 지압이다.

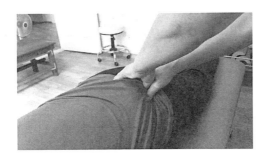

2) 척추 4, 5번이 좌측으로 틀어졌을 때는 왼쪽 장골의 상극과 요추하부 측면에서
   양손 엄지손가락으로 밀어 주면 옆으로 물러나 측만이 된 척추를 교정하는 효과
   가 있다. 실제 요추변형으로 측만이 되면, 이 골반을 밀어 넣는 교정을 해 주어야
   하고, 하지로 통증이 내려간 상태면 이 교정 시 하지로 방산통이 내려간다. 통증

이 하지로 내려갔으면 이 측면교정을 하고 후방 또는 전방에 대한 교정 순서로 해야 한다.

3) 건측을 하고 반대쪽도 그런 방식으로 근육 속으로 엄지를 찔러 넣는다. 뒤로 물러난 선추도 지압을 한다. 근육을 이완시키고, 그 다음 돌출한 뼈 위에 수건을 접어서 얹는다. 시술자는 측면으로 서서 양 엄지손가락으로 세로로 척추의 돌기위에 대고 힘을 써서 돌출한 뼈가 들어가도록 압박을 한다.

4) 시술자는 침대의 왼쪽에 서서 오른손을 다리 밑으로 넣어 환자의 양다리를 잡는다. 왼손은 수근(手筋)부를 돌출한 뼈의 극돌기 위에 댄다. 오른손으로 다리를 들면서 왼손 수근부로 튀어나온 뼈가 들어가도록 압박을 한다. 이때 들어 올리는 다리와 허리에 댄 왼손으로 환자의 허리가 휘면서 튀어나온 뼈가 들어가도록 한다.
시술자는 환자의 다리를 우측 다리 위에 올려 다리를 들면서 허리를 휘어 교정을 한다. 한 번 교정 시 1~3회 정도 실시한다.

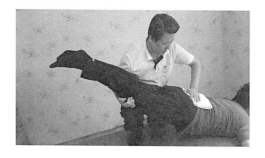

4. 좌측측방교정(나무자세)

누워서 하는 교정이 끝나면 환자를 일어서게 해 서서 교정을 한다. 서서 교정을 하면 환자의 신체를 휘기가 용이하므로 교정이 더 잘 된다. 탈구된 뼈나 휜 골격을 휘면서 펴면 더 잘 펴진다.

환자를 서게 하고 발은 어깨넓이만큼 벌려서 발을 나란히 하고 서게 한다. 시술자는 오른쪽 발을 환자의 뒤에 두고 왼쪽 발은 환자의 전면에 둔다. 시술자는 왼손을 환자의 복부 쪽으로 해서 건너편 오른쪽 옆구리를 잡는다. 오른손 엄지로 환자의 요추 4번 측면(옆구리)에 댄다. 왼손으로 환자의 허리를 당기면서 오른손 엄지로 옆으로 물러난 척추를 오른쪽으로 밀어 가운데로 돌아가도록 한다. 이때 옆구리를 잡은 손으로 허리를 당기면서 밀면 척추가 휘면서 밀려가는 느낌이 손가락에 느껴진다. 한 번 교정 시 3~5회 정도 측방교정을 시행한다.

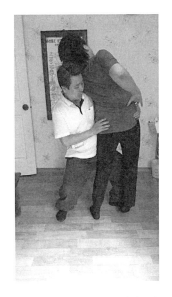

나무자세의 척추측면교정은 척추의 물러난 뼈의 측면에 엄지를 대고 미는 교정과 옆으로 튀어나온 장골을 미는 교정을 구사할 수 있다. 그리고 선추(골반)부위도 튀어나온 (돌출한뼈의 통증측)뼈의 측면에서 반대쪽으로 미는 교정을 하면 통증을 빨리 잡을 수 있다.

5. 요추 후방전위 교정(나무자세)

측방교정이 끝나면 그와 같은 자세로 서게 한다. 시술자는 환자의 뒤에서 왼쪽으로 비켜서 선다. 왼손으로 환자의 앞 복부의 위쪽으로 잡는다. 오른손 엄지로 요추의 돌출한 뼈 극돌기 위에 댄다. 왼손으로 환자의 상체를 당기고 오른손 엄지로 튀어나온 뼈를 민다. 이때 왼손으로 환자의 신체를 휘면서 오른손

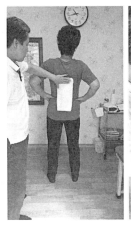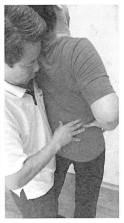

으로 밀어 넣는다. 뼈 위에 수건을 접어서 대고 하면 좋다. 한 번 교정 시 2~5회 정도 하되 증상에 따라서 회수를 조정하면서 한다.

뼈의 위치가 확인되면 그 자리에 엄지손가락을 대고 상체를 휘면서 밀어 넣어야 튀어나온 뼈가 휘는 느낌이 손가락에 촉지되면서 잘 들어간다. 아래 사진을 참조한다.

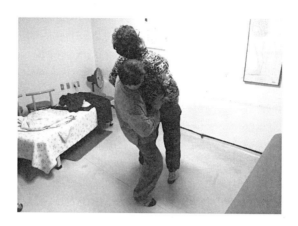

◑ 부산시 북구 만덕동 최○○씨(여, 50대)의 사례

1. 증상

1) 목의 옆 라인(흉쇄유돌근)으로 해서, 목의 측면 아래에서 머리 쪽으로 올라가면서 통증이 온다.

2) 자주 머릿속이 빠개지는 듯한 통증이 온다. 귀 위로 머리의 측두로 편두통이 심하다.

3) 흉골 부위로 해서 가슴 앞쪽으로 근육통이 나타나기도 하고, 근육이 뻣뻣해지는 느낌이 든다.

4) 목으로 신경이 옮겨가고, 전신이 아픈 것 같으며, 정신이 집중이 잘 안 되고, 무언가 표현할 수 없는 기분 상태로, 온종일 멍할 때도 있다.

5) 팔의 겨드랑이에서 뒤쪽 어깨 밑으로 통증이 오고, 손등이 찌릿한 저림과 통증이 온다.

6) 잠을 자고 난 아침에는 목이 쪼여오는 느낌과 목이 뻣뻣하면서 목고개를 수그릴 때 운동이 잘 안 되는 운동장애도 있다.

2. 무게중심의 변형 확인

머리의 무게를 떠받치고 있는 목뼈는, 머리의 무게를 떠받칠 수 있는 목뼈 하나하나의 뼈가 연결(관절화)되면서 뼈의 중심부에 무게중심이라는 무게를 감당해도 뼈의 휨과 압(착)을 막을 수 있는 기능, 무게중심부라는 기능역할을 가지고 있다.

이 기능을 위해서 목뼈는 머리라는 무거운 짐을 지고도 굴신, 배굴, 좌우 굴신, 회전 등 운동을 감당하고 어느 정도의 충격도 끄떡없이 감당을 해내면서 신체가 활동할 수 있도록 하고 있다.

목은 7마디의 척추로 되어 있고, 신체의 앞(전방) 쪽으로 C자 형태의 오목한 만곡이 있다. 그리고 7마디의 척추가 정렬(整列)상태로 연결되어 있다. 그리고 이 정렬상태가 척추의 무게중심의 기능을 갖는 것이다. 그러므로 척추의 정렬상태가 흐뜨려지는 것이 척추의 변형이 되는 것이고, 무게중심이 무너지는 것이고, 그랬을 때 척추의 길항력(항상성)이 무너지는 것이다. 이렇게 됐을 때 척추의 탈구, 뼈 간격의 변형, 척주(脊柱)의 휨 등 병증이 생기는 것이다.

그러면 병증이 되는 척추의 무게중심은 왜 무너지는 것인가?

그것은 자세, 동작, 충격 등에 의한 것이다. 목뼈는 신체(목)가 쓰는 자세나 동작에 의해서 움직임이 일어난다. 뼈가 제자리에서 이탈하는 것은 뼈가 움직여져야 제자리에서 다른 데로 가게 되는 것이다. 뼈가 제자리에서 다른 데로 갈 때 신체(목)의 움직임(운동)에 의해서 다른 데로 가게 되는 것이다. 충격으로 이탈을 할 때도 신체에 미치는 충격이 뼈까지 미쳐 뼈를 움직이게 하므로 해서 뼈가 이탈을 하게 되는 것이다. 그리고 목이 취하는 자세, 동작, 그리고 목 밑에 받치는 베개도 목뼈를 움직이게 하는 역할을 할 수 있다. 그 예로, 목뼈가 뒤(후방)로 튀어나온 사람은 베개를 높은 것을 배면 불편을 느껴, 높은 베개를 못 베는 경우가 있다. 그것은 목뼈가 후방으로 튀어나왔을 때 높은 베개를 베면 뼈가 더 튀어나오는 움직임이 일어나기 때문이다.

그러면 척추의 무게중심이 변형이 되는 부정렬(不整列)은 왜 일어나는가?

목뼈의 변형은 목을 쓰는 자세, 동작 등. 목을 씀에 따라서 목뼈의 변형을 초래한다.

한 가지 예로 많이 생기는 거북목도 목의 자세를 그렇게 되도록 해서 목뼈가 그렇게 움직이게 된 것이다. 고개를 수그려서 책을 보는 자세, 스마트폰을 보는 자세 등 이러한 자세는 어떤 동작을 취해서 있는 자세이다. 이때도 물론 목뼈는 목의 자세에 따라 목뼈가 움직여서 자세를 나타내고 있는 것이다.

고개를 수그려서 책을 보는 이 자세는 목고개를 수그린 자세이고, 목고개를 수그리면 목뼈는 뒤로 물러나는 운동이 일어나 있는 상태이다. 그러므로 목뼈 전체는 뒤로 휘어 있는 자세가 되는 것이다.

목뼈의 정렬(整列)의 변형은, 목고개를 수그릴 때 목뼈가 뒤로 튀어나오는 움직임 일어나는, 즉 이런 움직임이 오랫동안 반복되는 편중이 뼈를 정렬상태에서 벗어나는 원인이 된다. 목뼈를 편중되게 하는 요인에는 목을 쓰는 자세나 동작이 오랫동안 반복되는 습관, 직업적인 자세 등이 있다.

앞에서 말한 고개를 수그려서 책을 보는 자세, 직업적으로 목을 수그려서 일을 하는 자세, 스마트폰을 보는 자세 등은 목고개를 수그리기 때문에 목뼈는 뒤(후방)로 튀어나오는 자세인데 이런 자세를 오랫동안 가지게 되면 목뼈가 뒤로 튀어나오는 원인이 될 수 있다.

이런 자세를 오랫동안 가지고, 그래서 목뼈가 정렬상태를 벗어나게 되면, 목고개를 수그려서 책을 보고 있거나, 스마트폰을 내려다보고 있으면 목이 무겁고 통증이 와서 목고개를 들면 목이 뻣뻣하고 뻐근하며 목을 뒤로 펴는 운동이 잘 안 되는 현상이 나타난다. 이런 상태가 목뼈가 뒤(후방)로 튀어나왔을 때 나타나는 현상이다.

그러면 최○○씨는 목뼈가 어떻게 변형이 되었을까?

3. 운동 상태 확인

이 사람은 문진(問診)에서 목고개를 수그릴 때 목이 뻣뻣하면서 수그리는 운동이 잘 안 된다고 했다. 그러나 목고개를 뒤로 젖힐 때는 별다른 운동장애가 없다고 했다. 그리고 아침에 일어나면 목이 더 뻣뻣하고 운동이 더 잘 안 된다고 했다.

4. 정황 확인

이 사람은 문진(問診)에서 목고개를 수그려 있을 때는 통증이 오는 것은 없다고 했다. 그리고 베개를 너무 낮게 해도 불편해서 잠을 못 잔다고 했다. 또한 앞가슴 쪽으로 근육통 같은 것이 있으며 목줄기 측면에서 약간 앞쪽으로 통증이 온다고 했다. 제일 고통스러운 것은 두통(머릿속이 아픈 것)이라고 했다. 특이점은 팔과 겨드랑이 뒤쪽에서 앞쪽으로 돌아 나오는 통증이 있다는 것이다.

1) 역체요법에서 판별한 상황인데 척추(경추, 요추)가 전방으로 전위(탈구)가 되면 전방 쪽으로 수그리는 운동이 잘 안 된다. 그러나 반대로 목을 뒤로 젖히거나 허리를 뒤로 젖히는 운동은 별 장애가 없다.

2) 뼈가 움직일 때, 즉 골격(무게중심)이 물러나는 쪽으로 근육, 인대, 혈관의 압박, 신경의 침범 등으로 인한 저림, 통증이 나타날 수 있다. 그 근거로 허리를 굽히고 일을 할 때 허리가 아픈 경우가 있는데 이때 척추상태는 뒤로 물러나는 움직임이 일어나고 요통이 온다는 것을 들 수 있다. 이 상황은 허리를 굽혔을 때 요추가 뒤로 물러나고 물러난 허리 뒤쪽 부분에 통증이 온 상황이므로 통증이 오는 쪽으로 뼈가 물러난 쪽으로 판단한다.

3) 목의 옆 라인에서 약간 앞쪽으로 통증이 오고 앞가슴의 흉골 부위로도 통증이 있다.

4) 팔의 뒤쪽과 겨드랑이 뒤쪽에서 앞쪽으로 돌아 나오면서 통증이 있다.

5. 판별

통증이 주로 목의 뒤쪽 부분의 피부에 통증이 나타나는 것이 아니고, 목의 측면이나 앞가슴의 흉골부위와 팔(상완)과 겨드랑이 뒤쪽에서 앞쪽으로 통증이 돌아 나오는 것은 목뼈의 무게중심이 신체 앞(전방) 쪽으로 쏠렸다고 판단할 수 있다.

특히 신체의 운동흐름에서 뼈가 휜 쪽에서 그쪽으로 굴신(휘는)을 시키면 운동이 잘 안 되는 것을 볼 수 있는데 이 분의 경우 그와 같이 목뼈가 휜 전방으로 목고개를 수그리는. 즉 휜 것을 되펴게 하는 운동이 잘 안 되었다.

또 한 가지 볼 수 있는 것은 척추가 신체 밖으로 튀어나오는 외전(外轉)되었을 때와 신체

안으로 들어가는 내전(內轉)되었을 때 나타나는 운동 상태가 다른 것을 볼 수 있는데, 이 상황은 내전되었을 때 나타나는 운동 상태를 보여주고 있다.

척추의 전위에서 내전이라는 것은 척추가 신체의 속으로 전위가 되는 전방전위 상태를 말하는 것이고, 척추가 몸속으로 들어가는 변형이 되었을 때 밤에 움직임이 없고 근육이 수축이 된 상태는 몸속으로 들어간 뼈가 더 수축이 심해지므로 몸이 더 굳어져 운동이 뻣뻣할 수가 있다. 그러므로 전방전위가 된 사람은 밤새도록 활동이 없는 아침이 더 통증이 심할 수가 있다. 반대로 척추가 후방으로 전위가 된 사람은 밖으로 튀어나왔던 뼈가 수축이 되면서 오므려들어 통증이 덜할 수가 있는 것이다. 그래서 척추변형 환자들 중에는 아침이 더 심한 사람이 있고, 아침이 덜한 사람이 있다.

6. 결과

경추전방전위로 확증되었다.

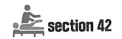

경추전방전위 및 좌측전위 타율교정요법

목뼈(경추)의 변형으로 인하여 목의 통증과 팔로 통증이 오는 경우가 많다. 목뼈의 변형은 증상이 진행되면서 어깨, 팔, 손까지 저림, 통증이 내려간다.

목뼈의 변형으로 어깨나 팔로 오는 통증은 뼈의 탈구, 휘어진 방향으로 통증이 오게된다. 즉 목뼈가 뒤 또는 앞으로 전위가 되고 옆으로 휘면서 휜 쪽으로 통증이 오는 것이다. 그러므로 통증이 오는 쪽으로 뼈가 물러난 것이므로 옆으로 물러난 것을 교정을 먼저 하고 전, 후방전위에 대한 교정을 해야 하는 것이다.

이 환자의 경우 왼쪽 팔이 통증이 오므로 전방전위와 왼쪽전위로 교정해야 되는 것이다. 그리고 교정을 할 때 항상 옆으로 물러난 것을 먼저 교정을 하고 전, 후방전위에 대한 교정을 해야 한다. 그러므로 왼쪽으로 물러난 목뼈의 옆 라인에 대한 교정을 먼저 하고 전방전위에 대한 교정을 한다.

1. 견인(牽引)

환자를 반듯하게 눕게 하고, 시술자는 환자의 머리맡에서 무릎을 끌고 쪼그리고 앉는다. 시술자는 왼손을 환자의 가슴(흉골 부위)에 손가락으로 누르듯이 잡는다. 오른손은 환자의 뒷목(후두골 밑)을 잡는다. 시술자는 왼손으로 환

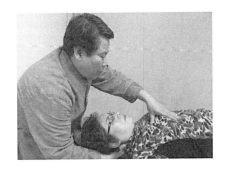

자의 가슴을 지그시 누르듯이 잡고 오른손으로 환자의 뒷목을 당겨 경추를 견인한다.

2. 좌측전위 교정

목을 견인한 그 상태에서, 시술자는 오른손으로 환자의 목의 하부를 잡는다. 왼손은 환자의 턱을 잡는다. 오른손으로 목을 잡을 때 손가락을 벌려서 엄지는 목의 우측을 잡고 나머지 손가락으로 목의 뒤를 받치면서 목의 왼쪽으로 잡는다. 턱을 잡은 왼손은 엄지손가락으로 턱의 우측을 잡고 나머지 손가락으로는 턱을 감싸고 왼쪽 턱을 잡는다.

시술자는 양손으로 잡은 목과 턱을 협력해서 환자의 목을 왼쪽으로 지긋이 돌린다. 돌릴 때 환자의 목의 근육(승모근)이 비틀려지게 틀어야 한다. 한 번 교정 시 1~3회 실시한다.

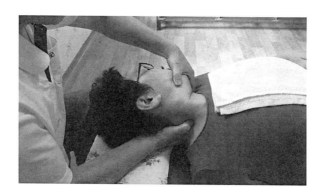

목고개를 왼쪽으로 돌리면 목뼈는 오른쪽으로 옮겨가는 운동이 일어난다. 목뼈가 왼쪽으로 휘어졌을 때 목고개를 왼쪽으로 쳐다보면 목뼈는 오른쪽으로 가는 운동이 일어난다. 목뼈의 변형에 있어서 목고개가 오른쪽으로 편중되게 돌아가는 운동이 일어날 때 목뼈는 왼쪽으로 휘어질 수가 있다.

3. 전방전위교정

목뼈전방전위교정요법(와식)

목의 옆 라인 교정이 끝나면 한 번 견인을 한다. 시술자는 왼손을 환자의 앞가슴(흉골) 부위에 대고, 오른손은 견인한 자세 그대로 환자의 뒷목 후두(後頭) 밑으로 잡는다. 왼손으로 환자의 가슴을 지긋하게 누르면서 고정(固定)을 하고 오른손으로 환자의 목을 들어 올린다. 이때 왼손으로 환자의 가슴을 잡고 오른손으로 목을 견인하듯 당기면서 앞쪽으로 휜다. 한 번 교정 시 4~7회 정도 하고 병의 경중에 따라서 조정한다.

1) 한 손 엄지로 가슴부위를 지긋하게 눌러 신체를 고정(固定)하고 한 손으로는 목덜미(후두)를 잡고 머리를 들어 올려 목뼈를 앞쪽으로 휜다. 목뼈가 앞(전방)으로 휘면 목고개를 앞으로 수그리는 운동을 해야 한다.

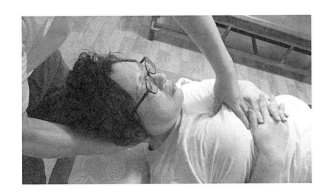

2) 목뼈의 전방전위에 대한 교성: 한쪽 손 엄지를 가슴의 흉골에 대고 한쪽 손은 목의 뒤로 받쳐 잡고, 흉골에 댄 손으로 신체를 고정(固定)하면서 목의 뒤로 잡은 팔로 목을 들어 휘면서 앞쪽으로 휜 목뼈를 뒤쪽으로 밀어낸다.

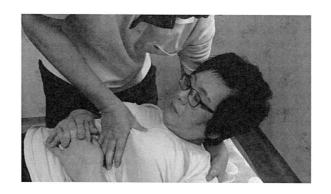

4. 좌식(坐式)교정

누워서 하는 교정을 어느 정도 하고, 앉아서 교정을 한 번 더 한다.

1) 목의 옆 라인(측면) 교정

환자를 침대에 걸쳐 앉게 한다. 시술자는 환자 뒤에 선다. 시술자는 양손으로 환자의 양쪽 귀를 감싸 측두(側頭)를 함께 잡고 목을 들어주는 견인을 한 번 한다.

시술자는 왼손으로 환자의 턱을 오른쪽 귀 밑까지 받쳐서 감싸 잡는다. 오른손은 경추하부를 잡고 '오른손 엄지로 경추하부 좌측면'에 댄다. 시술자는 왼손으로 잡은 환자의 턱을 왼쪽으로 지긋하게 당기면서 오른손 엄지로 경추의 측면을 좌측에서 우측으로 지그시 민다. 한 번 교정을 할 때 2~5회 정도 측면교정을 한다. 그리고 견인요법을 해 가면서 측면교정을 한다.

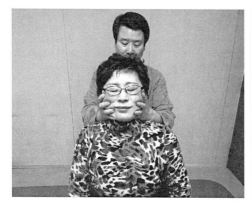
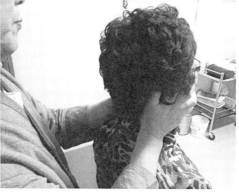

2) 목뼈가 왼쪽으로 휘었을 때 왼쪽 측면에 대한 교정

턱을 잡고 왼쪽으로 당기면서 왼쪽으로 휜 부분에 엄지를 대고 오른쪽으로 민다. 목고개를 왼쪽으로 틀어져주면 목뼈는 오른쪽으로 옮겨가는 운동이 일어난다.

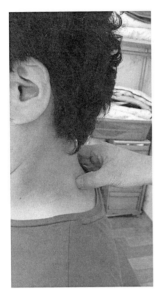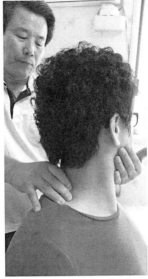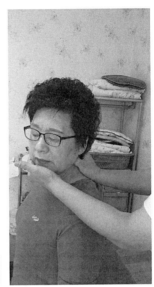

이렇게 턱을 당기면서 경추의 측면 휜 부분을 밀면 옆으로 물러난 뼈가 뼈의 정렬로 상태로 돌아가게 된다.

이 교정은 왼쪽 측면으로 물러난 뼈를 오른쪽으로 돌려보내서 휜 뼈를 제자리로 돌아가게 하는 교정이다. 목뼈가 왼쪽으로 휘어졌을 때 목고개를 왼쪽으로 비틀면 목뼈는 오른쪽으로 옮겨가는 운동이 일어난다. 목뼈의 변형으로 왼쪽 어깨나 왼쪽 팔로 통증이 내려오는 것은 목뼈가 왼쪽으로 물러난 상황이다. 목뼈가 변형이 될 때 뒤(후방)로 튀어나오기도 하고 목 속으로 함몰(內轉)되기도 하는데 이때 대개 오른쪽이든 왼쪽이든 옆으로도 휘게 돼 어느 한쪽 옆으로 통증이 오게 되는 것이다.

이 환자는 왼쪽 팔로 통증이 오기 때문에 목뼈가 앞(전방)으로 휘고 왼쪽으로 휜 것이다. 그러므로 왼쪽으로 휜 것도 가운데로 보내는 교정을 하면서 전방 쪽으로 휜 것을 교정하는 것이다.

3) 전방전위 교정

측면교정이 끝나면 그 자세에서 전방전위 교정을 한다.

시술자는 환자의 정면으로 선다. 왼손으로 환자의 목 뒤 하부를 손바닥으로 잡는다. 오른손은 환자의 앞목 쪽 후두 아래 쇄골의 돌출부위에 엄지손가락을 댄다. 뒷목의 하부를 잡은 왼손을 당겨주면서 오른손 엄지로 돌출한 쇄골을 민다.

밀어 넣을 때는 당기는 왼손과 미는 오른손이 잘 조화해서 지긋하게 교정이 이루어지게 해야 한다. 교정은 후두 밑 돌출부위의 위치와 어깨뼈와 교접하는 위치를 번갈아 가면서 같이 미는 교정을 해 주는 것이 효능이 좋다. 한 번에 2~5회 정도 밀어 넣는 교정을 시행한다. 전방전위에 대한 앞쪽 쇄골을 밀어 넣는 교정을 할 때는 양쪽 쇄골을 다 밀어 넣는 교정을 하는 것이 좋다. 교정이 다 끝나면 환자를 누워서 5~10분 쉬었다 일어나게 한다.

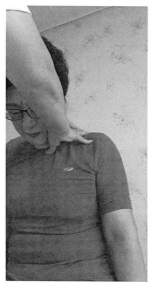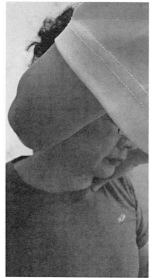

목뼈가 전방 쪽으로 물러나는 변형이 되면 목의 무게중심이 앞쪽으로 쏠리면서 쇄골을 앞으로 밀어 쇄골이 앞으로 돌출하는 것을 볼 수 있다. 쇄골이 앞으로 돌출하면 팔을 치켜들 때 팔이 잘 안 올라가는 운동장애가 생길 수도 있고, 머릿속의 신경들을

끌어당겨 머릿속이 아프고 정신이 맑지를 못해 기분이 나쁜 상태가 될 수 있다.

목이 앞(전방)으로 물러나는 경우는 목을 쓰는 자세에서 목뼈가 전방전위가 되는 경우가 있고, 여성의 경우 가슴이 크면 그 무게로 목뼈가 앞쪽으로 휠 수 있다.

직업적으로 위로 쳐다보는 자세를 많이 가지는 사람들도 목뼈가 전방 쪽으로 휘는 경우가 많다. 예를 들어 목수나 도배공은 천장을 쳐다보고 작업을 하는 자세를 많이 취하는데 이때 목의 자세가 뒤로 꺾이기 때문에 점차 목뼈가 전방 쪽으로 휘게 된다. 또 차를 타고 가다가 뒤에서 받쳤을 때도 목이 뒤로 꺾어져 목뼈가 전방 쪽으로 휠 수 있다.

어느 날 목이 아픈데, 전에 교통사고를 당해 목이 뒤로 꺾어진 일이 있다든지, 평소 고개를 치켜드는 자세가 많이 취해졌다면 목뼈의 이상을 의심해봐야 한다.

목뼈의 변형으로 목이 아픈 경우가 많은데 목고개를 수그려서 조금 있으면 목에 통증이 와서 오래 목고개를 수그려서 있을 수가 없는 상태로 목고개를 들어주어야 통증이 가시는 경우와 목고개를 들면 목이 뻣뻣하면서 목을 금방 펴기가 힘든 경우는 목뼈가 앞(전방)으로 휜 것이 아니고 후방으로 휜 것이다.

목고개를 수그리는 순간 목이 뻣뻣하면서 목고개를 앞으로 수그리기가 힘들고, 수그릴 때 목이 당기는 경우, 목의 측면으로 통증이 오고, 앞가슴이나 겨드랑이 뒤에서 앞쪽으로 돌아오는 통증이 나타나는 경우, 습관이나 순간적인 충격으로 목고개가 젖혀진 일이 있는 경우에 목뼈가 전방 쪽으로 휜 것을 의심할 수 있는 것이다.

목이 아플 때 운동이나 자율교정을 하려면 이런 정황을 잘 판별해서 운동을 해야 한다. 목뼈가 전방 쪽으로 물러나 있는데 목고개를 뒤로 젖혀주는 운동을 한다든지, 베개를 낮게 하거나 목의 오목한 만곡에 집어넣어 벤다든지, 베개를 안 베는 것은 증상을 더욱 악화시키는 것이다. 또 목뼈가 뒤(후방)로 튀어나와 목이 아픈데 목고개를 수그리는 운동을 한다든지, 목고개를 수그려서 있는 자세를 한다든지 하는 것은 목뼈를 더 뒤로 튀어나오게 해 더 증상을 심화시킬 수 있다.

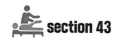
section 43

경추전방전위 및 좌측전위 자율교정요법

목뼈의 전방전위 및 좌측전위는 목뼈(경추)가 목의 앞(전방)으로 휨과 왼쪽으로 휨을 말한다. 즉 목뼈가 뒤로 돌출한 것이 아니고 목 속(內轉)으로 들어갔음을 말하는 것이고 왼쪽으로 휨이란 목뼈가 왼쪽으로 물러난 것을 의미한다. 자율교정이란 스스로 운동이나 자세교정 등으로 회복시키는 것이다.

목뼈든 허리뼈든 변형이 된 것은, 신체를 쓰는 자세나 동작에 의해서 변형이 되는 것이므로 변형이 어떻게 되었는지 판별을 해서 뼈가 원래 위치대로 보존되도록 운동이나 자세교정 등을 해 본다.

뼈가 제 위치에서 이탈하는 것은 신체를 쓰는 동작이나 자세 등 신체를 쓸 때 뼈도 움직임이 일어나기 때문이다. 그러므로 뼈를 움직일 수 있는 운동이나 자세교정 등으로 뼈를 움직여서 제 위치로 돌아가게 해야 한다. 다만 운동, 교정 등은 뼈가 휘어진 것을 제 위치로 돌아갈 수 있도록 운동을 찾아서 해야 효과를 볼 수 있고, 뼈가 틀어져 있는데 더 틀어지게 뼈를 움직이는 것은 안 된다. 그렇게 하면 증상이 더 악화된다.

이 환자는 전방 쪽으로 물러나 있고 왼쪽으로 물러나 있다. 그러므로 전방 쪽으로 내려앉은 것을 뒤쪽으로 끄집어내야 한다. 그리고 왼쪽으로 틀어진 것을 오른쪽으로 돌아오는 교정을 해야 한다.

1. 목의 좌측전위 자율교정

1) 시선을 정면을 쳐다보고 앉는다.
2) 시선을 왼쪽으로 가지고 가서 왼쪽 어깨를 쳐다본다. 이때 목의 옆 라인 근육(흉쇄유돌근 등)이 비틀리게 한다.
3) 시선을 어깨 쪽으로 가지고 가면서 목고개를 왼쪽으로 비틀면 목의 근육이 오른쪽으로 비틀리게 된다. 이때 목의 오른쪽 근육은 목의 앞쪽으로 돌아서 왼쪽으로 가게 되고, 목의 뒤쪽 근육은 오른쪽으로 돌면서, 왼쪽 옆으로 물러난 목뼈를 오른쪽으로 움직이게 해, 왼쪽으로 틀어진 목뼈를 오른쪽으로 돌아가게 하는 효과가 있다. 한 번 운동 시 3~5회 정도 목고개를 옆으로 돌려준다.

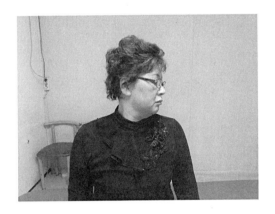

2. 목의 전방전위 자율교정

1) 측면교정이 끝나면 시선을 정면에 둔다. 목고개를 수그려 턱을 가슴 쪽으로 당긴다. 목의 운동이 최대한 일어나게 해 뒷목이 당기는 정도로 목의 근육을 팽창시켜, 턱을 가슴에 당겨 붙인다.

2) 목고개를 수그리면 목뼈는 뒤로 물러나는 운동이 일어난다. 실제로 목에 손을 대고, 목고개를 수그리면 목뼈가 뒤로 튀어나오는 것을 알 수 있다. 목뼈가 전방으로 전위가 되었다는 것은 목뼈가 목 속으로 들어간 것을 말하며, 이 함몰 된 것을 빼내는 것은 목고개를 수그리는 운동을 하면 함몰된 뼈가 튀어나오는 운동이 일어난다. 한 번 운동 시 3~5회 정도 한다.

3) 처음에는 하루에 2회 정도 운동을 하고 좀 괜찮아지면 운동을 1회로 줄이든지 하고, 통증을 못 느낄 때는 통증이 나타날 때마다 해 주는 것이 좋다.

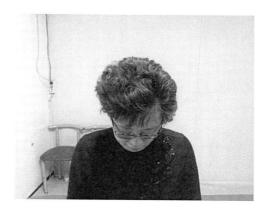

척추는 신체의 운동 시, 운동이 일어나 움직여 위치를 옮길 수가 있다. 그러므로 운동이 지나치면 반대로 넘어가 역현상이 생길 수도 있다. 그러므로 운동이나 교정을 해서 통증이 없어지면 경과를 봐 가면서 교정운동을 하고, 척추를 휘게 하는 굴신운동이나 배굴(젖힘)운동이 아닌 근육을 강화시키는 운동을 하는 것이 좋다. 걷는 운동 같은 것이 척추를 휘게 하는 운동 없이 근육을 강화시키는 좋은 운동이다.

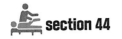

경추 전위(휨) 시 베개 사용법

경추가 전방 또는 후방으로 전위가 되면 베개의 높이가 민감하게 작용을 한다. 목뼈가 뒤로 튀어나온 사람은 베개의 높이가 평소보다 조금만 높아도 굉장히 불편을 느낀다. 그것은 베개의 높이가 목뼈의 변형에 영향을 미친다. 목뼈가 뒤로 튀어나온 경우 베개를 높게 베면 더 튀어나오는 자세가 되어 통증을 더 나타나게 된다. 반대로 목뼈가 앞(전방)으로 함몰되었다면, 베개를 낮게 쓰면 턱이 들리고 목고개가 뒤로 꺾이게 되어 목뼈의 오목한 전방만곡을 심화시켜 더 통증을 심하게 한다.

그리고 목뼈가 전방 휨을 당함 사람이 목의 오목한 만곡에 목침 같은 베개를 집어넣어 사용하는 것도 안 된다.

1. 목뼈의 전만 시

경추가 앞(전방)으로 전위가 되면 베개를 평소보다 조금 높게 쓰고, 머리만 베도록 하든지, 또는 머리와 어깨가 같이 베도록 하는 것이 좋다. 그리고 목의 오목한 만곡에 베개가 쏙 들어가게 베는 것은 안 된다.

목이 전만으로 되어 있으므로 베개를 조금 높게 하고, 미리민 베개를 베면 머리를 들어주는 자세가 되어 전만으로 휘어 있는 뼈를 뒤로 나오게 하는 교정이 된다. 즉 목고개를 앞으로 수그리는 자세가 되어 안(전방)으로 함몰되어 있는 목뼈를 뒤로 나오게 하는 운동이 일어나게 하는 자세이다.

그리고 베개를 낮게 베면 턱이 들리게 되는데 턱이 들리면 목뼈가 전만으로 더 휘게 되어 목뼈의 전만 증을 더 가속시킨다.

2. 목뼈 후만 시

경추가 뒤로 튀어나오는 후방전위가 되면 베개를 어깨와 머리가 같이 베도록 하는 것이 좋다. 어깨와 머리가 같이 베도록 하면 어깨와 목이 펴지면서 뒤로 굽은 목뼈가 펴지는 효과가 있고, 잠을 자면서도 목뼈가 뒤로 휘어지는 것을 방지할 수 있다. 그리고 베개를 평소보다 낮게 베야 한다.

◑ 부산시 연제구 연산동 정○○군(20대, 학생)의 사례

1. 증상

1) 고개를 수그려 책을 보고 있으면 3~5분이 채 안 돼 목이 무거워오면서 통증이 와서 목 고개를 수그려 있을 수가 없다. 그리고 목을 수그려 있으면 통증이 와서 목고개를 치켜 들면 목이 뻣뻣하면서 목고개가 금방 펴지지를 않는다.

2) 베개가 전보다 조금만 높아도 목에 통증이 와 높은 베개를 벨 수 없다.

2. 판별

목고개를 수그리면 목뼈는 뒤로 튀어나오는 운동이 일어난다. 목고개를 수그려 조금 있으면 통증이 온다는 것은 목뼈가 뒤로 튀어나올 때 통증이 온다는 상황이다. 책을 보거나 스마트폰을 하거나 또는 직업적으로 목고개를 수그려서 일을 하는 사람 등 목고개를 수그 려서 있으면 목이 무겁고 통증을 경험하는 사람들이 많다.

이런 사람들은 목고개를 수그린 자세를 많이 해 목뼈가 뒤로 튀어나오는 목뼈의 부정렬상 태가 되어 통증이 오는 것이다. 부정렬(不整列)이라는 것은 척추가 서로 잇대어 있는 관절 의 연결 상태가 서로 어긋나 있는 상황을 말한다. 목뼈가 돌출하는 것은, 정상범위 밖으 로, 목뼈가 서로 나란히 연결되어 있지 않고 어느 뼈마디가 제자리에서 탈구한 것이다.

이 경우 목뼈에다 손을 대고 목고개를 수그려 보면 목뼈가 뒤로 불거져 나옴을 알 수가 있 다. 그러나 목고개를 치켜들면 목뼈는 제자리로 돌아간다. 목이 아플 때 목에 손을 대고 목고개를 수그려 보면 유달리 뼈가 돌출해 있는 뼈를 볼 수 있다. 이런 돌출하는 움직임 이 너무 많으면 뼈를 잡고 있는 힘줄이 늘어나 힘줄이 뼈를 잡고 있는 한계를 벗어나는 현 상이 생기는 것이다. 목고개를 수그려 있는데 목이 무겁고 통증이 오는 경우는 목뼈가 돌 출하는 것이 정상범위 밖으로 돌출한다는 뜻이다. 목고개를 수그리는 자세를 많이 가지 는 사람이 이런 현상이 나타날 수가 있다.

이 학생은 목뼈가 뒤로 물러나온 경우이다. 목뼈가 뒤로 휨을 당하는 위치는 주로 목뼈의 5, 6, 7번이다. 이위치는 목의 만곡(안으로 오목한 C자형)의 하부에 위치하고 있어 목고개를 수그리면 운동이 크게 일어나는 위치로, 목고개를 수그릴 때 목뼈가 뒤로 많이 튀어나오 는 변곡점에 있다. 목뼈 5, 6, 7번 위치와 목뼈 1, 2번(환추)이 후방으로 전위가 잘 된다. 목 뼈가 후방으로 전위가 되면 베개의 높이가 평소보다 조금만 높아도 불편을 느낀다.

이 학생이 목뼈가 후방으로 전위가 되었다고 확정할 수 있는 것은, 목고개를 수그리고 있 으면 통증이 와서 목고개를 곧게 세워 주면 통증이 안 오기 때문이다. 목고개를 세우고 있으면 목뼈가 뒤로 튀어나오는 형태의 돌출하는 뼈가 없다. 즉 정렬상태를 유지하고 있 다는 것이다. 이 정렬상태를 유지하고 있을 때는 통증이 없고 목고개를 수그려 목뼈가 뒤 로 튀어나오는 자세가 되면 목에 통증이 오므로 목뼈가 뒤로 튀어나오는 상태. 즉 목뼈의 후방전위 시 목에 통증이 오는 상태인 것이다.

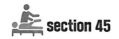

경추후방전위 타율교정요법

1. 견인

시술자는 환자 뒤에 선다. 양손, 엄지손가락을 귀 뒤로 해서 귀를 감싸듯 잡고 머리를 들어 올린다. 이때 목이 지긋하게 늘어나게 견인을 한다.

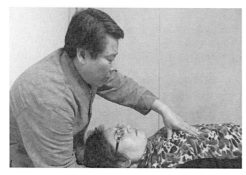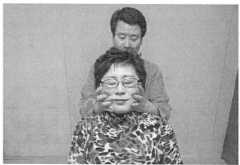

2. 후방전위 교정

1) 시술자는 왼손으로 환자의 턱을 잡는다. 오른손으로는 엄지와 집게손가락을 이용, 목뼈의 후방전위된 5, 6번 뼈 중에서 먼저 우측부터 5번 뼈에서 외측으로 1~3㎝에 근육을 잡고, 턱을 잡은 왼손으로 턱을 지긋하게 뒤로 당겨 목고개를 뒤로 휘면서 오른손으로 잡은 근육을 눌러, 당기는 턱과 힘을 합쳐 근육이 휘게 한다. 그 다음 6번 뼈 외측에서도 같은 방법으로 근육을 휜다. 턱을 오른손으로 바꾸어 잡고 같은 방법으로 좌측도 한다. 이렇게 교정을 하기 위해서 근육을 이완시켜 놓는다.

뼈를 교정하기 위해서 근육을 이완시키는 것은 바로 그 뼈의 측면과 그 위에 뼈와 아래 뼈의 측면의 근육도 휘어 놓으면 뼈의 교정에도 도움이 된다.

2) 근육이완이 끝나면 왼손을 환자의 턱을 잡는다. 오른손 엄지로 뒤로 돌출한 5번 뼈에 댄다. 시술자는 왼손으로 환자의 턱을 당겨 목고개가 뒤로 젖히면서 오른손 엄지로 돌출한 5번 뼈를 지그시 눌러서 밀어 넣는다. 시술자는 이때 엄지손가락에 돌출한 뼈가 밀려들어가는 느낌이 오게 힘을 잘 써서 교정이 이루어지도록 해야 한다.

왼손으로 턱을 잡고 환자의 목을 뒤로 젖혀 휘게 하면서 오른손 엄지로 돌출한 뼈를 밀어 넣을 때 동작이 지긋하게 이루어지도록 해야 한다. 교정이 만족하게 이루어지면 잠깐 쉰다. 그리고 다시 견인을 하고 교정을 한다. 돌출한 5, 6번 뼈를 차례로 교정한다. 한 번 교정 시 2~5회 정도 하고 증상이 심하면 일일 1~2회 정도 교정하며 다음 날 다시 교정을 한다. 교정이 끝나면 환자를 누워서 쉬게 한다.

3) 왼손은 턱을 잡고 오른손 엄지로 목뼈의 돌출한 뼈 돌기에 댄다. 목고개를 지긋하게 뒤로 젖히면서 엄지손가락으로 튀어나온 뼈를 밀어 넣는다. 이때 엄지손가락에 뼈가 밀려들어가는 느낌을 받을 수 있도록 힘을 쓴다.

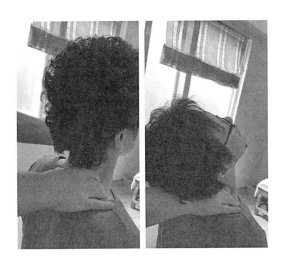

주의 턱을 잡고 목을 뒤로 젖히면서 교정을 할 때 환자가 목고개를 움직이지 않도록 주의하여 교정한다. 목을 뒤로 젖혀 교정을 할 때 나타나는 통증을 확인하면서 교정의 강약을 잘 조절해야 한다.

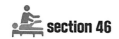

경추후방전위 자율교정요법

앉아서 가슴을 쭉 펴고 목을 뒤로 쭉 펴지게 뒤로 편다. 목고개를 뒤로 젖힐 때 목의 하부가 뒤로 젖혀지면서 휘게 가슴을 편다. 한 번 운동 시 2~4회 정도 뒤로 젖혀준다.

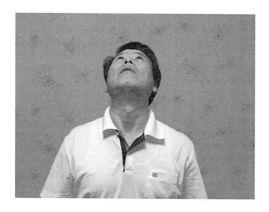

이 운동은 목뼈가 뒤(후만)로 휘어졌을 때 하는 운동이다. 운동은, 목고개를 뒤로 젖힐 때 가슴과 등짝이 쫙 펴지도록 목고개를 뒤로 젖힌다.

◑ 인천에 사는 주부 A씨의 사례

인천에 사는 주부 A씨는 남편의 이삿짐 차량에 따라다니면서 몇 년간 일을 도왔다. 사다리를 잡고 고층을 오르내리는 짐을 봐 주곤 했는데 어느 날부터 목이 아프기 시작했다.

사다리를 잡고 위로 쳐다보고 있으면 목이 꺾이기 때문에 목이 아파서 오래 쳐다보고 있지는 못했지만, 목을 내리면 금방 통증에서 벗어나곤 했다.

누구든지 고개를 쳐들고 하늘을 바라보고 한참 있으면 목이 아플 수 있다. 그러나 그 자세에서 벗어나면 금방 통증이 사라진다. 목이 꺾인 자세에서 벗어나므로 해서 뼈가 제자리로 돌아가므로 통증이 없어지는 것이다.

문제는 A씨의 경우다. 처음에는 고개를 위로 쳐다보고 한참 있으면 목고개가 아프다가도 목을 내리면 통증에서 벗어났는데 어느 날부터 나타난 통증은 목의 자세를 이렇게 해도 아프고 저렇게 해도 아프기만 했던 것이다. 가만있어도 통증이 나타나기 시작하고 특히 목고개를 앞으로 수그리는 데 장애가 왔다. 고개를 수그리면 목이 뻣뻣하면서 목줄기가 당기고 지장이 많았다. 앞으로 수그리는 운동이 잘 안 되는 것이다. 그러나 상대적으로 뒤로 고개를 넘길 때는 덜 아프고 운동도 덜 지장이 왔다.

이 분은 목(경추)에 통증이 왔는데, 분명한 것은 특정한 자세를 취하면서 목에 통증을 경험했고 그 이후로 계속 목의 통증이 시작되었다는 것이다. 특정한 자세를 취한 그 상황이 목의 통증의 시작이고 끝이다. 왜냐하면 그전에 목에 통증을 경험한 적도 없지만 오랫동안 위로 쳐다보고 있다가 고개를 아래로 수그리려고 하면 금방은 운동이 잘 안 되는 경험이 있었고 운동의 역학상태로 어떤 자세를 오래 하고 있다가 그 반대의 동작을 하려고 하면 저항이 있으므로 운동이 부드럽지 못한 것이기 때문이다. 이렇게 역으로 추적하면 A씨의 목이 아픈 상태는 그가 취한 '자세'를 보면 끝을 낼 수가 있는 것이다. A씨의 목이 아픈 것은 그 특정한 자세에서 시작이 된 것이고 그 자세를 추적하면, 통증을 벗어날 수 있는 것도 '자세'에 있는 것이다.

이 분은 여러 치료를 다 해봤지만 소용이 없었다는데, 결국 그 원인을 알고 나서 통증에서 벗어날 수 있었던 것이다.

◑ 부산시 동래구 안락동 박○○씨의 사례

컴퓨터를 조금 들여다보기 시작하면 목의 뒤통수가 아프기 시작한다. 고개를 수그려서 조금 있으면 목의 후두(髮際) 부분이 찜찜한 통증과 더불어 피부를 물어뜯는 듯한 통증이 나타나기 시작하는 것이다. 그래서 한 손은 그 부분을 주물러야 한다. 그런데 고개를 수그려 있다가 고개를 세우면 통증이 덜하고 통증이 사라지기도 한다. 어쨌든 고개를 수그려서 한참을 있기가 불편하다. 그리고 목의 후두 부분만 아픈 것이 아니고 목줄기를 따라서 아래로도 통증이 온다. 편두통이 나타나기도 했다. 그런데 고개를 반듯하게 세우고 있을 때는 통증이 많이 안 오고 간혹 통증이 온다. 그러나 목을 수그리거나 상체가 앞으로 굴신되는 자세를 취하면 목에 통증이 나타나는 것이다.

이 분도 목뼈에 어떤 특정한 운동이 일어나면 통증이 오는 것이 분명하다. 고개를 앞으로 수그리거나 상체를 앞으로 굴신하면 척추는 뒤로 물러나는 운동이 일어난다. 목에나 허리에 손을 대고 고개를 숙이면 목뼈, 요추가 뒤로 휘는 운동이 일어나는 것은 누구나 알 수 있는 일이다.

이 분도 목의 특정한 자세에서 오는 통증이 분명하다. 그리고 이미 그 특정한 자세는 나타나 있다. 목고개를 수그리고 있으면 통증이 나타나고 목을 수그리고 있으면 목뼈는 뒤로 휘는(튀어나오는) 운동이 일어나는 것도 확실히 알 수 있다.

통증을 완화하려면 왜 이 분이 고개를 수그리면 목뼈가 뒤로 튀어나와 관절의 정렬상태가 어긋나는지 그것을 알아내어야 한다. 통증이 나타나는 것은 관절이 서로 이가 맞지 않아 어긋나기 때문이다. 고개를 숙이고 있으면 뼈는 뒤로 휘는 운동이 일어나는데 이것이 관절의 범위를 벗어나 어긋나기 때문에 고개를 숙이고 조금 있으면 통증이 나타나는 것이다.

관절이 길항력을 벗어난 것은 오랫동안 뼈가 관절을 벗어나게 하는 운동이 들어갔다는 것이다. 고개를 수그리고 있으면 통증이 나타난다는 것인데, 고개를 수그리면 목뼈는 뒤로 휘는 운동이 일어나므로 어떤 운동, 즉 어떤 동작이 지속적으로 들어가서 뼈가 휘게 됐는지 찾아야 한다.

◑ 부산시 강서구 명지동 Y씨의 사례

업무를 주로 컴퓨터로 한다. 그런 업무를 한 지 오래됐다. 요즈음 와서 목이 무겁고, 고개를 수그려서 업무를 보고 있으면 목이 무거워 오고 고개를 들어주면 괜찮아진다. 그리고 언제부터인가 왼쪽으로 편두통이 자주 나타난다. 목의 윗부분이 무겁고 통증이 있어서 손이 자주 간다. 그런데 언제부터인가 알 수 없지만 손이 자주 가는 목의 윗부분(목과 머리의 경계)에 볼록하게 뼈가 돌출한 것이 손에 잡힌다.

컴퓨터 작업을 오래 하고 나면 목이 더 뻐근하고 편두통이 더 많이 나타난다. 목에 손이 자주 가다보니 목뼈가 유달리 돌출한 것 같은 느낌이 더 든다. 옆의 동료들은 만져 봐도 뼈가 튀어나온 것을 못 느낀다고 한다.

목을 수그리면 목뼈는 뒤로 튀어나오는 운동이 일어난다. 그리고 고개를 바로 세우면 목뼈는 안으로 들어간다. 목뼈가 뒤로 많이 튀어나왔으면 목고개를 많이 수그렸을 때 일어날 수 있는 일이 확실하다.

목의 윗부분(경추 1, 2번)이 뒤로 튀어나오면, 뒤로 튀어나오면서 당기는 선이 측두나 전두에서 딸려 나온다. 목뼈가 뒤로 빠져나오면서 연결된 선이 당기면 통증이 온다.

◑ 부산시 사상구 주례동 박○○씨의 사례

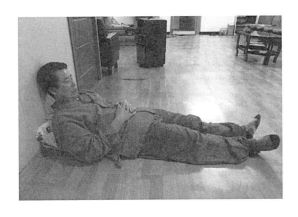

베개를 벽에다 높이 고이고 비스듬히 누워서 TV를 보곤 했다. 벽에 비스듬히 기대서 베개를 높여 베면 목이니 등이 굽어진다. 그렇지만 그렇게 누워서 TV를 보면 편하다. 그래서 많은 사람들이 길고 높은 베개를 벽에 붙여놓고 비스듬히 누워서 TV

를 보곤 한다.

박○○씨도 그런 자세를 오래 했는데 목디스크가 와서 병원에서 수술을 받았다. 그러나 디스크는 낫지 않았다. 어깨와 팔뚝이 떨어져나가는 것 같이 아프고 저림 현상도 심하다. 고개를 뒤로 젖히면 통증이 어깨로 해서 팔까지 내려간다. 고개를 수그리고 있을 때는 괜찮은데 고개를 펴면 어깨로 뻗치는 통증이 심하다. 고개를 수그리면 목뼈는 뒤로 휘는 운동이 일어난다.

◑ 부산시 해운대구 정○○씨(여, 50대)의 사례

헬스클럽에서 러닝머신 운동기구를 탔다. 어느 날부터 목이 아팠다. 운동기구를 탈 때 고개를 밑으로 내려다보고 타고 있으면 목고개가 아파왔다. 고개를 바로 세우고 있을 때는 몰랐는데, 우연히 고개를 내려다보고 러닝기구를 타다 보니 목에 통증을 느꼈다. 그때부터 확실하게 느끼게 되었는데 고개를 수그리고 있으면 목이 아리는 통증이 나타났다. 그리고 목을 세워 주면 통증이 줄어들고 사라졌다. 귀신이 곡할 노릇이다. 그는 그 원인을 모른다. 자세 때문에 그런 것은 더더욱 모른다. 어떤 자세를 취하면 통증이 오는 것을 알고 있지만, 그 원인에 대해서 모르는 것이다. 고개를 수그리면 목뼈(경추)는 뒤로 휘어지는 운동이 일어난다.

◑ 부산시 사상구 주례동 심○○씨(남, 50대)의 사례

직업이 용접을 하는 일이다 보니 자주 쪼그려 앉아서 일한다. 처음에는 통증을 못 느꼈는데 일을 오래 하다 보니 허리가 아프기 시작했다. 처음에는 제법 오래 일을 하면 허리가 아팠고, 일어서서 허리를 펴 주거나 왔다갔다 움직이면 금방 괜찮아지곤 했다. 그런데 어느 날부터는 쪼그리고 앉으면 금방 허리가 아프고 일어서려고 하면 허리를 금방 못 펴고 이리저리 움직여야 겨우 허리가 펴지는 상태가 되었다. 그리고는 엉덩이가 아프기 시작하고 차츰 다리로 통증이 내려가는 현상이 나타나기 시작했고 엉덩이와 다리가 아프니까 오히려 허리가 아픈 것은 덜한 느낌이 들었다. 그리고 상체를 앞으로 약간 수그리면 통증이 덜해서 상체를 엉거주춤 앞으로 수그리는 상태가 되었다. 그러나 상태는 점점 심해져 쪼그리고 앉으나 안 앉으나 허리가 아팠고 심지어는 머리를 감고 있으면 허리가 끊어지는 것 같이 아팠다. 또한 몇 발짝 가면 통증이 심해서 앉았다 가야 했고 그나마도 10분을 걷기가 힘들게 되었다.

쪼그리고 앉는 자세는 상체를 앞으로 굽히는 자세와 같다. 상체를 앞으로 굽히면 척추는 뒤로 휘는 운동이 일어난다. 이때 일어서면 허리가 뒤로 굽어있는 상태에서 허리가 되펴지는 상태이다. 휜 것을 펴려고 하니 잘 안 펴진다.

◑ 부산시 사상구 주례동 김○○씨(여, 50대)의 사례

기억하기로 평생을 새우잠으로 잤다. 왼쪽 옆으로 누워 자는데 꼭 그쪽으로만 누워야 잠이 온다. 반듯하게 눕거나 오른쪽 옆으로 누우면 잠이 오지 않는다. 왼쪽으로 누워야 편하게 잠이 오는 것이다. 그런데 언제부터인가 허리가 아프기 시작했다. 그런데 그 아픈 것이 왼쪽으로 아프다. 허리의 왼쪽 부분으로 통증이 오는 것이다.

역체요법에서는 이 부분을 판별해 놓았다. 신체의 운동에 있어서 상체를 앞으로 수그리면 허리뼈는 뒤로 물러나는 운동이 일어난다. 구부정하게 앉으면 허리가 굽어진다. 구부정한 자세도 신체가 앞으로 수그려지는 운동에 속한다. 앞에서도 말했지만 상체를 앞으로 수그리면 허리뼈는 뒤로 휘어지는 운동이 일어난다고 했다.

이처럼 우리 몸이 취하는 자세나 동작에 따라서 뼈도 움직임을 갖는데, 그때 운동이 일어나는 상태에 따라서 뼈도 운동이 일어나고, 이 뼈에 일어나는 운동이 지나치거나 편중이 되면 뼈가 힘줄이 잡고 있는 길항력을 벗어나 휘게 되면서 근육이나 혈관 등을 압박 통증을 유발한다.

평생을 왼쪽으로만 새우잠을 잔 김○○씨는 신체에 오랫동안 편중되는 자세가 들어가면서 뼈에 힘이 생긴 것이다. 다만 신체는 어떤 구조를 가지고 있는데 왼쪽으로만 누워 자면서 뼈가 어떻게 변형이 되었는지는 신체의 운동역학상태를 알아야 알 수 있다. 이 경우 역체요법에서 신체에서 일어나는 운동역학을 판별해 놓았다.

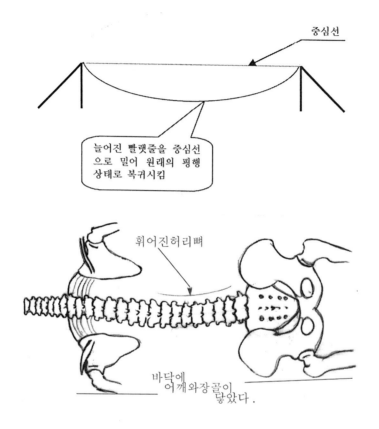

위 그림을 보고 이해해 보자. 앞페지에서 설명한 봐가 있다. 척추의 무게중심 설명에서다. 여기서는 실제 습관이 있는 사람의 증상 설명이다. 새우잠의 습관인데, 척추를 휘게 한 사례다. 양쪽에다 기둥을 세우고 줄을 걸면 중력에 의해서 가운데가 처진다. 신체가 옆(세우잠 자세)으로 뉘이면 어깨와 엉덩이(장골)가 바닥에 닿는 기둥역이 되고, 척추는 가로로 놓여 들보 같이 된다. 빨랫줄을 친 것과 같은 꼴이다.

❶ 부산시 북구 화명동 최○○씨(남, 70대)의 사례

요통이 심하고 엉치에 통증이 온다. 비탈길을 오를 때 더 통증이 많이 온다는 특징이 있다. 산에 올라갈 때 비탈길을 올라가면 허리가 심하게 아파 잠깐씩 허리를 펴 주어야 한다. 그러나 산에서 내려올 때는 그리 심하게 아프지 않다.

역체요법에서는 신체의 운동 상태가 척추골격의 변형을 일으키는 것을 판별해 놓았다. 비탈길을 올라갈 때 우리의 신체는 평지를 걸을 때와는 다른 자세를 가지게 된다. 척추는 신체가 가지는 동작이나 자세에 따라서 운동을 가지게 된다. 산을 올라갈 때 자세는 평지에서처럼 곧게 서서 걸어지지 않는다. 비탈길을 오르는 각도는 평지에서 비교하면 몸의 전면에서 다리를 들어 올린 각도이기 때문에 상체를 앞으로 수그릴 수밖에 없다. 즉 사다리를 타고 올라가는 각도이므로 상체를 앞으로 수그리면 척추는 뒤로 물러나는 운동이 일어난다.

반대로 산에서 내려올 때는 신체 뒤에서 다리를 들어주는 각도가 된다. 신체를 뒤에서 발을 든다고 가정하면 상체는 앞으로 쓰러지는 자세가 된다. 그러므로 신체는 뒤로 펼 수밖에 없다. 상체를 뒤로 펴면 허리가 구부정한 경우는 허리가 펴지는 자세가 된다. 만약 허리가 뒤로 굽은 사람은 비탈길을 내려올 때 자세는 허리가 펴지는 자세가 되어, 허리가 뒤로 휘어 통증이 오는 사람은 허리가 덜 아프게 된다.

❶ 부산시 사상구 학장동 이○○씨(여, 30대)의 사례

헬스클럽에 등록을 해 며칠 러닝머신을 탔다. 처음에는 몰랐는데 점점 허리가 아프기 시작했다. 그런데 러닝머신을 안 탈 때는 아프지 않았다. 괜찮겠지 하고 며칠 더 탔다. 그런데 러닝머신을 타면 허리가 아팠다. 어느 날 아침에 잠을 자고 일어나는데 옴짝달싹을 할 수 없었다. 특히 몸을 앞으로 수그리는 운동이 전혀 되지 않았다.

자세에 따라서 척추는 여러 형태의 운동이 일어난다. 상체를 앞으로 수그리면 척추는 뒤로 휘는 운동이 일어나고, 반대로 상체를 뒤로 되짚으면 허리 부위의 척추는 전방(복부)으로 뼈가 휘는 운동이 일어난다.

만약에 속도가 있는 러닝기구를 몸이 따라갈 때 복부는 앞쪽으로 쏠리고 고개를 들게 되면 허리 부위의 자세는 뒤로 되짚어져 허리만곡은 더 심화된다. 이때 허리 근육이 무력하면 요추 4, 5번의 전방각도가 심한 부위는 안으로 내려앉을 수가 있다. 상체를 앞으로 수그리는 운동이 안 되는 것은 척추가 신체의 전면과 후면 중에서 어느 방향으로 전위가 되면 몸을 앞으로 수그리는 운동이 안 될 수 있다.

◑ 부산시 연제구 연산동 정○○군(남, 10대)의 사례

태권도 도장에서 엎드려뻗쳐 기합을 받았다. 엎드려 있는데 사범님이 엉덩이를 위에서 살짝 밟았다. 그리고 그대로 엎어졌다. 그런데 며칠 있으니까 허리가 아프기 시작했다. 아침에 일어날 때 심하게 아프고 일어나서 조금 움직이면 몸이 부드러워지면서 통증이 덜했다. 상체를 앞으로 수그리는 운동이 잘 안 되었고 반면에 뒤로 펴는 운동은 별 지장이 없었다. 특징은 다리를 쭉 뻗고 제대로 앉을 수가 없고 손을 뒤로 짚어야 다리를 쭉 뻗을 수가 있었다.

역체요법에서는 상체가 앞으로 안 수그려지는 운동 상태일 때는 척추가 어떻게 전위 됐을 때 나타나는 현상인지를 판별해 놓았다. 그리고 허리가 주로 아침에 심하게 아플 때도 척추의 전위 상태에 따라서 나타나는 현상인 것도 판별해 놓았다. 엎드려 있는 상태일 때 뒤에서 힘을 가하면 신체의 골격이 어느 방향으로 움직일지 추측할 수 있는 일이다.

◑ 경남 통영시 미수동 김○○씨(여, 50대)의 사례

허리 왼쪽 옆과 엉덩이가 내려앉는 듯이 통증이 온다. 자세는 엉덩이가 왼쪽으로 쑥 빠져 튀어나왔다. 왼쪽 엉덩이와 대퇴까지 통증이 심해 서 있기가 힘들다. 때로는 왼쪽 오금이 당기기도 한다.

김○○씨는 수년 동안 굴을 까는 일을 했다. 굴을 작업대에 올려놓고 서서 작업을 한다. 상체를 약간 수그려 내려다보고 작업을 하는 자세다. 하루 종일 서서 작업을 하다 보니 다리가 아파서 왼쪽 다리에 체중을 싣고 많이 했다. 내려다보고 작업을 하니 등이나 허리가 아프기도 했지만 일이 많을 때는 아파도 무리하게 일을 해내곤 했다. 서서 일을 할 때 허리가 아프면 허리를 뒤로 펴 주면 통증이 덜하곤 했는데 어느 날부터 허리를 뒤로 펴면 다리까지 힘줄이 뻗치는 현상이 나타났다. 그리고 쪼그리고 앉아서 빨래를 하거나 머리를 감고 있으면 허리가 끊어질 것 같이 아프고 일어서려고 하면 허리가 금방 펴지지 않았다.

역체요법에서는 상체를 앞으로 수그리면 척추는 뒤로 휘는 운동이 일어나는 것을 판별해 놓았다. 쪼그리고 앉는 자세는 상체를 앞으로 수그리는 자세와 같다.

◑ 충남 서천군 장항읍 김○○씨(남, 50대)의 사례

배의 갑판에서 미끄러졌는데 뒤로 넘어져 엉덩방아를 크게 찧었다. 다음날 잠을 자고 일어나니까 다리가 당기기 시작했다. 허리를 굽혀서 작업을 하면 허리가 아픈 것은 있었지만 다리가 아픈 것은 미끄러지고부터 시작되었다. 점점 심해져 걸음을 걸을 때 절뚝거렸다. 상체를 앞으로 수그리는 운동이 잘 안 되었다. 기침을 하면 엉덩이로 해서 다리로 신경이 뻗쳤다.

미끄러지면서 엉덩이에 충격을 받았다. 엉덩이뼈는 골반을 형성하고 있고 골반은 허리와 잇고 있다. 골반을 형성하고 있는 선추와 허리뼈의 요추는 관절을 하고 있다. 그리고 선추와 관절을 하고 있는 요추 4, 5번은 전방으로 각도가 심한 만곡을 하고 있는 부분이다. 만약 엉덩이에 충격이 가면 이들 뼈를 잡고 있는 힘줄에 충격이 간다. 그러면 뼈를 단단히 잡고 있어야 할 힘줄이 느슨해질 수 있다. 힘줄이 느슨해지면 뼈가 움직일 수 있다. 허리뼈 4, 5번은 복부 쪽으로 각도가 심하게 기울어 있다. 그러므로 복부의 무게도 각도가 기울어 있는 쪽으로 쏠릴 수 있다. 그러면 복부의 무게가 기울어져 있는 각도에 실려 뼈를 더 기울어지게 할 수 있다. 엉덩이 쪽에서 복부 쪽으로 충격이 가해졌으므로 뼈를 더 내려앉게 할 수 있다.

역체요법에서는 허리뼈가 전방 쪽으로 더 기울어지면 상체가 앞으로 잘 안 수그려지는 상태가 되는 것을 판별해 놓았다.

◑ 부산시 사상구 주례동 허○○씨(여, 50대)의 사례

탁구를 치고 있으면 허리가 아프기 시작했다. 평소에는 아픈 것을 몰랐다. 설거지를 할 때도 별로 아프지 않았다. 단지 탁구대에서 허리를 약간 굽혀 탁구를 하면 허리가 아팠다. 한참 동안 허리를 굽혀 탁구를 하고 있으면 허리가 아파 허리를 펴 주어야 했다.

평소 생활에서는 별로 아픈 것을 못 느끼다가 약간 허리를 굽히면 아픈 것은 굽히는 자세 때문에 통증이 나타나는 것이 분명하다. 이 상태의 원인은 허리를 굽히는 자세에서 통증이 나타나는 것이므로 허리를 굽힐 때 허리뼈에 어떤 현상이 나타나는가만 찾으면 된다. 아주 쉽게 생각하면 상체를 굽히면 허리가 굽어진다. 그러므로 허리가 구부정해서 통증이 온다고 생각할 수 있다. 허리를 구부려서 일을 하거나 쪼그려서 앉아서 일을 하는 자세와 같다. 청소기를 밀거나 쪼그리고 앉아서 머리를 감으면 허리가 끊어질 것 같이 아픈 사람이 있다.

허리를 굽히면 허리(뼈)는 뒤로 물러나는 운동이 일어난다. 일을 하다가 허리뼈가 뒤로 물러나면 요통 때문에 허리를 펴 주어야 한다.

◑ 부산시 수영구 망미동 전○○씨(여, 60대)의 사례

훌라후프 운동을 했다. 전에는 허리가 아프지 않았는데 훌라후프 운동을 한 어느 날부터 허리가 아프기 시작했다. 훌라후프를 안 했을 때는 허리가 아프지는 않았다. 조금 지나면 괜찮겠지 하고 계속했다. 그런데 하면 할수록 계속 허리가 더 아파왔다.

역체요법에서 판별해 보면 훌라후프를 처음 하면 기구가 흘러내리기 때문에 배를 앞으로 내민다. 배를 앞으로 내밀면 허리 부위의 척추가 전만으로 더 들어가는 자세가 된다. 허리 부위의 척주는 뼈골이 허리에서 약간 복부 쪽으로 휘어있는 만곡이 형성되어 있다. 요추가 복부 쪽으로 휘어있는 만곡에다 복부를 앞으로 내미는 동작을 가하면 요추 부위가 전방 쪽으로 전위가 될 수가 있다.

평지를 걸을 때는 아무렇지도 않는데 계단이나 약간 '비탈길'을 오르면 엉덩이나 다리가 무겁거나 아픈 사람이 있다. 이때까지는 아무런 이상이 없었고 산에 올라 올 때도 아무 이상이 없었는데 산에서 내려올 때면 허리에 힘이 빠지면서 불안하고 뜨끔뜨끔 통증이 와서 비탈길을 내려오는데 벌벌 기어서 내려온다. 그래도 평지를 걷거나 야산을 올라갈 때는 별 이상을 못 느낀다. 요통으로 인하여 다리까지 아픈데 한 10미터 걸어갈 때까지는 괜찮다. 그러나 10m가 넘어서면 서서히 통증이 오기 시작한다. 그래서 통증 때문에 주저 앉아야 된다. 그리고 가만 누워 있을 때는 통증이 별로 없다. 왜일까?

병원에서 말하는 것처럼 디스크가 튀어나와 신경을 이미 누르고 있다면 누워 있으나 앉아 있으나 걸을 때나 이미 신경을 누르고 있는 상태이므 만약 이것이 원인이라면 통증도 계속 와 있어야 하는 것이다. 그런데 어떤 자세를 취하면 통증이 안 오고 어떤 자세를 취하면 통증이 오는 것은 무슨 까닭일까.

신체의 움직임을 자세와 동작으로 표현해 보자. 신체의 움직임을 도와주는 것이 뼈와 근육, 신경이고 자세와 동작이 신체의 운동인데 신체는 여러 가지의 동작과 자세를 하게 되고, 이런 동작을 할 때 뼈와 힘줄은 운동이 일어난다.

예컨대, 신체가 상체를 굽히게 되면 뼈도 뒤로 휘는 운동이 일어난다. 앉아 있을 때나 누워 있을 때는 이상이 없다가 허리 굽혀서 일을 하면 허리가 끊어질 것 같이 아픈 것은 상체를 굽힐 때 허리뼈가 뒤로 물러나는 운동이 일어나는데 허리뼈가 뒤로 지나치게 물러나 뼈가 서로 맞물려 있는 관절의 무게중심을 벗어나 관절이 물러나 앉으니까 통증이 나타나는 것이다. 그래서 구부려 있으면 허리가 아파서 일어서서 허리를 펴 주면 물러나넌

관절이 제자리로 돌아가므로 통증이 없어지는 것이다.

앉아 있을 때나 누워 있을 때는 통증이 없는데 좀 걸어가면 통증이 나타나는 것은 움직일 때 척추에 일어나는 운동이 관절의 무게중심을 변형시켰기 때문이다. 이제까지 신체에서 일어나던 운동(자세, 동작)이 편중되어 뼈를 변형시켰는데 어떤 동작이나 자세가 뼈를 변형시키는 것을 가중시킬 때 통증이 나타나는 것이다.

즉, 허리가 굽어 요통이 있는 사람이 반듯하게 앉을 때나 반듯하게 누워 있을 때는 허리뼈가 반듯하게 유지되어 허리가 안 아플 수도 있지만 허리를 굽히면 허리뼈가 굽어져 원래 휘어져 통증이 나타나는 범위로 돌아가 통증이 오는 것이다.

멀쩡하다가 한 5분이나 10분 걸어가면 다리나 엉덩이에 통증이 나타나기 시작하는 것은, 그만큼의 시간 동안 상체의 무게를 짊어지고 있던 뼈가 정상적인 무게중심에서 서서히 벗어나기 시작, 관절의 길항력을 벗어나기 때문이다. 이 길항력을 벗어나는 부위는 평소에 오랫동안 습관이나 직업적인 자세로 편중되어 있던 부분 중 어느 한 마디가 그 편중되는 자세를 견디지 못해 휘게 된 부분이고, 이곳이 어떤 동작이나 자세가 더 휘게 하는 운동이 일어나니까 통증이 오게 되는 것이다.

한 10분 걸어가면 통증이 오게 되는 곳은 대개 골반을 형성하고 있는 선추(仙椎) 부분이 이상이 올 때 한참 걸어가면 서서히 통증이 오게 되는 경우가 많다. 이 선골부분이 어떤 변형이 올 때, 즉 선추가 뒤로 튀어나왔을 때 통증이 오는 것인지, 아니면 골반 내로 들어갔을 때 한참 걸어가면 통증이 오는 것인지는 뒤에서 설명할 것이다.

아침에 일어났는데 목이 안 돌아간다. 목을 움직이려고 하는데 아파서 움직일 수가 없고 고개를 옆으로 돌리려면 몸이 따라서 돌아야 하는, 이런 경험을 해 본 적이 있을 것이다. 갑자기 몸이 앞으로 안 수그려지거나 허리가 뻣뻣하면서 잘 굽혀지지를 않고 아픈 경우도 있다. 또 어느 날은 갑자기 몸이 옆으로 휙 틀어져 몸이 삐딱해지거나 골반이 옆으로 틀어져 삐딱하고 운신이 잘 안 되는 상태가 될 때도 있다. 갑자기 허리가 앞으로 굽어져 펼 수도 없고, 펴려고 하면 몸이 옆으로 삐뚜름해지면서 아파서 펼 수가 없는 상태를 경험하거나 주변에서 본 경우도 있을 것이다. 바지를 입으려고 다리를 끼워 넣는 순간 그대로 주저앉았다는 사람도 있고, 서서 양치질을 하고 있는데 갑자기 허리에 힘이 빠지면서 엉덩이가 한쪽으로 빼딱하게 틀어진다는 사람도 있었다. 갑자기 신체가 획 틀어져 버렸으니 얼마나 황당했겠는가. 어떤 사람은 양복 상의를 입거나 넥타이만 목에 둘러도 그 무게가 목이나 어깨를 누르는 것 같고 심지어는 어깨나 팔이 저리며 통증이 온다고 했다. 이런 일들은 우리 몸에서 일어난 병이라고 보기 이전에 참으로 황당한 일이 아닐 수 없다.

그러나 신체의 변형이 나타나고 운동이 안 되며 통증이 나타나는 것은 어느 날 갑자기 나타난 것이 아니라 오랫동안 진행이 되어온 것을 본인이 모르고 있었거나 여러 가지 징후가 있었지만 예사로 여겨서 겪게 되는 것이다. 바지를 입다가 그대로 주저앉았는데 거동을 하기가 힘들고, 일어서는데 골반과 허리가 틀어진 것이라면 골격에 문제가 생겼기 때문에 나타나는 현상 아니겠는가. 몸의 균형을 형성하고 있는 것은 골격이니까 당연한 일인 것이다.

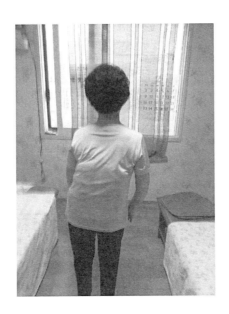

위의 사진을 보자. 어디에서 문제가 생긴 것일까? 몸을 앞으로 수그리는 운동이 전혀 안 된다. 어디에 문제가 생긴 것일까? 또 어느 날 잠을 자고 일어났는데 갑자기 목이 이리도 안 돌아가고 저리도 안 돌아가고, 이리저리 쳐다보려고 하면 몸통이 같이 따라서 움직여야 한다. 이와 같은 일들은 무엇 때문에 생기는 것일까?

이러한 일들은 많은 사람들이 겪고 있는 현상이다. 그렇다고 이러한 일들이 몸속에서 덩어리가 생기고 곪아터지고 혈관이 막혀서 생기는 병은 아니다. 운동이나 자세 때문에 생긴 현상이 분명한데 생각하면 답답한 일이다. 아침에 자고 일어났는데 목이 잘 안 움직여지고 어느 한쪽으로 안 돌아가면 얼마나 당황스럽겠는가. 다친 것도 아니고, 어제까지 멀쩡하게 잘 움직이던 목이, 단지 자고 일어났는데 갑자기 움직이지 않으니 답답한 노릇이다.

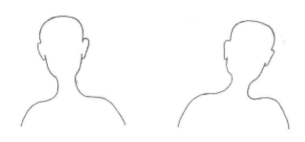

아침에 잠을 자고 일어나니 어제까지도 아무렇지도 않던 목이 움직일 수 없는 상태는 어제까지 안 아팠기 때문에 '자세'나 '동작'에 초점을 맞추고 상황을 판단해야 한다. '어제까지 안 아팠던 상태', 이 상태를 인식하고 병을 추적해야 한다. 여기서 상황 판단을 잘못해서 만성이 돼버리면 치료하기 복잡해진다.

내가 만약 이런 상태가 되었다면 이제까지 나의 자세나 동작을 찾아야 한다. 즉 습관이 됐던 자세나 목에 무리가 됐던 자세가 있었는지 고민해봐야 한다.

예를 들어 고개를 '수그리고' 책을 오랫동안 보거나 뜨개질처럼 고개를 수그려서 오랫동안 했던 일이 있는지 체크해 본다. 과거에 했는지, 현재 하고 있는지, 둘 다 확인한다. 또 목수, 도배공 등 목이 뒤로 꺾이는 일을 하고 있거나 했던 일이 있었나를 추적한다. 그리고 교통사고를 당해서 충격을 받은 일이 있는지 체크한다. 차를 타고 가다가 차가 뒤에서 추돌해서 목고개가 뒤로 꺾인 일이 있는지 파악한다.

목을 앞으로 수그리는 운동과 뒤로 젖히는 운동은 목뼈에 대체적으로 크게 영향을 받고 그 다음으로 목고개를 옆으로 쳐다보는 동작이 영향을 받는다.

예를 들어 컴퓨터를 할 때 시선이 약간 왼쪽 방향이나 오른쪽 방향 등 한쪽 방향으로만 돌아가게 앉아서 오랫동안 해 왔는지 확인한다. 역체요법에서 찾아낸 운동역학에 비추어보면 목을 왼쪽으로 쳐다보면 목뼈는 오른쪽으로 물러나는 운동이 일어난다. 그래서 왼쪽으로만 쳐다보는 것을 오래 하면 목뼈가 오른쪽으로 휠 수 있다. 그러면 어느 날 목고개가 오른쪽으로 안 돌아가는 운동 불능상태가 올 수 있다.

그동안 자신이 오랫동안 편중되게 써왔던 자세나 동작이 있다면 그것을 찾아서 그 반대로 자세와 동작을 빨리 시작해야 더 악화되지 않고 점차적으로 회복이 되며 또 반대로 운동이나 교정을 해 주면 회복이 된다.

오른쪽으로 목이 잘 안 돌아가면 목고개를 오른쪽으로 쳐다보는 운동을 해야 한다. 목고개를 쳐들 때 아프거나 들어올리는 운동이 안 되면 목을 뒤로 펴 주는 운동을 계속 해야 한다. 목을 뒤로 펴는 운동이 안 되고 목을 앞으로 숙이는 운동은 장애가 없거나 앞으로 수그리는 운동이 지장이 없다고 해서 고개를 계속 앞으로 수그려 있으면 더 악화된다.

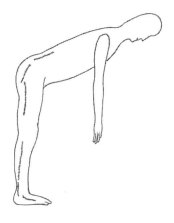

위 그림은 신체를 앞으로 굴신하는 데 장애가 오는 현상을 의미한다. 즉 상체를 앞으로 수그릴 때 잘 안 되는 상태이다. 상체가 앞으로 안 수그려지는 상태는 척추(요추)의 변형으로 뼈의 관절이 어긋나 관절이 작동하지 못해서 생기는 현상인 것이다.

신체가 상체를 앞으로 수그리는(굴신) 운동과 뒤로 펴는(배굴) 운동 그리고 옆으로 회전하는 운동을 할 때를 보자. 척추는 신체를 앞으로 수그리는 운동을 할 때는 뒤로 휘는 운동이 일어난다. 반대로 상체를 뒤로 펴는 운동을 하면 척추는 전방(복부) 쪽으로 휘는 운동이 일어난다. 상체가 앞으로 잘 안 수그려지는 운동 상태는 허리뼈(요추)가 전방(복부) 쪽으로 물러나면 앞으로 안 수그려지는 현상이 일어난다.

지금 앞으로 못 수그린다면 허리뼈가 뒤로 튀어나온 상태가 아니고 복부 쪽으로 휜 상태이므로 허리뼈가 복부 쪽으로 휠 수 있는 동작이나 자세가 있었는지를 찾아야 한다. 예를 들어 배를 깔고 엎드려 자는 습관이 있거나 목수 일, 전봇대 위에서 작업 등 허리가 뒤로 꺾여서 하는 일을 계속 했거나 배를 앞으로 내미는 자세를 지속적으로 취했거나 높은 곳에서 뛰어내리는 등의 허리에 충격을 받을 때가 그런 경우이다. 이런 자세나 동작을 하는 사람들은 어느 날 허리가 앞으로 안 수그려지고 특히 아침에 일어나서 몸이 더 뻣뻣하면서 허리를 앞으로 수그릴 수가 없으며 다리를 쭉 뻗고 앉지 못할 수 있다. 다리를 쭉 뻗고 앉으려면 손을 허리 뒤로 짚어야 하는 것이다.

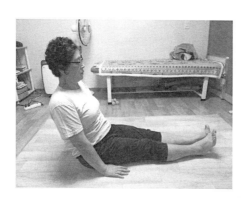 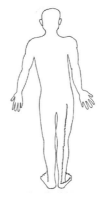

위 그림은 신체가 측만이 되어 엉덩이가 옆으로 빠진 상황이다. 주위에서 이런 경우를 당한 사람을 많이 본다. 이런 경우는 주로 척추의 변형으로 골반에 영향이 와 골반까지 틀어진 경우다. 요통이 반복되다가 디스크로 진행되는 경우가 많은데, 요추 4, 5번 변형 시 그러한 현상을 많이 볼 수 있다. 위의 그림은 엉덩이가 오른쪽으로 튀어나왔는데, 이런 경우는 척추디스크가 오른쪽 엉덩이와 다리로 진행되어 오른쪽 엉덩이가 옆으로 틀어진 경우이다.

이렇게 엉덩이가 옆으로 틀어지는 것을 습관적으로 당하는 경우가 있는데, 고치고 생활하다가 일 년쯤 되면 또 틀어지는 경험을 하는 예가 많다.

습관적으로 허리와 골반이 옆으로 틀어지는 경우는 대개 척추가 특정 방향으로 틀어질 때가 많은데 이러한 사람들은 특정한 방향으로 운동장애를 경험하곤 한다. 여기서 방향은 신체의 전면과 후면을 말하는 것이다. 골반이 주기적으로 틀어지는 경우는, 척추가 신체의 특정한 방향으로 운동이 잘 안 되는 전위(틀어짐)상태가 되었을 때 주로 일어난다.

이 책에서 반복적으로 설명하고 있지만 신체는 앞으로 수그리는 굴신운동과 뒤로 펴는 배굴운동이 일어나는데 골반이 습관적으로 옆으로 틀어지는 사람은 이 운동이 일어나는 방향 중에 어느 한쪽 방향으로 운동이 안 될 때 골반이 옆으로 휙 틀어지기까지 하는 경향이 생긴다. 이는 역체요법에서 판별한 상황이다. 역체요법에서는 신체의 운동 상태로 뼈의 변형상태를 판별한다.

목이 오른쪽으로 안 돌아가는데 오른쪽으로 몇 번 반복해서 목을 그쪽으로 돌리는 (쳐다보는) 운동을 하니까 목이 제대로 돌아갔다. 이번에는 또 목이 아파서 고개를 치켜들 수가 없다. 고개를 치켜들면 뒷목이 뼈가 부딪치는 것 같이 무엇이 맞닿고 더욱 통증이 심하며 뒤로 펴는 운동이 안 된다. 펴면 통증이 어깨로 해서 팔까지 뻗치기 때문에 고개를 숙일 수밖에 없다. 그러니 사람들이 아픈 쪽을 피하게 되는 것이다. 그런데 고개를 뒤로 펴면 아프지만 뒤로 몇 번 펴는 운동을 반복하니까 나중에는 통증이 없어지고 펴는 운동이 잘 됐다. 그러니까 목뼈가 뒤로 굽었거나 뼈마디 한두 개가 뒤로 튀어나왔는데 뒤로 펴는 운동을 하니까 그것이 원래대로 돌아가 정상이 되었다. 원래대로 되니까 통증이 사라진 것이다. 마치 요가할 때 몸이 뻣뻣하고 유연성이 없는 쪽은 지속적으로 그쪽으로 운동을 하면 유연성이 생기고 몸이 잘 휘는 것과 같다. 다리 찢기 동작을 하면 처음에는 무릎이나 고관절 부위가 안 펴지고 엉거주춤하지만 지속적으로 다리를 펴는 운동을 하면 다리가 짝 펴지는 것이다.

"앞에서 목이 오른쪽으로 안 돌아갔는데 반복해서 몇 번 오른쪽으로 고개를 돌리니까 안 돌아가던 목이 돌아다봐지고 통증이 사라졌어요."

이것은 단순히 몸이 뻣뻣한 부분을 지속적으로 요가를 하니까 부드러워지고, 또 안 펴지던 것이 펴지고 하는 상태는 아니며, 어떤 운동상태에 의해서 뼈가 휨을 당했는데, 그 휨을 당한 것을 역으로 운동을 해서 자기 자리로 돌아가게 한 것이다.

이 현상에서 말하고자 하는 것은 어떤 방향으로 운동을 하면 뼈는 그 반대쪽으로 물러나(휘어짐)는 현상이 생기는 '운동역학'으로 요가에서 발견한 것이다. 이것을 역체운동이라고 한다.

앞의 경우를 보면 목이 오른쪽으로 안 돌아갔는데 오른쪽으로 반복해서 목을 돌리는(쳐다보는) 운동을 하니까 목이 부드러워지면서 목이 돌아가고 통증도 없어졌다고 했다. 이런 경우 사람들은 아픈 쪽으로 고개를 돌리면 더 아프고 고개가 안 돌아가니까 오히려 그쪽을 피하게 된다. 그런데 아픈 쪽으로 돌리면 아파도 그 선이 넘어가니까 아픈 것이 점차 없어지고 나중에는 통증이 없어지고 운동을 해도 아무런 장애가 없어졌다는 것이다.

갑자기 목이 안 돌아가는 이런 경우는 많은 사람들이 겪었고, 또 많은 사람들이 겪을 수 있다. 그런데 갑자기 목이 오른쪽으로 안 돌아가고 통증이 와서 이러지도 못하고 저러지도 못했는데 아픈 쪽으로 몇 번 고개를 돌리는 운동을 하니까 거짓말처럼 통증이 사라지고 목이 돌아갔다. 왜일까?

그것은 목뼈의 운동역학과 상관관계가 있다. 지금 목뼈의 볼록한 부분(경추 7번 부위)에 손을 대고 고개를 오른쪽으로 돌려 보자. 그러면 목뼈의 운동이 어떻게 일어나는지 알 수 있다. 즉 정렬 상태의 목뼈의 무게중심이 어느 쪽으로 옮겨 가는지 알 수가 있을 것이다. 목뼈는 목고개가 움직일 때 같이 운동이 일어나는데 시선이 가는 '반대쪽'으로 목뼈의 움직임이 일어난다는 것이다. 즉 목고개가 왼쪽으로 돌아가면 목뼈는 오른쪽으로 물러나는 운동이 일어난다. 이 현상은 목뼈의 전위 현상과 관계가 있다. 즉 목고개를 왼쪽으로 쳐다보면 목뼈는 오른쪽으로 휘어지는 운동이 일어난다는 것이다.

이렇게 고개가 움직일 때마다 목뼈는 운동이 일어나는데 이러한 '운동역학'이 목뼈의 변형을 초래할 수 있고 또한 '이 부분을 인식'하면 목뼈의 변형의 예방 및 교정을 할 수 있다.

앞에서 말했듯이 목뼈가 오른쪽으로 변형이 되어 목의 오른쪽 및 어깨나 팔이 오른쪽으로 저림이나 통증 등 이상 현상이 오면 목뼈 관절의 무게중심이 오른쪽으로 쏠려 있는 것이고, 이렇게 오른쪽으로 쏠리게 된 원인이 목뼈가 오른쪽으로 휨을 당할 수 있는 운동이나 습관이 몸에 존재하고 있었던 것이다.

컴퓨터작업을 할 때 모니터 정면에서 약간 오른쪽으로 벗어나 앉아 시선을 왼쪽으로 두고 작업하고, 차의 후방 백미러를 볼 때 왼쪽으로 깊숙이 돌아보며, 버스를 탈 때 왼쪽으로 전방을 주시하는 방향으로만 타고 가고, 누워서나 앉아서 TV를 시청하면서 목고개가 왼쪽 방향으로 돌아가는 시선을 두고 시청하며, 똑바로 누워서 잠을 잘 때 목고개를 왼쪽으로 약간 기울이는 습관적인 자세가 있고, 앉아서 신문이나 책을 볼 때 또는 앉아 있거나 서 있을 때 머리의 정수리 부분이 약간 왼쪽으로 기울어지는 습관이 있는 경우 등이 그것이다.

어떻든 생활이나 직업, 일상의 모든 행동에서 목뼈가 오른쪽으로 휘어지는 운동이 일어나는 자세를 갖고 있는 것이다. 이런 자세가 오랫동안 유지되면 목뼈의 '옆선'이 오른쪽으로 휘는, 즉 정렬된 목뼈의 무게중심이 오른쪽으로 쏠린다. 이렇게 쏠린 무게중심에서 뼈마디 한두 마디가 오른쪽으로 물러나게 되고, 그렇게 되면 뼈마디 사이에 변형이 유발되어 뼈의 간격이 좁아질 수 있다. 그렇게 되면 연골압박이나 뼈마디 마디의 관절화 부분이 어긋나게 될 수도 있다. 이것이 무게를 지탱해 주는 관절의 무게중심의 변형이다. 즉 뼈마디의 탈골이나 그로 인하여 골격의 구조가 휨을 당하는 현상이 생기는 것이다.

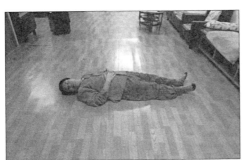 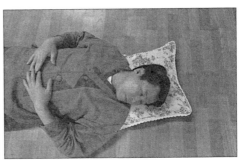

반듯하게 누워있거나 잠을 잘 때 고개를 한 쪽으로 기울이는 습관이 있는 경우

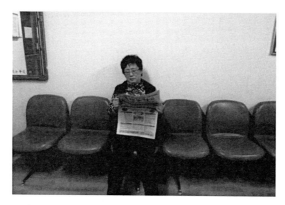

앉아서 또는 서서 책을 보거나 어떤 자세를 취할 때 고개를 한쪽으로 기울이는 습관

위의 사진과 같은 경우 운동 불능, 저림과 통증 등 신경과 혈관 등 순환장애가 생기는 것이다. 지금처럼 목의 경우는 뼈가 휘어 있는 쪽으로 운동이 잘 안 되는 운동불능 상태가 되기도 한다. 그러니까 목뼈가 휘어 있는 쪽으로 목고개가 안 돌아간다.

운동불능 상태일 때 요가의 몸을 휘게 하는 동작과 같은 유연성 동작이 안 되는 쪽은 그쪽으로 '뼈가 휘어 있다'는 것을 찾아낼 수가 있는데, 그것은 어떤 동작을 반복하면 유연성이 생기고 운동을 계속하는 방향은 몸이 부드럽고 운동이 잘되는, 소위 질이 나 있는 상태지만 이때 '반복하고 편중'하는 쪽의 자세나 운동이 그 반대쪽으로는 뼈의 무게중심을 옮겨가게 해 뼈의 구조를 휘게 하는, 운동불능 등 운동의 역작용을 가지게 된다는 것이다.

즉, 요가 등 몸을 휘는 유연성 운동을 하면 몸을 휘는 쪽의 반대로 뼈가 옮겨가는 운동이 일어나는데 계속 그런 상황이 되게 하면 나중에는 뼈가 옮겨가는 운동이 일어난 쪽으로 뼈가 휘게 되는 것이다.

이 사실은 허리에 손을 대고 상체를 앞으로 수그리면 허리뼈는 뒤로 물러나는 운동이 일어나는 것을 통해 확인할 수 있다.

이 발견에 대해서 다시 한 번 더 이야기를 해보자.

지금 목뼈의 볼록하게 튀어나온 부분(경추 7번 부위)에 손을 대고 목고개를 왼쪽으로 돌려 보자. 그러면 목뼈가 오른쪽으로 움직이는 것을 알 수 있을 것이다. 아니면 머리

(두개골)를 직접적으로 떠받치고 있는 환추 부위에 한 손을 대고 목고개를 지긋하게 왼쪽으로 돌려 보면, 승모근이 우측으로 해서 목의 앞으로 돌아가면서 목뼈를 오른쪽으로 당기는 것을 확인할 수 있다. 즉 목뼈의 정중선이 오른쪽으로 돌아가면서 목뼈가 오른쪽으로 비틀리는 운동이 일어나는 것이다.

모든 물체는 반복해서 휘면 부드러워지면서 휘어진다. 사람의 신체도 반복해서 휘면 그쪽으로 부드러워지고 운동이 잘 된다. 즉 운동을 자주 하는 쪽으로 질이 나 그쪽으로는 유연해지고 운동이 잘 되는 것이다. 상체를 앞으로 숙이는 운동을 할 때 처음에는 뻣뻣하여 잘 수그려지지 않더라도 계속하면 나중에는 부드러워져 잘 수그려지는 것이다.

어느 날 아침에 자고 일어났는데 목이 오른쪽으로 안 돌아갔지만 목이 오른쪽으로 안 돌아간 것은 목뼈의 정렬 상태가 오른쪽으로 쏠려 있고, 이 쏠리게 된 원인은 습관이든 어떤 자세든 간에 오른쪽으로 뼈가 휠 수 있는 정황이 있었다고 보는 것이다. 쉽게 말해서 뼈가 오른쪽으로 휘었다는 것이다. 그것이 왼쪽으로는 운동에 전혀 장애가 없거나 미세하게 나타난 것이고 오른쪽으로 목고개가 안 돌아가는 현상으로 나타난 것이다. 휘어진 물체를 역으로 되펴려고 하면 잘 펴지지 않는 현상과 같다.

오랫동안 쪼그리고 앉아서 일을 하다가 일어서려고 하면 허리가 안 펴져 간신히 펴게 된다. 쪼그리고 앉으면 허리가 뒤로 휘어지는 운동이 일어나는데 일어서면 이 굽어진 것이 펴지는 상태가 된다. 그러니까 쪼그리고 오래 앉았다가 일어서려고 하면 허리가 금방 안 펴지는 것이다. 앉았다 일어서면 굽어진 것이 되펴지는 현상이 일어나는 것이다.

목이 왼쪽으로 쳐다볼 때는 별 이상이 없는데 오른쪽으로 안 돌아간다는 것은 오른쪽이 휘어 있다는 것이다. 오른쪽으로 쳐다보면 그것이 되펴지는 작용이 되므로 즉 휘어 있는 것을 펴는 상태가 되기 때문에 고개가 안 돌아간다. 즉 목의 오른쪽 정렬 상태가 굽어 목고개가 오른쪽으로 돌아가면, 이 휘어 있는 것이 목고개가 돌아가므로 결과적으로 '펴는 작용'을 하기 때문에 운동이 잘 안 된다.

앞서 목에 손을 대고 확인했듯이 목고개가 왼쪽으로 돌아가면 목뼈는 오른쪽으로 물러나는 운동이 일어난다. 어느 날 잠을 자고 일어났는데 목고개가 오른쪽으로 안 돌아간다. 그런데 왼쪽으로 고개를 돌릴 때는 통증이 없거나 미세하다. 즉 왼쪽은 운동이 빈번하게 일어나 질이 나 있는 상태이다. 왼쪽으로 빈번하게 운동이 일어났다는 것은 목뼈가 반복적으로 오른쪽으로 물러나 앉는 운동이 일어났다는 것이다. 오른쪽으로 물러난다는 것은 오른쪽으로 휨을 당한 것이다. 물론 우리는 목고개를 오른쪽으로 돌렸다가, 왼쪽으로 돌렸다 한다. 우리의 일상생활 속에서 다 그렇게 운동이 일어난다. 그런데 컴퓨터에서 작업을 할 때 시선을 왼쪽 방향으로 보고 하는 자세를 오랫동안 해 오거나 직업적인 자세나 머리의 정수리 부분이 왼쪽으로 기울어지는 습관이 있어도 그렇게 된다.

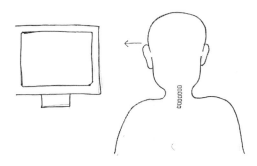

목뼈가 오른쪽으로 물러나는 운동이 오랫동안 편중되면 목뼈가 오른쪽으로 휘어져 목뼈의 무게중심(관절에 받는 무게)이 쏠리면, 그것이 되펴지는 동작을 하려고 할 때 운동이 안 되는 것이다.

어느 날 잠을 자고 일어났는데 목이 오른쪽으로 안 돌아가는 상태는 이미 관절의 무게중심이 오른쪽으로 쏠리는 현상이 오랫동안 진행되어오다가 관절이 정상적으로 작동하는 범위를 벗어나는 순간에 와 있었던 것이다. 그래서 갑자기 목이 안 돌아간 것이다. 목이 안 돌아가는 초기에, 즉 뼈가 정상범위에서 벗어나고 있는 시점에 이것을 원래대로 돌아가는 동작을 해 주면 뼈의 관절화가 회복되므로 운동이 잘 되고 통증도 줄어든다. 목고개를 오른쪽으로 돌려서 오른쪽으로 쏠려 있던 목뼈가 왼쪽으로 가는 운동이 일어나 원래대로 뼈가 돌아가면서 운동이 되기 시작한 것이다.

그럼 여기서 목뼈의 타율교정 방법을 소개하겠다. 앞의 경우처럼 목고개가 오른쪽으로 안 돌아가고 또 뒤로 펼 때 목이 뻣뻣하거나 또는 고개를 뒤로 젖히면 어깨나 팔로 통증이나 저림이 내려가는 것을 목뼈가 오른쪽으로 휘고 뒤로 휜 상태(목뼈 우측전위와 후방전위)라고 하는데, 이 경우를 기준으로 설명하겠다.

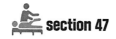

경추후방전위 및 우측전위교정

1. 신전(伸展)

지압, 마사지, 온열 등으로 목에 이상이 있는 부위에 근육이완을 한다. 적외선이나 핫팩 등을 이용하여 근육을 이완시켜 교정해도 된다.

2. 지압

1) 엎드려 하는 지압

- 환자를 침대에 엎드리게 한다. 시술자는 침대의 왼쪽으로 선다. 어깨의 가로선과 목이 맞닿는 위치(경추 5, 6번 부위)에서부터 흉추하부까지만 지압을 한다. 지압은 양손 엄지손가락으로 척추의 돌기에서 1~2㎝ 떨어진 위치에서부터 척추의 양쪽에서 목에서부터 흉추까지만 한다. 이 지압시술은 근육의 이완시키는 데 중점을 둔다. 지압은 10~30초 정도 지긋하게 압을 가한다.

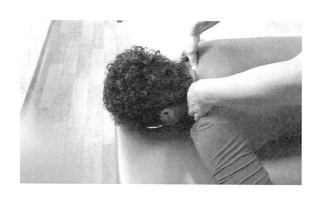

- 양손으로 목에서부터 흉추까지 지압을 해 근육을 이완시킨다.

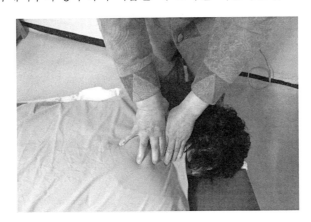

- 근육의 경결이 심하면 양손 엄지손가락으로 중점지압을 한다. 양손 엄지손가락을
  지압점에 동시에 두고 나머지 손가락으로는 척추나 근육을 의지해서 힘을 쓴다. 시
  술자는 환자의 측면에서 양손 엄지손가락을 함께 해서, 척추의 후방 극돌기 사이,
  척추에서 1~2㎝ 떨어진 부위를 지압한다. 뼈 사이사이 목의 상부에서 흉추로 내려
  가면서 지압하여 근육을 이완시키고 돌출한 뼈를 압박교정한다.

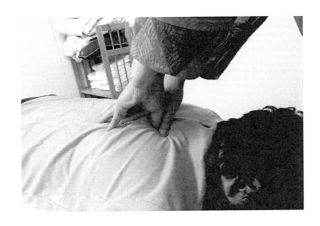

- 견갑골과 척추 사이 같은 곳은 경추, 흉추 1, 2, 3번 등이 후방(뒤)로 굽으면 통증이
  나타는 곳이므로 양손 엄지손가락으로 중점적으로 지압 및 돌출한 척추의 후방돌

기 압박교정을 겸해서 하기도 한다. 시술자는 환자의 머리맡에 서서 양손 엄지손가락을 함께 사용하여 척추에서 1~2㎝ 외측으로, 목의 상부에서 흉추로 내려가면서 지긋하게 지압해서 근육을 이완시킨다.

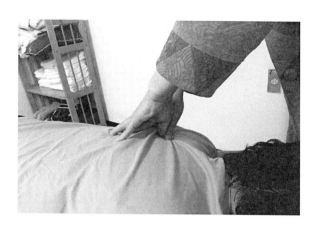

2) 앉아서 하는 지압

- 환자를 침대에 걸터앉게 한다. 시술자는 환자의 뒤에 선다. 한쪽 손으로 환자의 턱을 잡고 한쪽 손 엄지손가락을 이용, 뒷목을 지압하여 근육을 푼다. 이 지압법은 근육이완 요법과 목뼈의 후방(뒤)으로 굽었을 때의 교정요법과 같다. 근육을 풀면서 한쪽 손으로 턱을 잡고 한쪽 손으로 경추의 후방전위된 돌기에 대고 턱을 지긋하게 당기면서 한쪽 손 엄지손가락으로 뼈를 밀어 넣는 교정도 한다.

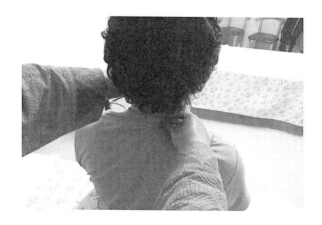

- 시술자가 환자 뒤에 서서 왼손으로는 턱을 지긋하게 당기면 오른손 엄지손가락으로 경추의 근육을 풀어준다.

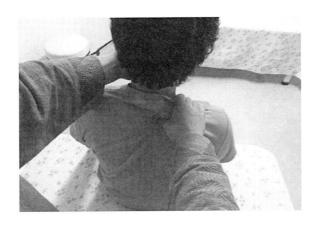

왼손으로 턱을 잡고 지긋하게 당기면서 오른손으로 목뼈 주위 및 어깨, 견갑골 등의 근육을 풀어준다.

3. 견인(牽引)

근육을 풀어주는 이완이 끝나면 견인을 한다. 교정을 하기 전에 뼈 사이 간격을 넓이는 운동이다.

1) 누워서(앙와위자세) 견인
- 환자를 반듯하게 눕게 한다. 오른손으로 목의 후두부위를 잡고 왼손은 턱을 받쳐 잡는다. 오른손과 왼손 동시에 지긋하게 목과 턱을 당겨 목이 견인되도록 한다.

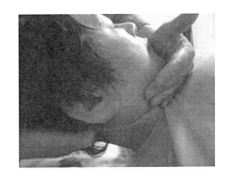

- 오른손으로는 목의 후두부위를 잡고 왼손 엄지손가락으로 환자의 앞가슴(흉골 부위)에 댄다. 왼손 엄지로 가슴을 누르듯 해서 고정 역할을 시키고 오른손으로 목을 지긋하게 견인을 한다.

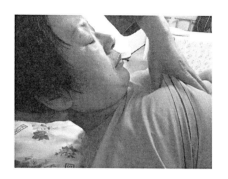

2) 앉아서 하는 견인: 환자를 침대에 걸터앉게 한 후, 시술자는 환자의 뒤에서 양손 바닥의 수근부로 환자의 턱을 치받아 목을 지그시 들어준다. 시술자는 환자의 뒤에 서서 양손 엄지손가락으로 귀 위쪽을 감싸고 손바닥으로 귀 밑의 턱을 받쳐서 잡는다. 지긋하게 머리를 들어 올려 목을 견인한다.

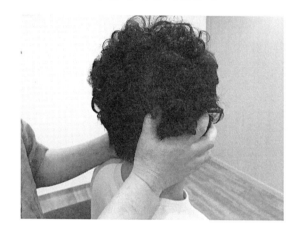

4. 교정(矯正)

1) 누워서 교정

견인이 끝나면 환자가 누워있는 상태에서 측면교정을 한다. 이 교정 순서는 목이 오른쪽으로 아프고 뒤(후방전위)로 아픈 상태를 교정하는 것이므로. 누워서 하는 교정은 우측측방교정만 하면 된다.

시술자는 왼손으로 뒷목을 받쳐서 어깨의 가로선(경추하부)의 목의 하부를 잡는다. 오른손으로는 턱을 잡는다. 왼손으로 목의 하부를 잡고 턱을 잡은 오른손으로 턱을 우측으로 돌린다. 이때 왼손은 오른손과 협력해서 목을 우측으로 돌린다.

경추가 우측으로 물러나는 휨이 왔을 때 목을 우측으로 돌려 턱이 오른쪽으로 회전(回轉)하듯 돌아가면 목뼈가 왼쪽으로 가는 움직임이 일어난다. 즉 오른쪽으로 휜 뼈가 왼쪽으로 돌아가는 교정이 된다.

목뼈의 운동역학에서 시선을 오른쪽으로 처다보면 목뼈가 왼쪽으로 옮겨가는 운동이 일어난다. 즉 오른쪽으로 휜 뼈가 왼쪽으로 옮겨가는 운동이 일어난다. 그러므로 목고개를 우측으로 틀면(회전) 목뼈는 왼쪽으로 가는 것이다. 이 교정은 목뼈의 우측 휨과 흉추의 상위부분의 우측 휨의 교정요법이다. 나사를 돌리듯 오른쪽으로 돌리면 오른쪽으로 휜 뼈가 왼쪽으로 돌아가는 교정이 된다.

주의 목뼈의 교정에 있어서, 목뼈가 오른쪽으로 휘었으면 오른쪽으로 휜 뼈가 왼쪽으로 가서 맞아지는 교정이 되면 된다. 즉 이미 오른쪽으로 물러나(휜) 있는 뼈가 왼쪽으로만 가야 가운데로 가는 교정이 되는 것이다. 그러므로 이 교정에 있어서, 목뼈가 오른쪽으로 휘었을 때 오른쪽에서 왼쪽으로 가는 교정만 돼야 하는 것이다. 오른쪽으로 휜 목뼈의 교정에 있어서, 목의 오른쪽으로 틀어주는(回轉) 교정을 하면 된다. 즉 목뼈가 우측으로 휘었으면 목뼈가 왼쪽으로 갈 수 있는 우측교정만 해야 하는 것이다. 그러니까 우측으로 틀어진 뼈가 왼쪽으로 가는 우측 한쪽만 해야 하는 것이다.

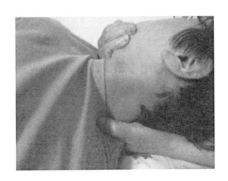

왼손으로 목의 하부를 잡는다. 오른손으로는 턱을 잡는다. 목의 하부를 잡은 왼손은 목을 왼쪽으로 틀어 우측으로 쏠려있는 목뼈를 왼쪽으로 가게하고, 턱을 잡은 오른손으로 턱을 우측으로 틀어서 회전시킨다. 교정은 양손이 힘을 합쳐 지긋하게 목을 우측으로 틀어 왼손으로 잡은 목뼈하부의 뼈와 근육이 왼쪽으로 돌아가는 느낌을 받도록 교정을 한다.

목뼈의 우측전위 교정이 끝나면 견인을 한 번 더 하고 환자를 엎드리게 한다.

2) 목뼈(경추) 후방전위 교정[복와위(伏臥位)]

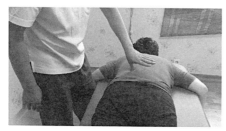

시술자가 옆으로 서서 척추 사이에 엄지로 찔러 넣는 자세

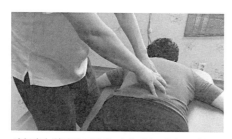

시술자가 환자의 옆면에 서서 양손 엄지로 척추 사이에 찔러 넣는 자세

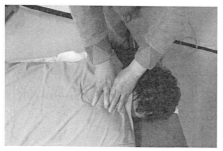

양손 엄지로 목뼈 사이를 찔러 넣어 근육을 이완시키는 자세

경추 4, 5, 6, 7번, 흉추 1, 2, 3, 4번 등이 뒤(후방)로 볼록하게 돌출하는 탈구가 되면 척추의 후방돌기에서 압박교정으로 밀어 넣는 교정을 한다.

목뼈 7번의 후방전위, 즉 목뼈 7번이 뒤로 돌출하는 탈구가 되었으면 이 뼈를 압박교정으로 밀어 넣어야 한다. 돌출한 뼈를 밀어 넣기 위해서 뼈 주위의 근육을 이완시켜야 한다. 시술자는 환자의 측면에 서서 양손 엄지손가락으로 척추 사이 간격에서 외측으로 1~2㎝ 떨어진 곳, 경추 7번과 6번 사이, 그리고 경추 7번과 흉추 1번 사이에 지그시 찔러 넣는다.

3) 후방돌출압박교정

근육이완이 끝나면 후방으로 돌출한 뼈를 밀어 넣는 압박교정을 한다. 목뼈의 돌출한 뼈 위에 수건을 엎어 놓고 양손 엄지를 세로로 해서, 돌출한 뼈의 돌기를 지긋하게 누른다. 교정은 누르는 엄지손가락에 뼈가 밀려들어가는 느낌을 받도록 힘을 쓴다.

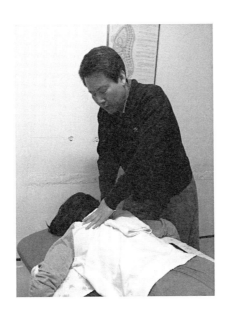

4) 후방교정좌식(後方矯正坐式)

목의 교정에 있어서 누워서 하는 교정이 끝나면 환자를 침대에 걸터앉게 하고 앉아서 교정을 해야 교정이 만족하게 된다.

• 견인

환자를 침대에 걸터앉게 한다. 시술자는 환자 뒤에 서서 양손으로 귀 밑으로 해서 턱을 감싸 잡고 머리를 지긋하게 들어 올려 목을 견인한다.

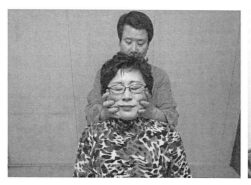
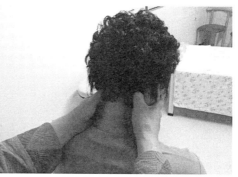

• 측방교정: 경추 5번우측방 및 후방전위

목뼈가 우측으로 틀어지면(휨), 통증은 우측으로 온다. 우측 목, 어깨 통증과 증상이 심하면 팔뚝이나 손가락이 아리고 저림, 마비 등의 증상이 나타난다. 척추신경은 뼈가 휜 쪽으로 통증이 오기 때문에 통증이 오는 쪽은 뼈가 부정렬이 되어 있다는 것이다. 그러므로 목뼈가 오른쪽으로 휜 상황이기 때문에 오른쪽으로 휜 목뼈를 교정해서 왼쪽으로 가게 해야 한다. 왼쪽으로 가서 뼈의 관절화(무게중심)를 회복해야 하는 것이다. 즉 탈골한 뼈를 바로 해야 하는 것이다. 그러므로 이 상황에서 뼈를 바르게 하는 것은 오른쪽으로 휜 뼈를 왼쪽으로 보내서 휜 뼈를 바로 해야 하는 것이다.

목뼈의 운동역학에서 목고개를 오른쪽으로 돌리면 목뼈는 왼쪽으로 옮겨가는 움직임이 일어난다. 그러므로 목고개를 오른쪽으로 트는 교정만 해야 하는 것이다. 즉 이 목뼈 상황, 목뼈가 오른쪽으로 휘어서 목의 오른쪽으로 이상이 오는 상황이므로 목의 교정에서 목고개를 오른쪽으로만 트는(돌리는) 목의 교정만 해야 하는 것이다.

목의 운동역학에서 목고개를 왼쪽으로 돌리면 목뼈는 오른쪽으로 휘는(물러나는) 운동이 일어나고 이러한 자세를 오랫동안 반복하면 목뼈가 오른쪽으로 휘는 부정렬이 생긴다.

환자를 침대에 걸터앉게 한다. 시술자는 오른손으로 환자의 앞턱과 왼쪽뺨까지 겹쳐서 잡고, 왼손으로는 목뼈의 4번 부위 우측의 뼈 추체측면에 엄지손가락을 붙여서, 엄지손가락은 우측에서 좌측으로 밀고 턱을 잡은 오른손은 우측으로 당긴다. 이때 밀고 당기는 것이 지긋하게 이루어져야 하고, 턱을 잡고 오른손으로 당기는 것이 왼손 엄지손가락이 뼈의 추체에 대서 미는 것을 도와주는 효과가 있도록 뼈의 밀려가는 느낌이 나도록 당기는 힘이 뼈의 휨(밀려가는 느낌)이 손에 느껴져야 한다.

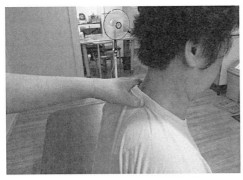

왼쪽 엄지손가락을 경추 5번 추체 우측측면에 댄다.

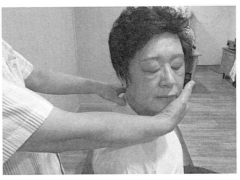

오른손으로는 턱을 잡고 왼손 엄지손가락은 경추 5번 추체 우측측면에 댄다.

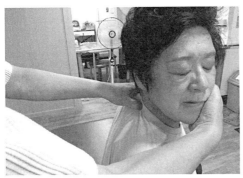

턱을 잡은 오른손은 당기면서, 경추 5번 추체측면에 댄 왼손 엄지로는 우측에서 우측으로 휜 경추 5번을 좌측으로 보내, 뼈의 관절화를 회복시키는 교정을 한다.

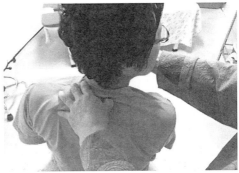

왼손 엄지손가락을 경추 5번의 우측으로 틀어진 추체측면 대고, 우측 손은 턱을 잡고 턱을 우측으로 당김과 동시 왼손 엄지로 우측으로 틀어진 목뼈를 좌측 보내는 교정을 실시한다. 턱을 우측으로 돌리면 목뼈는 좌측으로 옮겨가는 운동이 일어난다.

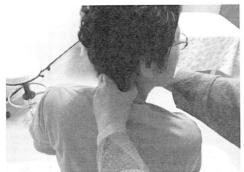

왼손은 목의 후두부를 잡고 오른손은 턱을 잡고, 턱을 잡은 오른손은 당기면서 후두부를 잡은 왼손은 목을 좌측으로 돌려주면 우측으로 휜 목뼈가 좌측으로 가는 교정이 된다.

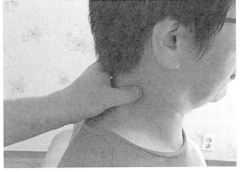

두골을 떠받치고 있는 환추(경추 1, 2번)가 우측 옆으로 물러났을(휨) 때의 자세이다. 왼손 엄지손가락을 환추의 우측측면 추체에 댄다.

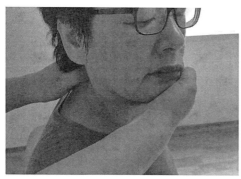
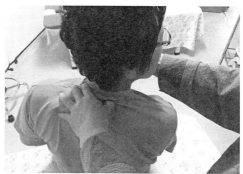

우측 손으로 턱을 우측으로 당기면서 환추돌기 우측에 댄 왼손 엄지손가락을 우측에서 좌측으로 밀어서 우측으로 밀려난 뼈를 좌측으로 가게 한다.

오른손으로 턱을 당기면서 경추 5추체 측면에 댄 왼손 엄지와 나머지 손가락으로 같이 잡은 목을 좌측으로 돌려주면 우측으로 휜 목뼈가 좌측으로 돌아가는 교정이 된다.

• 후방 압박교정

측방교정이 끝나면 뒤로 튀어나온(돌출) 뼈를 밀어 넣는 교정을 해야 한다. 척추가 뒤(후방)로 돌출하는 교정은 목, 허리 등 척추의 교정에서 중요한 부분이다. 척추(경추, 요추)질환 중 척추가 뒤(신체의 후면)로 휘고, 전방(신체의 앞)으로 휘는 것은 척추질환 중의 대부분의 증상이며 이 두 증상을 판별해서 교정하는 것은 중요하다. 척추가 신체의 뒤로(후부) 휘고 신체의 앞(전면)으로 휘는 것은 신체가 움직이는 동작이나 자세에 의해서 일어나는 일이고, 이 일들이 신체가 움직이는 거의 모든 동작이나 자세이기 때문이다. 신체가 앞으로 수그릴 때 척추는 뒤로 휘는 운동이 일어나고, 신체가 뒤로 젖힐 때 척추는 신체의 전방 쪽으로 휘는 운동이 일어난다.

목고개를 수그리고 있으면 목뼈는 뒤로 물러나는 움직임이 일어나는데 목뼈의 후방 전위는 이 뒤로 물러나는 움직임이 지나쳐 뼈가 정렬상태를 벗어나는 탈구상태를 말하는 것이다. 이 탈구상태는 목고개를 수그려서 한참 있으면 목이 무겁고 통증이 와서 목고개를 수그리고 있을 수가 없고, 목고개를 들어주어야 하는 상태이며, 목뼈가 후방으로 휜 것이다. 이 상태일 때 목에다 손을 대 보면 목뼈가 뒤로 심하게 돌출한 상태인 것도 인지할 수 있다.

책을 많이 보거나 스마트폰을 많이 하거나 베개를 높이 사용하거나 잘못된 자세로 컴퓨터를 자주 사용하거나 직업 등으로 목고개를 수그려서 하는 일을 오랫동안 반복할 때 주로 생길 수 있는 목뼈 후방전위 현상은 처음에는 주로 목이 아프고, 목을 움직일 때 목뼈에서 소리가 나며, 두통이나 신경 거슬림 현상이 나타나다가 어느 날부터 어깨나 견갑골 주위, 팔, 손 등으로 저림, 마비, 통증이 확산되는 증상이 심해지는 상태가 된다.

여기에서 소개할 교정요법은 이렇게 뼈가 후방으로 휘는 상태를 교정하는 요법이다.

환자를 앉게 하고 시술자는 환자의 뒤에 선다. 먼저, 뼈를 밀어 넣기 전 돌출한 뼈 바로 옆의 근육을 휘어 튀어나온 뼈가 들어가는데 잘 들어갈 수 있도록 근육이완을 시킨다. 이 요법은 근육을 휘어서 뼈가 들어가게 하는 요법인데 뼈 옆의 근육을 엄지손가락으로 밀어서 휘면 튀어나온 뼈가 들어가는 효과가 난다. 그리고 근육도 부드러워지고, 그러면 그 다음 척추의 후방돌기에 직접 엄지손가락을 대고 턱을 당기면서 밀어 넣으면 된다. 시술은 경추 5번이 후방으로 돌출했다면 경추 5번 극돌기 바로 옆에 한쪽 손의 엄지손가락을 대고 한쪽 손은 턱을 잡고 턱을 뒤로 당기면서 엄지손가락으로 근육을 밀어 목뼈 옆의 근육이 휘게 한다. 턱을 잡고 당기면서 밀어서 휘면 근육이 부드러워지고 동시 튀어나온 뼈도 들어가는 효과가 난다.

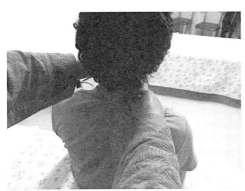 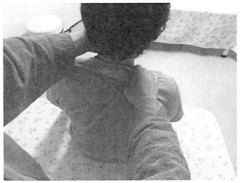

경추 5번 후방돌기 바로 옆의 근육에 엄지손가락을 대고 한 손으로는 턱을 잡고 뒤로 당기면서 근육을 휘어서 밀어 넣는다.

척추 주위에 근육을 휘어서, 근육을 이완시키는 교정요법이다. 한 손으로 턱을 잡고 한 손 엄지손가락을 척추의 후방돌기 옆의 근육에 대서 턱을 뒤로 당기면서 근육을 눌러 근육이 휘게 하여 돌출한 뼈도 밀려들어가게 하고 근육도 부드럽게 하는 요법이다.

목뼈가 뒤(후방)로 튀어나올 때는, 등이 굽으면서 쇄골, 어깨, 견갑골 등이 뒤로 튀어나오면서 목뼈를 달고 나오는 경우가 있으므로 목뼈를 교정할 때 튀어나온 견갑골을 밀어 넣는 교정을 같이 해 주는 것이 돌출한 목뼈를 교정하는 데 도움이 된다.

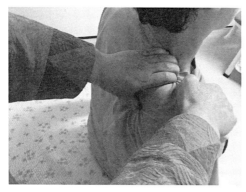

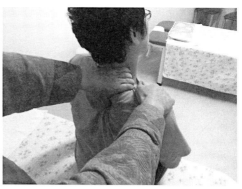

후방으로 팽창한 견갑골을 밀어 넣는다. 시술자는 오른손으로 환자의 우측 어깨 앞쪽을 잡고 왼손 엄지손가락을 견갑골 상능(볼록하게 튀어나온 부분)에 대고 우측 손으로 환자의 어깨를 당기면서 왼손 엄지로 견갑골돌기를 민다. 이때 견갑골이 휘면서 들어가는 느낌을 손가락에 받도록 힘을 쓴다.

경추의 하부와 흉추의 상부가 뒤(후방)로 돌출하면 견갑골과 척추 사이에 통증이 오는 경우가 많다. 그러므로 경추와 흉추 1, 2, 3번의 후방전위 교정을 할 때 척추돌기를 밀어 넣기 전에 견갑골과 척추 사이 근육 부분을 밀어 넣는 교정을 해 주면 척추를 밀어 넣는 교정을 용이하게 하고 굽은 등을 펴는 효과와 통증을 제거하는 데도 도움이 된다. 시술자는 우측 손으로 환자의 우측 어깨를 잡고 왼손 엄지는 견갑골과 척추에 대고 우측 손으로 어깨를 당기면서 왼손 엄지로 견갑골과 척추 사이에 근육을 민다. 이때 굽은 등이 펴지도록 민다.

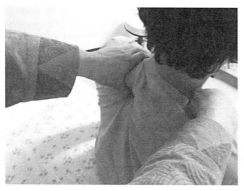

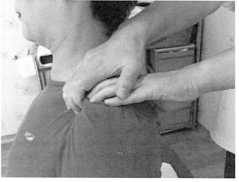

왼쪽 어깨 및 견갑골도 펴 주는 교정을 한다. 시술자는 우측 손으로 환자의 우측 어깨를 잡고 왼손 엄지손가락을 왼쪽 견갑골과 척추 사이에 대고 어깨를 당기면서 근육을 밀어서 돌출한 척추와 굽은 등이 펴지도록 교정을 한다. 이때 당기는 힘과 엄지로 미는 힘이 동조해서 근육이 휘면서 굽은 등이 펴지도록 힘을 쓴다.

왼쪽 어깨의 견갑골을 압박교정한다. 시술자는 왼손 엄지손가락을 견갑골 상능(볼록한 돌기)에 대고 오른손으로 환자의 왼쪽 어깨를 잡고 어깨를 당기면서 엄지손가락으로 견갑골 상능을 민다. 이때 견갑골이 휘면서 엄지손가락에 밀려가는 느낌을 받도록 양손에 힘을 쓴다.

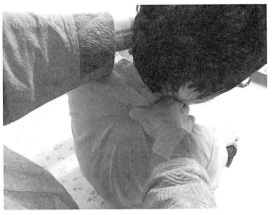

뼈가 심하게 돌출했을 때 근육을 휘는 요법이다. 예를 들어 경추 5, 6, 7번 등이 심하게 후방으로 돌출했을 때 엄지손가락을 경추의 돌기 옆에 대고 손가락으로 어깨를 짚어서 잡고 한쪽 손을 턱이나 어깨를 잡고 뒤로 당기면서 어깨를 휘어서 펴면서 근육을 눌러서 민다. 이렇게 하면 근육이 쉽게 풀리고 그 다음 돌출한 뼈가 쉽게 들어간다.

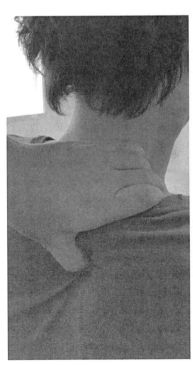

어깨를 짚어서 잡는 법이다.

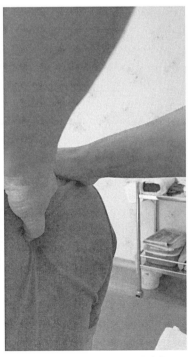

어깨를 짚어서 잡고 어깨를 당기면서 굽은 어깨를 펴는 견갑골교정요법이다.

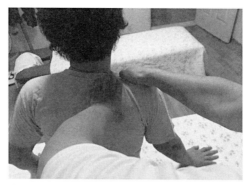

후방으로 굽은 견갑골 교정요법이다. 오른손으로 어깨를 잡고 왼손 엄지손가락을 견갑골 돌기에 대고 어깨를 당기면서 엄지손가락을 누른다. 이때 당기는 힘과 누르는 힘이 동조해서 하고 엄지손가락에 굽은 견갑골이 휘면서 펴지는 느낌을 손가락에 받도록 힘을 쓴다.

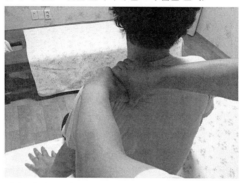

양손 엄지손가락으로 굽은 견갑골을 교정한다. 양손 엄지손가락을 견갑골 상능(돌기)에 대고 손가락은 어깨를 잡고 어깨를 당기면서 견갑골 상능을 민다. 이때 엄지손가락에 굽은 견갑골이 펴지도록 휘는 느낌이 받도록 힘을 쓴다.

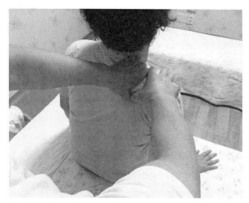

양손 엄지손가락을 견갑골 상능(볼록하게 돌출한 부분)에 대고 어깨를 당기면서 양손 엄지손가락을 민다. 이때 견갑골과 어깨가 휘면 펴지도록 양손에 힘을 쓴다.

• 경추후방전위 교정

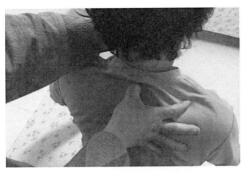

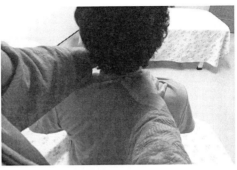

시술자는 환자의 뒤에 서서 왼손으로 환자의 턱을 잡고 오른손 엄지손가락으로 후방으로 돌출한 경추 6번에 엄지손가락을 댄다.

엄지손가락은 경추 6번에 대고 나머지 손가락은 어깨 앞으로 잡는다.

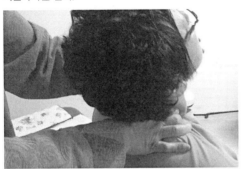

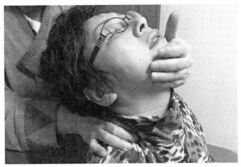

턱을 잡은 왼손은 당기면서 경추 6번 후방돌기에 댄 엄지손가락을 민다. 이때 턱을 당기는 힘과 엄지손가락으로 미는 힘이 동조해서 지긋하게 뼈가 밀려들어가게 한다. 뼈가 지긋하게 밀려들어가는 느낌을 손가락에 느끼게 교정을 한다.

목뼈의 후방전위 교정자세

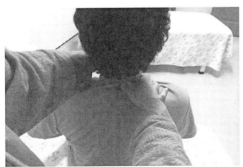

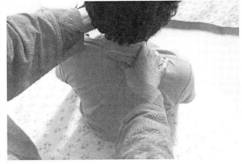

경추의 후방전위 교정자세. 환자의 뒤에 서서 엄지손가락을 뒤로 돌출한 경추후방돌기에 대고 나머지 손가락을 어깨너머로 잡고 왼손으로 턱을 당기면서 교정한다.

경추의 후방전위 교정자세. 시술자는 환자 뒤에 서서 오른손 엄지손가락을 돌출한 경추의 후방돌기에 대고 왼손은 턱을 잡고 턱을 당기는 힘과 돌출한 뼈를 밀어 넣는 힘이 서로 동조해서 지긋하게 뼈를 밀어 넣는다. 이때 돌출한 뼈가 밀려들어가는 느낌이 엄지손가락에 느껴질 정도로 느낌을 받도록 힘을 쓴다. 턱을 당기면서 밀어 넣을 때 서서히 하고 교정이 안정이 되면 흡족하게 교정이 되도록 교정을 한다.

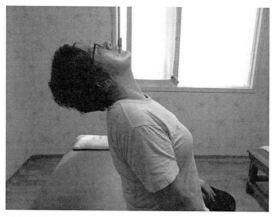

경추가 후방으로 돌출했을 때 자율교정요법. 경추가 후방으로 휘었을 때 가슴을 짝 펴면서 목고개를 뒤로 젖혀주는 자율교정을 하면 증상을 줄일 수가 있다.

목고개를 수그려서 스마트폰을 하거나 책을 보고 조금 있으면 통증이 오는 경우와 그러한 현상이 나타난 상태가 며칠 안 된 경우에 이렇게 운동을 하면 증상을 회복할 수가 있다. 운동은 가슴을 짝 펴고 목고개를 뒤로 젖힐 수 있는 범위까지 짝 젖혀 준다. 한 번 운동을 할 때 3~5회 정도 한다. 통증이 없어질 때까지 며칠 운동을 하고 통증이 없어지면 운동을 멈췄다가 통증이 나타나면 같은 방법으로 한다. 통증이 없어지고 운동이 만족할 만큼 됐으면 운동을 멈춰야 한다.

목의 통증은 주로 자세에서 오기 때문에 통증이 오기 전까지는 아무런 통증이 오지 않은 상태다. 그러므로 통증이 오기 전 상태로 돌려주면 된다. 즉 아프기 전까지는 아무런 통증이 오지 않았기 때문에 그 상태로 돌려놓으면 되는 것이다. 통증이 온지가 며칠 안 되었기 때문에 자세를 안 아픈 그때 상태로 돌아가게 하면 된다. 통증이 나타난 지가 며칠 안 된 경우는 조금만 원래대로 돌아갈 수 있도록 맞는 운동을 하면 금방 괜찮아진다.

주의 목뼈가 전방(목 속으로 함몰)으로 휘었을 경우는 이 운동의 반대로 운동을 해 주어야 하므로 목뼈의 전위상태를 잘 판별해야 한다. 앞에서 설명을 했듯이 목뼈가 뒤(후방)로 휘면 목고개를 수그릴 때는 별 운동장애도 없고 또 목고개를 수그려서 조금 있으면 통증이 와서 목고개를 수그려 있기가 힘들어 목고개를 치켜들어야 하는, 이 경우가 목고개가 뒤로 휜 상태이다. 반대로 목뼈가 목 속으로 함몰되는 경우는 목이 뻣뻣하면서 목고개를 수그리는 순간 목줄기가 땅기면서 운동이 안 되는 운동장애가 나타나기도 한다. 그리고 목뼈의 상위 부위(환추)는 손을 대 보면 뼈가 함몰 되어 있다.

환추가 후방으로 돌출하면 후두부[머리발제(髮際) 부위]가 아프다. 통증은 고개를 수그리고 조금 있으면 주로 나타나며 아리거나 찝찝한 느낌의 통증이 온다. 고개를 치켜들면 통증이 사라지기도 한다. 그러나 고개를 치켜들면 뼈가 맞닿는 느낌의 통증이 오고 심하게 돌출하면 고개를 뒤로 젖힐 때 통증과 젖히면 아픈 운동장애가 오기도 한다. 이렇게 심하면 두통이나 마음이 집중이 되지 않는 현상, 표현할 수 없는 컨디션을 경험한다.

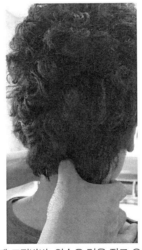

환추(경추 1, 2번)가 뒤(후방)로 돌출했을 때 교정방법. 왼손은 턱을 잡고 오른손 엄지손가락을 환추에 대고 턱을 당기면서 오른손 엄지로 돌출한 뼈를 밀어 넣는다. 이때 양손이 힘을 동조해서 지긋하게 밀고, 뼈가 밀려들어가는 느낌이 엄지손가락에 받도록 한다.

주의 목을 뒤로 젖혀서 휠 때는 처음부터 목을 많이 휘지 말고 조금 휘면서 밀어 넣고, 그렇게 조금씩 환자의 적응이 안정이 되면서 목을 휘야 한다. 목을 휘면서 돌출한 목뼈에 엄지손가락을 직접대고 한 손으로 턱을 뒤로 당기면서 목고개를 젖혀 목을 휘면서 뼈를 밀어 넣어야 한다.

• 경추 5번 후방돌출교정의 경우

시술자는 환자의 뒤에 서서 한 손으로는 환자의 턱을 잡고 한 손 엄지로는 경추 5번 뼈의 후방돌기에 댄다. 턱을 잡은 한 손으로 환자의 턱을 뒤로 당기면서 엄지로 튀어 나온 부분을 밀어 넣는다. 턱을 잡은 손이 환자의 목을 뒤로 젖혀 목을 뒤로 휘면서 밀어 넣어야 한다. 그리고 같은 요법으로 뼈의 양 옆의 근육에도 엄지를 대고 근육을 휘어 주어도 뼈가 들어가는 효과가 있기 때문에 뼈와 근육을 함께 휘어서 펴 주는 교정을 같이 해 주는 것이 좋다.

주의 환추(경추 1, 2번)가 뒤로 돌출하는 경우도 있지만 전방(목 속)으로 함몰하는 경우도 많으므로 뼈의 전위상태를 잘 판별해야 한다.

- 주요인식: 목뼈(경추)후방전위 시. 예, 목뼈 5번이 후방으로 돌출하고 우측으로 틀어졌으면 엎드려(伏臥位)서 교정을 할 때 양손엄지손가락으로 우측으로 밀려난 뼈(추체)의 우측측면에서 엄지손가락으로 우측에서 좌측으로 밀어서 옆으로 물러난 뼈를 가운데로 가지고 가는 교정이 다음 교정을 할 때 도움이 된다.

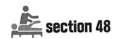
경추전방전위 교정요법(기본)

목뼈의 전방전위란 목뼈(경추)가 전만, 목뼈의 오목한 만곡(전만)에서 더 신체의 앞(전만) 쪽으로 함몰된 경우를 말한다. 우리가 손으로 만져봤을 때 척추의 돌기가 목 속으로 파고 들어간 경우이다.

이러한 목뼈의 전방전위 상태는 X-ray 사진이나 촉진(觸診), 척추의 운동 상태, 척추 주위의 통증 상태를 확인해서 판별할 수가 있다. 그리고 목의 오목한 만곡에서 무게중심으로 인하여 목뼈가 전만으로 잘 휠 수 있는 부위는 목뼈의 3, 4번과 환추(경추 1, 2번) 부위가 목의 전만 쪽으로 잘 휠 수 있는 위치이다. 특히 환추의 전만현상은 환추가 변형되면 환추 주위의 근육에 뭔가 불쾌한 통증과 손으로 만져봤을 때 심하게 함몰되어 있는 것을 확인할 수가 있다. 그리고 두통이 머릿속으로 파고 들어가서 나타나는 듯한 특징이 있다.

1. 경추전방전위 상태의 운동장애

목뼈(경추)가 신체의 앞(전만)으로 휜다는 것은, 목뼈가 목의 오목한 만곡에서 더 들어가 앞으로 물러앉았다는 것이다. 우리가 목고개를 수그려 있을 때는 목뼈가 뒤(후방)로 물러나는 운동이 일어난다. 목고개를 수그려서 책을 많이 보든지, 스마트폰을 할 경우도 목고개를 수그려서 작업을 하는 자세이다. 이 자세일 때 목뼈는 뒤로 물러나는 운동이 일어나고, 이런 자세를 자주 갖다보면 목뼈는 뒤로 물러나는 변형을 가지고 올 수 있다. 목고개를 자주 수그리는 자세에 의해서 목뼈가 뒤로 물러나면, 목고개를 수그릴 때의 운동은 잘 된다. 즉 목고개를 앞으로 수그리는 운동은 잘 된다는 것이다. 그동안 목고개를 자주 수그리는 자세에 의해서 목고개를 앞으로 수그릴 때는 질이 나 잘 수그려지는 상황인 것이다.

그러나 그와 반대로 목뼈가 앞(전만)으로 휘었다는 것은 목고개를 수그리는 자세와 반대 현상이 되어, 목의 오목한 곳이 오히려 더 들어가는 휨이 되어, 목고개를 앞으로 수그리게 되는 자세는 저항이 오게 되는 상태가 된다. 즉 목뼈가 전만 쪽으로 휘면 목고개를 뒤로 젖히는 운동은 잘 되나 목고개를 앞으로 수그리는 운동은 더 잘 안 되는 현상이 생길 수가 있다.

목뼈가 전만으로 휘면 목의 무게중심이 전만 쪽으로 쏠리고, 목의 무게가 전방 쪽으로 쏠리므로 해서 목의 근육경직이 심화된다. 그러므로 목이 뻣뻣해지고, 목고개를 수그리는 운동을 하려고 하면 목이 뻣뻣하면서 목고개가 잘 수그려지지 않는 운동장애가 올 수 있다. 특히 잠을 자고 난 아침이 되면 목이 더 뻣뻣해지면서 목고개를 수그리기가 힘들다. 일어나서 조금 움직이고 나면 좀 부드러워지기도 한다.

즉, 목뼈가 전방전위가 되면 목고개를 수그리는 운동은 잘 안 되고 반대로 목고개를 뒤로 젖히는 운동은 상대적으로 잘 된다. 그러나 목뼈가 후방으로 휘면 앞에서 말 한 대로 목고개를 수그리는 운동은 잘 되나 목고개를 뒤로 젖히는 운동은 잘 안 된다. 목고개를 뒤로 젖히면 뼈가 맞닿는 느낌이나 운동이 저항이 온다는 것이다.

2. 경추전방전위 상태의 통증

목뼈가 전방전위가 되고, 이 상태가 만성이 되면 신체의 활력상태가 좋지 못하다. 때때로 몸이 나른하기도 하고, 어딘가 모를게 표현 할 수 없을 정도로 몸 상태가 맑지를 못하다. 목뼈의 하부나 흉추(늑골)의 상부가 전방으로 휘면 통증이 목의 앞으로 해서 가슴 쪽으로 나타나는 경우가 많다. 어떤 경우는 심근경색처럼 심장부근이 아픈 것 같은 통증을 느끼기도 하고, 그러면 숨쉬기가 불편한 것 같은 느낌도 받는다. 흉쇄유돌근 앞쪽이나 가슴흉골 쪽으로 통증이 나타나기도 한다. 그리고 또 어떤 경우는 뒤쪽 어깻죽지 밑으로 해서 겨드랑이 앞쪽으로 통증이 돌아서 나오는 경우도 있다. 팔뚝에 통증이 나타나기도 하고, 손바닥에 무엇이 붙은 것 같은 통증도 나타나기도 한다. 목뼈가 휜 쪽으로 편두통도 나타나기도 한다. 또 목뼈전방전위로 해서 턱에 장애가 오는 경우도 있다.

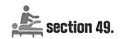

목뼈전방전위 및 우측전위 교정(기본)

목뼈가 전방(신체의 앞)으로 휘고 우측으로 휘어서 변형이 된 것을 말한다.

1. 근육 이완

근육이완은 온열요법이나 지압으로 근육이완을 하면 된다.

1) 온열요법

온열요법은 핫팩이나 적외선 등을 근육에 쏘여 근육을 부드럽게 해서 긴장을 풀어준다.

2) 지압요법

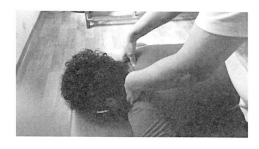

• 환자를 엎드리게 한다. 시술자는 침대의 측면에서 양손 엄지손가락으로 목의 하부에서 등까지 지압으로 근육을 푼다. 지압은 목뼈(경추)에서 1~2㎝ 떨어진 부위 경추의 가로돌기 사이를 위에서부터 내려오면서 흉추까지 한다. 목에서부터 허리까지 내려오면서 다해도 좋다.

- 시술자가 옆으로 서서 척추의 한쪽 위치에서 양손 엄지손가락으로 근육 사이를 찔러 넣는 지압으로 근육을 풀어준다. 지압은 시술자가 환자의 한쪽 면에서 서서 양손 엄지손가락으로 척추에서 1~2㎝ 떨어진 부위에서 뼈의 가로돌기를 빗겨 엄지손가락을 근육 속으로 찔러 넣는 방법으로 목의 근육을 지압한다.

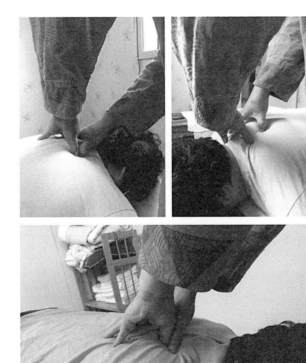

목의 근육을 푸는 지압자세

2. 견인

근육이완요법이 끝나면 견인을 한다.

1) 환자가 반듯하게 누운 상태에서 시술자는 환자의 머리맡에서 오른손으로 환자의 목을 잡고 왼손은 가슴에 대고 견인을 한다. 요령은 환자의 가슴에 수건을 얹어놓고 오른손으로 환자의 목을 잡고 왼손 엄지손가락을 가슴흉골 부위에 대고 나머지 네 손가락으로는 가슴 아래쪽으로 뻗쳐서 잡고, 오른손은 지긋하게 목을 땅기고 왼손은 가슴을 눌러 고정(固定)시키는 역할을 한다.

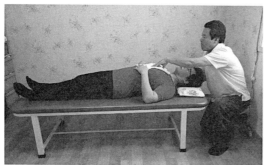
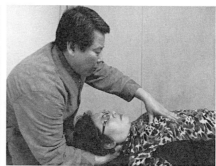

목의 견인자세

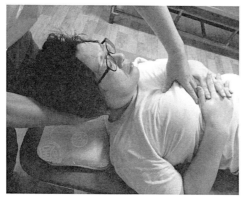

시술자가 오른손으로 목을 약간 들어 올려 견인한다.

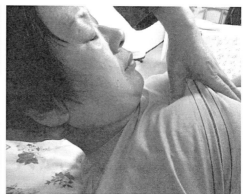

목의 견인자세

2) 시술자는 왼손으로 환자의 턱을 받쳐서 잡고 오른손으로 뒷목의 윗부분을 잡고 두 손의 힘을 협조해서 왼손은 턱을 당기고 오른손은 목을 당긴다. 견인 시 두 손이 협조해서 지긋하게, 목뼈가 견인이 되도록 당긴다.

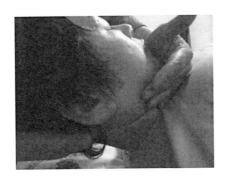

3. 교정

1) 우측 휨의 교정

목뼈(경추)의 교정에 있어서, 먼저 측면 교정을 먼저 해야 한다. 즉 목뼈의 우측 휨이나 좌측 휨이나 목의 통증이 오는 측면 교정을 먼저 하고, 목뼈의 전만 휨이나 후만 휨의 교정을 해야 한다는 것이다. 그것은, 목뼈의 정렬상태를 회복하는 데 있어서 옆으로 휜 것을 먼저 교정을 해서 정렬상태를 바로 하면서 앞뒤의 돌출이나 함몰상태를 교정해야 한다는 것이다. 그러므로 교정은 허리 부위, 등(흉추), 목 부위 등. 옆으로 휜 것을 먼저 교정을 한다.

목뼈의 우측 휨은 목뼈가 우측으로 휘어 목의 우측으로 통증이 온다는 것을 말한다.

• 앙와위(仰臥位, 천정을 보고 누운 자세) 교정

측면교정은 휜 쪽이 정렬(무게중심)상태로 돌아가는 교정만 해야 한다. 즉 우측으로 휘어서면 우측에서 좌측으로 가 똑바로 되게 해야 하는 것이다. 목의 교정은 목뼈의 운동역학을 이용해야 한다. 목뼈의 운동역학은 시선이 가는 쪽의 반대로 목뼈가 물러나는 운동이 일어난다. 즉 시선이 왼쪽으로 가면서 덕이 왼쪽으로 같이 가면, 목뼈는 오른쪽으로 물러나는(휨) 운동이 일어난다. 즉 목뼈가 오른쪽으로 휜다는 것이다. 그것은 목에다 손을 대고 턱을 움직여 보면 알 수 있는 일이다. 그러므로 교정에 있어서, 목뼈가 오른쪽으로 휘었으므로 턱을 오른쪽으로만 가지고 가는 교정만 해야 하는 것이다. 그래야 오른쪽으로 휜 목뼈가 왼쪽으로 가서 교정이 바로 되는 자세가 되는 것이다.

- 환자를 반듯하게 눕게 한다. 시술자는 왼손으로 환자의 후두부(뒷목)를 잡는다. 오른손으로는 턱을 손바닥을 받쳐서 잡는다. 턱을 잡은 오른손을 오른쪽으로 돌리고 뒷목을 잡은 왼손도 따라서 환자의 목이 오른쪽으로 돌아가게 돌려, 목을 약간 지어 짜는 듯한 자세로 목을 오른쪽으로 돌린다. 교정은 마치 핸들을 돌리듯 두 손이 힘을 합쳐서 지긋하게 목을 오른쪽으로 비틀어, 근육이 틀리는 느낌이 가도록 목을 비튼다. 이때, 턱이 오른쪽으로 돌아갈 때 목 뒤쪽의 근육은 오른쪽에서 왼쪽으로 돌아가면서 근육에 붙어있는 뼈도 오른쪽에서 왼쪽으로 옮겨가는 운동이 일어나 오른쪽으로 물러난 뼈가 왼쪽으로 가는, 목뼈의 정렬상태가 회복되는 운동(교정)이 일어나는 것이다.

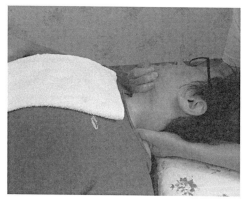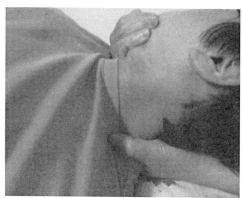

목의 우측교정 자세

• 좌식(坐式)자세 교정요법

목뼈(경추) 우측전위 상태의 교정에서 누워서 한 교정이 부족하면 앉아서 교정을 더 만족할 만큼 하고 전방전위에 대한 교정을 한다.

- 목뼈가 우측으로 휨이 일어났을 때의 상부위치 교정 포인트. 목뼈가 우측으로 휘어, 목뼈의 우측교정은 목뼈 우측라인 전체교정요법이 있고, 변형이 된 국소부위교정 자세가 있다. 아래의 사진은 목뼈 우측라인 전체교정법이다. 왼손의 잡는 부위다, 후두부 발제(髮際) 부위를 잡는다.

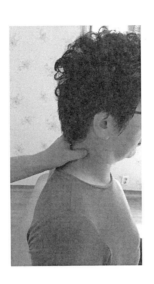

- 왼손은 후두부를 잡고 오른손은 턱을 잡는다. 오른손을 당기면서 목을 잡은 왼손은 목을 우측에서 좌측으로 돌려준다. 교정은, 턱을 잡은 오른손은 당기면서 목을 잡은 왼손은 목 전체가 왼쪽으로 돌아가도록 두 손이 힘을 조정해서 지긋하게, 우측으로 배가 부른 목의 옆 라인이 왼쪽으로 틀어지도록 왼쪽으로 돌린다.

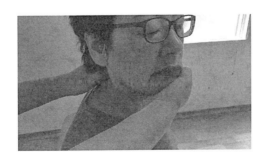

이 교정은 목을 전체적으로 교정해 주는 요법으로 목이 오른쪽으로 부정렬이 되어 오른쪽으로 통증이 올 때 목뼈 전체를 교정하는 요법이고, 그다음 이상이 있는 위치에 다시 교정을 하면 된다.

- 목뼈의 6번 위치다. 목뼈 6번이 우측으로 부정렬이 돼서 통증이 올 때, 시술자는 왼손 엄지손가락을 목뼈 6번의 추체 우측외측에 댄다. 오른손은 턱을 잡는다. 턱을 잡은 오른손을 우측으로 당기면서 목뼈 추체에 댄 엄지손가락으로는 추체를 왼쪽으로 민다. 교정은 오른손으로 턱을 당기면서 왼손 엄지손가락으로 목뼈를 좌측으로 밀어 뼈가 좌측으로 옮겨가도록 한다. 이때 목을 당기면서 좌측으로 밀어 목이 좌측으로 돌아가도록 한다. 교정은 양손의 힘이 지긋하게 이루어지도록 한다. 한 번 교정을 시작하면 한 번에 3~5회 정도 지긋하게 턱을 당기고 목뼈를 미는 교정을 하고, 이런 식으로 한 번 교정을 할 때 쉬어가면서 3~5회 정도 한다. 충분하게 교정이 이루어졌다고 판단이 되면 교정을 끝낸다.

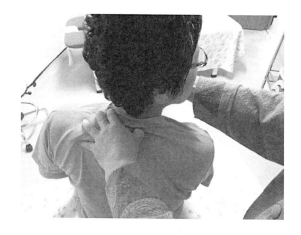

2) 목뼈(경추) 전방전위 교정자세
앉아서 하는 측면교정이 끝나면 전방전위에 대한 교정을 한다.

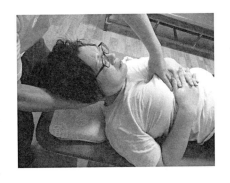

- 환자를 반듯하게 눕게 한다. 시술자는 환자의 머리맡에서 오른손으로 환자의 뒷목의 후두부를 잡는다. 왼손 엄지손가락으로 가슴의 흉골에 대고 나머지 손가락은 복부 쪽으로 내려서 댄다. 왼손으로 가슴을 고정(固定)하고 목을 잡은 오른손으로 목을 견인을 하면서 목고개를 들어, 고개를 앞으로 기울인다. 교정은 왼손으로 환자의 신체를 고정시키고 오른손으로 목을 당겨서 견인을 하면서 목을 들어 올려 고개를 앞으로 기울여 목뼈의 전방만곡을 완화시킨다. 목뼈의 전방전위는 목뼈(경추)의 전방으로 오목한 만곡이 심화되므로 전방으로 심하게 들어간 척추를 뒤로 끌어내야 하는 교정이다. 목을 들어서 당겨 올리는 교정을 4~5회 반복한다.

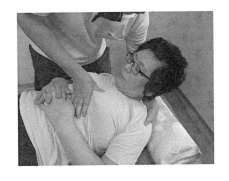

- 시술자는 왼손으로 환자의 왼쪽 어깨 쪽으로 잡고 오른손 엄지손가락을 환자의 가슴 흉골에 댄다. 시술자는 왼쪽 어깨를 잡은 팔로 환자의 뒷머리를 받쳐서 머리를 들면서 흉골 부위에 댄 오른손 엄지로 가슴을 지긋하게 누르면서 앞(전만)으로 휘 목뼈를 뒤로 보낸다. 교정은 머리 뒤쪽을 잡은 왼팔로 머리를 들면서 오른손 엄지손가락으로 가슴의 흉골을 지긋하게 눌러, 목뼈의 하부가 뒤(후방)로 휘면서 밀려나가게 한다. 한 번 교정할 때 지긋하게 3~5회 밀어내고 쉬었다 다시 한다.

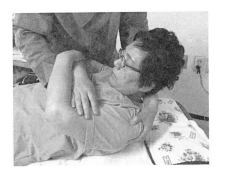

- 앞의 자세와 동일한 상태에서 환자를 팔짱을 끼게 한다. 시술자는 왼손을 환자의 왼쪽 어깨로 해서 팔로 뒷머리를 받쳐서 잡는다. 오른손 엄지손가락을 환자의 가슴 명치 위

흉골에 대고 왼팔로 상체를 들어서 앞으로 휘면서 오른손 엄지손가락으로 흉골을 지긋하게 밀어서 목과 등을 휘면서 전방으로 휜 목뼈를 뒤로 밀어낸다.

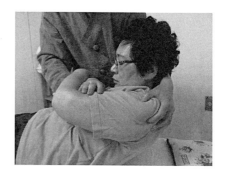

- 환자의 상체를 쑥 들어서 교정하는 자세다. 교정은 환자의 왼쪽 어깨를 잡은 왼손으로 환자를 들어 올려서, 가슴 흉골에 댄 엄지손가락으로 가슴부위를 지긋하게 후방(등 뒤쪽으로)으로 밀어낸다. 이때 환자의 목 부위와 등 부위가 휘면서 전방으로 휜 목뼈가 뒤로 밀려가게 하면, 교정이 만족하게 이루어진다. 시술자가 교정이 힘이 들면 쉬었다가 하고 2~3회 정도 반복한다.

• 좌식(坐式)자세

목뼈(경추)의 정렬(무게중심)상태가 목의 앞(전만)으로 휘면, 목의 무게중심이 목의 앞쪽으로 쏠리면서 쇄골, 흉골 등이 앞으로 튀어나오는 경우도 있고, 심하면 앞가슴이 되짚어지면서 가슴이 목뼈를 앞쪽으로 달고 나오는 경우도 있다. 그러므로 앉은 자세에서 쇄골, 흉골 등을 뒤로 밀어주는 교정을 해야 한다.

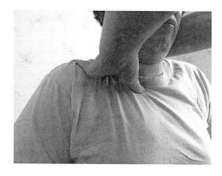

- 환자를 앉게 하고 시술자는 환자의 앞에 선다. 시술자는 오른손을 환자의 왼쪽 어깨 너머로 해서 목의 뒤쪽을 잡고 왼손 엄지손가락을 앞가슴의 흉골두에 댄다. 목의 뒤를 잡은 오른손으로 당기면서 왼손 엄지로 흉골의 볼록한 부위를 뒤쪽으로 민다. 교정은 오른손으로 뒷목을 당기면서 왼손 엄지로 앞가슴 흉골을 밀어 목의 전만현상을 뒤쪽으로 보낸다.

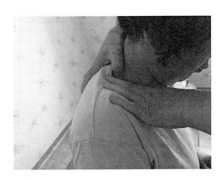

- 좌식자세의 목뼈 전방전위 교정을 할 때 뒷목을 잡는 오른손을 깊숙이 넣어 좌측에서 우측 목까지 뻗쳐서 잡고, 힘을 쓸 때 팔을 용이하게 하고, 왼손 엄지손가락으로 앞가슴을 민다.

앞가슴을 미는 위치는 가슴 흉골의 볼록한 지점과 목뼈와 쇄골의 접합부분 및 가슴 앞쪽의 여러 위치에서 민다. 심하게 전방전위가 되면 앞가슴이 불룩한 모양이 되는 경우도 있다. 그러므로 가슴뼈를 상하지 않게 하면서 밀려나온 가슴을 지긋하게 휘면서 뒤로 밀어 내야 한다. 뒷목을 잡은 손과 앞에서 미는 힘이 조화를 이루어 전방으로 밀려나온 가슴이, 등짝이 휘면서 뒤로 밀려나가는 교정이 되도록 한다. 손을 잡는 자세를 바꿔가면서 양쪽 가슴을 다 교정을 한다.

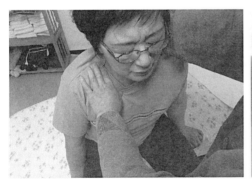

오른손으로 잡고 당기면서 왼손 엄지로 미는 자세

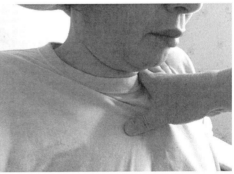

왼손으로 잡고 당기면서 오른손으로 미는 자세

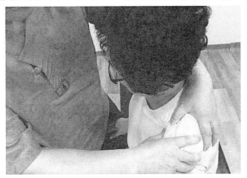

목뼈전방진위 교정 우측에서 미는 자세

- 목뼈(경추)가 심하게 전방전위가 되면 앞가슴이 나오는 경우가 있다. 그리고 전방전위된 목뼈를 교정하려면 앞으로 밀려나온 가슴을 후방으로 보내야 목뼈의 전방교정이 제대로 될 수가 있다. 그러므로 되짚어진 앞가슴을 펴야 한다. 가슴이 앞으로 나오면 쇄골이 앞으로 나오는 경우가 있다. 쇄골을 교정해야 하는 것이다. 시술자는 환자의 정면에서 오른손으로 환자의 오른쪽 어깨 너머로 잡고 왼손 엄지손가락으로 어깨뼈와 쇄골의 접합부 볼록한 부위에 댄다. 오른손으로 어깨를 당기면서 왼손 엄지손가락으로 쇄골을 지긋하게 뒤쪽으로 민다. 왼손 엄지손가락에 쇄골이 휘면서 뒤로 밀려가는 느낌을 받을 수 있도록 힘을 쓴다.

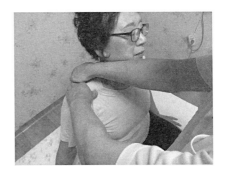

- 시술자는 환자의 앞에 서서 오른손으로 환자의 왼쪽 어깨를 잡고 왼손 엄지손가락으로 쇄골의 볼록한 부위에 대고 오른쪽 어깨를 앞으로 당기면서 볼록한 쇄골을 뒤로 민다. 목뼈가 심하게 전방으로 전위가 되면 쇄골을 앞으로 밀어낼 수가 있고 그러면 전방전위 된 목뼈를 뒤로 보낼 때 튀어나온 쇄골을 뒤로 밀어주어야 전방전위 된 목뼈를 제대로 교정을 할 수 있다.

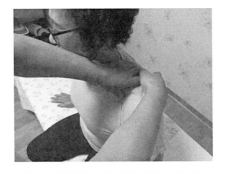

좌식자세까지, 목의 전방전위 교정이 이루어지면 다시 환자를 반듯하게 눕게 하고, 목을 한 번 견인을 하고, 앙와위자세 목교정을 한 번 하고 교정을 끝낸다.

- 목뼈(경추)의 견인자세. 왼손으로 턱을 감싸 잡고 오른손은 뒷목의 후두부를 잡고, 오른손과 왼손이 힘을 동조 지긋하게 목을 견인하여 목뼈를 늘어나게 한다.

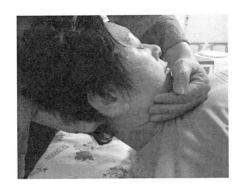

- 목의 견인을 하고, 목을 들어 올려 앞으로 굽혀서 전방전위에 대한 교정을 한다. 교정은 왼손 엄지손가락을 가슴 흉골부위에 대고 오른손은 뒷목의 후두를 잡고 목을 들어 올려 목고개를 앞으로 수그려 준다. 목을 당겨서 견인을 하면서 목고개를 수그려 주면 된다. 최종 교정이 끝나면 환자를 그대로 누워서 5~10분 쉬게 한다.

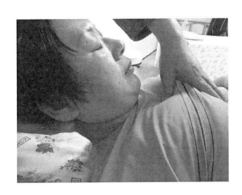

3) 목뼈 전방전위에 대한 자율교정

어느 날 잠을 자고 일어난 아침에 갑자기 목고개가 뻣뻣하면서 잘 수그려지지 않는 현상이 생겼다. 또는 며칠 전까지 멀쩡했는데 갑자기 목고개가 뻣뻣하면서 고개를 수그리려고 하면 잘 수그려지지 않고 목고개를 '뒤로 펼 때'는 별 장애가 없는 상태이다. 이 상태이면 목뼈가 전만으로 되었을 때 나타나는 현상이므로 몇 번 운동을 해 주면 괜찮을 수가 있다.

다만 목뼈가 전만이 되었다는 확실한 판명이 되어야 하므로, 스스로 판별하는 판별법으로 판별을 하고 운동을 해야 한다. 판별법은, 목뼈(경추)가 전만으로 휘면 첫 번째 목고개를 앞으로 수그릴 려고 하면 뻣뻣하면서 잘 수그려지지 않는다는 것이다. 그리고 목고개를 뒤로 젖혔을 때는 별 운동장애가 없다는 것이다. 그리고 척추가 전만으로 되면 잠을 자고 일어난 아침에 목이 뻣뻣한 것이 심하고, 자고 나서 좀 움직이고 나면 목이 부드러워지는 특징이 있다는 것이다.

그리고 목뼈(경추)가 전방으로 의심이 되면 내가 몸을 쓴 자세를 캐내어야 한다. 즉 목뼈가 전방으로 되게 한 자세나 충격이 있었는지 찾아야 한다는 것이다. 차를 타고 가다가 뒤에서 받쳐 목고개가 뒤로 꺾인 자세가 있었는지, 목고개를 치켜들고 높은 곳을 쳐다보는 자세를 많이 가졌는지, 컴퓨터 모니터를 볼 때 지나치게 의자를 낮게 해서 목고개를 치켜들고 봤는지, 기타 내가 목고개가 젖혀지게 한 자세가 있는지 찾아야 한다. 그리고 이런 자세를 많이 취하고 난 어느 날, 목고개를 수그리는 자세가 불편하게 되었는지, 이런 모든 것들을 확인하고 목뼈의 변형에 대한 판별을 해야 한다. 이렇게 정황이 맞아지면 목의 전방전위 운동을 한다.

이렇게 모든 정황이 맞아졌음에도 운동을 하면 변수가 생길 수가 있다. 대개는 갑자기 목이 안 움직여져 운동을 하면 금방 괜찮아지지만 혹 운동을 하고부터 목이 더 아픈 경우도 생길 수도 있다. 그러면 운동을 하면서 목의 운동 상태를 확인하면서 계속 운동을 할 것인지 판별을 해야 한다. 목뼈가 전방전위로 판별이 되어 목의 전방전위운동을 하는데 더 아픈 경우가 생기면 운동을 멈추고 다시 확인을 해야 한다. 간혹 운동방향이 맞는데도 처음 운동을 하면 더 아픈 경우가 있다. 그런 경우는 운동 회수를 많이 하지 말고 가볍게 2~3일간 해 본다. 그리고 처음에는 아팠지만 계속 운동을 하니까 좀 나아지면 운동방향을 바꾸지 말고 그대로 밀고 나가야 한다. 그래서 호전이 되면 완전히 좋아질 때까지 하고 완전히 좋아지면 통증이 나타나면 그때 다시 운동을 해 보면 된다. 그리고 운동방향이 안 맞는 것을 찾는 것은 운동을 그 반대로 해 보는 것이다. 그래서 상태가 더 심하게 악화되면 그러면 어느 쪽으로 운동을 해야 할지 알 수 있는 것이다. 즉 전방전위상태로 판별을 하고 운동을 하는데 뭔가 또렷하지 않고 확인이 잘 안 되면, 후방전위상태로 운동을 해 보는 것이다. 그래서 더 악화가 되면 전방전위가 된 것이 판별이 되는 것이다.

4) 목뼈의 전방전위 및 우측전위 자율운동요법

어느 날 목뼈의 부정렬로 목고개가 앞으로 안 수그려지고 뒤로 젖혀지지 않는 운동장애가 생길 수도 있지만 목고개가 옆으로 안 돌아가는 현상이 생길 수가 있다. 목뼈가 부정렬이 되면 목고개가 신체의 앞과 뒤로 운동이 안 되는 경우가 생길 수도 있지만 대개 목의 측면 부정렬도 함께 생긴다. 즉 목의 우측이든 좌측이든 목의 어느 한쪽으로 운동장애나 통증을 동반한다는 것이다. 만약 목뼈가 전만으로 휘어서 앞으로 목고개를 수그리는 운동장애가 오고 오른쪽으로 목의 운동장애나 통증이 오면 오른쪽 측방교정과 전만 휨을 같이 해야 하는 것이다. 그리고 항상 목의 측방 휨을 먼저 교정을 하고 전·후방 휨에 대한 교정을 해야 한다. 그것은 옆으로 휜 뼈를 먼저 교정을 해서 무게중심부로 가도록 하면서 전. 후방의 휨에 대한 운동을 해야 한다.

• 목뼈(경추) 우측라인 휨 자율운동(목이 우측으로 안 돌아갈 때의 운동)

- 앉아서 시선을 정면에 둔다.

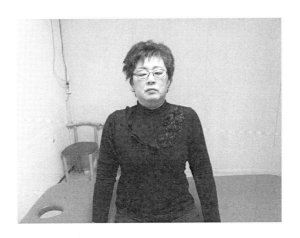

- 시선을 우측 어깨 너머까지 쭉 가지고 간다. 이때 턱이 우측으로 돌아가면서 목이 우측으로 틀어지게 해야 한다. 이때 뒷목의 근육이나 힘줄이 좌측으로 돌아가는 운동이 일어나면서, 목뼈도 우측에서 좌측으로 옮겨가는 운동이 일어난다. 즉 목고개를 우측으로 돌리므로 해서 목뼈는 좌측으로 움직이는 운동역학이 일어나는 것이다. 즉 시선과 턱이 우측으로 돌아가면서 뒷목의 근육들은 우측에서 좌측으로 틀어지는 운동이 일어나고 힘줄에 붙어있는 뼈도 우측에서 좌측으로 딸려가는 것이다. 그리고 목의 우측으로 통증이 오고 우측으로 굽은 상태가 되면 일단은 목이 좋아질 때까지 시선을 좌측으로 쳐다보는 것은 안 해야 한다. 운동은 정면에서 시선을 오른쪽 어깨너머까지 목이 비틀리는 느낌을 받도록 쭉 비틀고 다시 정면으로 와서 멈춘다. 이때 왼쪽으로는 쳐다보면 안 된다. 한 번 운동을 할 때 4~7회 정도 반복하고 전만으로 휨에 대한 운동을 한다.

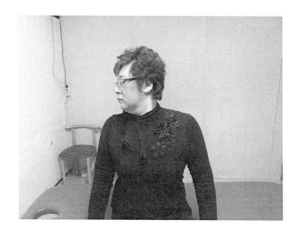

만약에 목고개가 오른쪽으로 안 돌아가면 이렇게 몇 번 운동을 하면 처음에는 안 돌아가든 목이 잘 돌아가게 된다. 운동은 시선을 오른쪽 어깨너머까지 가지고 가고, 이때 뒷목의 근육들이 왼쪽으로 비틀리게 운동을 하고, 시선이 정면에 와서 멈춘다. 시선이 정면에서 멈추고 될 수 있으면 좌측으로 쳐다보지 말아야한다. 다 끝나면 시선을 정면에 둔다.

• 목고개가 앞으로 안 수그려질 때 자율교정운동

- 시선을 정면에 두고 앉는다.

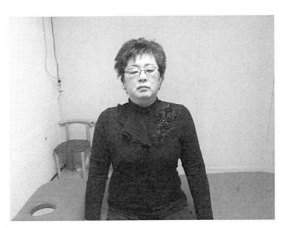

- 목고개를 수그려서 턱을 가슴팍으로 당긴다. 운동은 목고개를 지긋하게 굽혀서 턱을 가슴팍으로 붙도록 당겨 본다. 목이 좀 부드러워질 때까지 운동을 한다. 한 번에 너무 심하게 많이 하지 말고 하루에 2~3회 정도 나눠서 한다. 한번 가슴팍으로 당기는 운동을 할 때 5~10번 정도, 이 운동은 목뼈가 전만으로 휘었을 때 목뼈를 후방으로 원래대로 가게 하는 운동이다. 아침에 일어났는데 갑자기 목고개가 잘 안 수그려지는 경우 이 운동을 하면 금방 괜찮아진다.

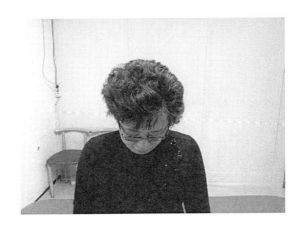

◑ 경추전방전위 사례/경북 경산시 박○○씨(여, 30대)

어느 날부터 잠을 자고 아침에 일어나면 목이 뻣뻣하면서 불편함을 느꼈다. 그리고 마치 심장 쪽으로 통증이 오는 느낌이 왔다. 즉 가슴속이 아픈 느낌이 오는 것이다. 그리고 얼마쯤 시간이 지나니까 어깨통증과 함께 팔의 안쪽 팔뚝(상완 내측)에 통증이 오기 시작했다. 그리고 몸의 상태가 뭔가 표현할 수 없을 정도로 맑지를 못하고 기분 나쁜 느낌이 있었고 두통도 왔다. 어떤 때는 숨도 고르지 않았다.

일단은 목이 뻣뻣하고 목을 수그리는 운동장애가 오고, 어깨와 팔에 통증이 있어서 교정원으로 먼저 왔다. 그리고 예전에 허리통증으로 교정을 받은 일이 있고, 목뼈가 변형이 되면 두통, 이명과 몸의 상태가 혼란이 온다는 얘기를 들은 적도 있다고 한다.

1. 판별

1) 문진(問診)으로 확인

목고개를 수그리면 뻣뻣하면서 잘 수그려지지 않고 팔뚝 내측(상완내측)과 가슴속에 통증을 느끼므로 목의 전만 휨에 대한 확인을 해 봤다.

- 차를 타고 가다가 뒤에서 들이 받쳐 목고개가 뒤로 꺾인(젖혀진) 일이 있는지 확인한다.
- 베개를 지나치게 낮게 쓰고 있는지 확인한다. 베개를 너무 낮게 쓰면 목고개가 머리가 넘어가고 턱이 들려 목고개가 꺾이는 자세가 된다. 이런 자세를 오랫동안 가지게 되면 목의 전만 만곡이 심화되어 목뼈가 전방으로 전위가 될 수가 있다.

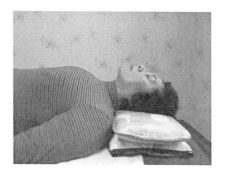

- 컴퓨터를 볼 때 의자를 낮게 해 위로 쳐다보는 자세를 가진 일이 있는지 확인한다.
- 기타 직업자세 등 특정한 자세로 목고개를 위로 쳐다보는 자세를 많이 가진 일이 있는지 확인한다.
- 근래에 본인이 느끼기에 앞 쇄골이 예전보다 지나치게 튀어나온 것 같은 느낌을 받은 일이 있는지 확인한다. 목뼈가 심하게 전만으로 휘면 앞가슴의 작은 쇄골두가 앞으로 지나치게 튀어나오는 느낌을 받게 된다.
- 상체의 앞가슴이 되짚어졌는지 확인하고 가슴(유방)의 크기를 본다. 가슴이 크면 가슴이 앞으로 나오면서 목의 하부나 등뼈의 상부를 가슴 앞쪽으로 끌고 나올 수 있다.

확인 결과 오랫동안 베개를 낮게 써 왔다. 베개를 쓸 때 얼굴이 수평이 되어야 하는데, 베개를 지나치게 낮게 하면 턱이 들리고 이마가 뒤로 넘어가면서 목이 뒤로 꺾이는 자세가 된다. 어느 날부터인가 체형이 가슴이 되짚어지고 쇄골이 지나치게 나온 느낌을 받는다고 한다.

2) 촉진(觸診)으로 확인
- 목뼈(경추)와 등뼈(흉추) 상부의 확인결과 등뼈(흉추 1, 2번)가 함몰되어 있는 것을 확인했다. 흉추 1, 2, 3번 등의 뼈가 함몰되면 그 부위에 기분 나쁜 통증이 붙어 있는 느낌이 든다. 즉 아리거나 기분 나쁜 통증 때문에 그곳에 자주 손이 가게 된다.
- 등뼈(흉추) 몇 마디가 전방 쪽으로 들어가면서 심장에 영향이 갈 수도 있다. 그러므로 가슴속에 통증이 나타난다.

3) 운동(運動) 상태로 확인
- 목고개를 수그려 턱을 앞가슴으로 당겨 본다. 이때 운동장애를 확인하는 것이다. 목이 뻣뻣하면서 목고개가 잘 수그려지지

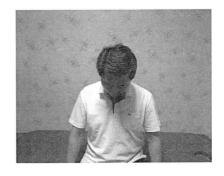

않고, 목줄기가 당기는 운동장애가 오는지 확인한다. 목뼈(경추)가 전만이 되면 목 고개를 수그릴 때 잘 수그려지지 않는 운동장애가 온다.

- 목고개를 뒤로 젖혀 본다. 목고개를 들 때 뼈가 맞닿는 느낌이나 고개를 젖히기가 힘이 드는지 확인. 목뼈가 전만이 되면 목고개를 치켜들 때는 별 운동장애가 안 온다. 즉 목고개를 뒤로 젖혔을 때는 운동장애가 별로 안 온다는 것이다.

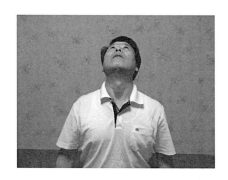

척추가 변형이 되면 운동장애가 온다. 목뼈의 운동장애는 목뼈가 전만으로 변형이 되었을 때는 목고개를 수그리는 운동장애가오고, 목뼈가 후만으로 변형이 되면 목고개를 뒤로 젖힐 때 운동장애가 온다. 척추의 변형은 X-ray로 판별을 하겠지만 척추의 운동 상태를 확인해야 한다. 운동 상태는 신체가 가지고 있는 몸의 쓰임 상태이다. 즉 허리의 자세가 구부정하면 허리가 뒤로 굽어진다. 이것은 자세를 구부정하게 한 신체의 쓰임이다. 신체를 쓸 때 자세를 구부정하게 썼다는 말이다. 척추는 신체가 쓰는 자세에 의해서 움직임이 일어난다. 그리고 그 움직임이 편중 되면 길항력을 벗어나 척추의 변형을 일으키는 것이다. 척추뿐만 아니고 뼈의 변형은 몸의 쓰임에 의해서 일어나는 일이다. 그리고 우리는 직업적으로나 습관이거나 편중된 자세를 가지는 경우가 많다.

박○○씨의 목뼈는 전만으로 변형되었음이 판별되었다. 박○○씨는 경추 3번과 흉추 1, 2번이 전방으로 전위가 되고 좌측으로 통증이 오므로 좌측전위에 대한 교정, 전방 전위교정으로 완치, 일상생활에 복귀했다.

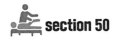

경추, 흉추 전방전위 및 좌측전위 교정요법

1. 근육이완

척추를 교정하기 전에 근육을 부드럽게 한다. 근육이완은 지압요법 및 온열요법으로 한다. 온열요법은 따뜻한 팩을 5~10분 정도 환부에 댔다가 교정을 한다.

1) 지압요법

- 환자를 엎드리게 하고, 시술자는 환자의 옆에 위치한다. 시술자는 양손 엄지손가락 으로 경추에서부터 흉추하부까지 척추에 서 1~1.5㎝ 떨어진 부위에 지긋하게 누르는 지압을 한다. 지압은 척추의 가로돌기 사이 를 한다. 뼈가 심하게 전방으로 전위가 되

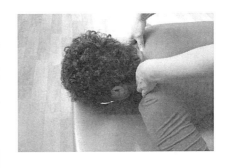

면 가슴에 방석을 받쳐, 지압을 할 때 척추가 전방으로 물러나는 것을 예방한다.

- 근육이 심하게 굳어있으면 양손 임지로 지 압을 한다. 시술자는 환자의 머리맡에 위 치한다. 양손 엄지손가락을 모아서 척추와 견갑골 사이에 지압을 한다.

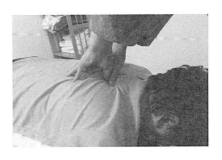

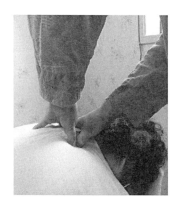

- 시술자는 환자의 옆에 위치 양손 엄지손가락으로 척추의 좌우 어느 한쪽 위치부터 척추의 가로돌기 사이사이에 찔러 넣어 지압을 한다.

2. 견인(牽引)

근육이완이 끝나면 환자를 반듯하게[앙와위(仰臥位) 자세] 눕게 한다.

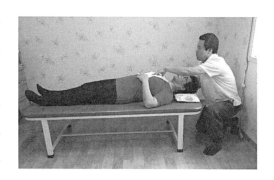

- 시술자는 환자의 머리맡에서 오른손으로 환자의 후두부(뒷목)를 잡고 왼손 엄지손가락을 가슴 흉골 부위에 댄다. 왼손 엄지손가락으로 가슴을 눌러 신체를 고정하고 목을 잡은 오른손으로 지긋하게 목을 당겨 목을 견인한다.

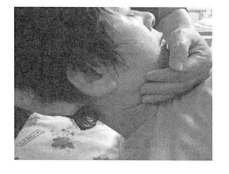

- 시술자는 환자의 머리맡에서 왼손으로 턱을 받쳐 잡고 오른손으로 뒷목의 후두부를 잡고 양손의 힘을 합쳐 지긋하게 목을 견인한다.

- 환자를 손을 깍지 끼고 가슴에 두게 하고 시술자는 왼손 엄지손가락을 가슴(흉골 부위)에 대고 오른손으로 후두부를 잡는다. 왼손은 환자의 신체를 고정하게 하게 목을 잡은 오른손으로 목을 지긋하게 견인을 한다.

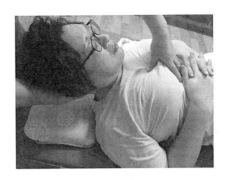

3. 경추 좌측전위 교정(앙와위자세)

목의 견인이 끝나면 그 자세에서 목의 좌측전위 교정을 한다. 즉 목의 견인이 끝나면 천정을 보고 바로 누워있는 그 자세에서 목의 좌측 옆으로 휜 목뼈 교정을 한다.

- 시술자는 앞의 자세, 견인(牽引)이 끝난 그 자세에서 왼손 엄지손가락을 환자의 오른쪽 뺨으로 해서 입과 턱을 움켜잡고 오른손으로 환자의 목의 하부를 깊이 넣어, 오른손 엄지손가락이 오른쪽으로 해서 나머지 손가락으로 목뼈의 왼쪽으로 해서 아랫목을 움켜잡는다. 턱을 잡은 손과 목의 하부를 잡은 두 손이 힘을 동조, 목을 지긋하게 왼쪽으로 비튼다. 턱이 왼쪽으로 돌아가게 목을 비틀면 왼쪽으로 휜 뼈가 오른쪽으로 옮겨가는 교정이 일어난다. 교정은 목이 왼쪽으로 돌아가면서 뒷목의 근육이 오른쪽으로 돌아가는 팽창이 되게 한다. 그러면 왼쪽으로 휜 목뼈가 오른쪽으로 옮겨가는 움직임이 일어난다.

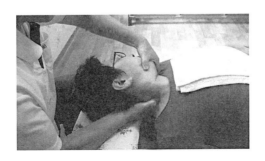

척추의 교정에 있어서 항상 척추의 옆으로 휜 부분을 먼저 교정을 하고 전, 후방전위 교정을 해야 한다. 교정이 끝날 때까지 항상 척추의 옆으로 휜 부분을 먼저 교정을 하고 전방전위 또는 후방전위에 대한 교정을 한다.

4. 경추 전방전위 교정(앙와위자세)

경추 좌측전위 교정이 끝나면 그 자세에서 전방전위 교정을 한다. 박○○씨는 목뼈가 좌측으로 휘고 전만으로 휘었기 때문에 전만으로 휜 뼈를 교정한다. 목뼈의 옆으로 휜 교정이 끝나면 목을 견인을 다시 한 번 하고 전방전위 교정을 한다.

• 시술자는 경추의 옆으로 휜 교정이 끝나면 그 자세, 앙와위(仰臥位)에서 견인자세처럼 왼손 엄지손가락을 환자의 흉골 부위에 대고 오른손으로 환자의 뒷목 후두부를 잡는다. 왼손 엄지손가락으로 가슴을 지긋하게 누르면서 오른손으로 목을 들어 목고개를 앞으로 숙여준다. 즉 한 손으로는 가슴을 눌러 신체를 고정하고 한 손으로 목을 들어 올려 목고개를 앞으로 수그려 주어 전만으로 휜 목뼈가 뒤로 나오게 하는 것이다.

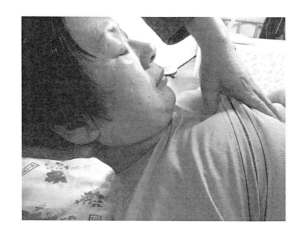

- 시술자는 환자의 오른쪽 옆으로 위치한다. 환자를 팔짱을 끼게 하고, 왼손을 환자의 후두부를 해서 왼쪽 어깨를 잡고 왼팔은 환자의 머리를 받친다. 시술자의 오른손 엄지손가락은 환자의 흉골 부위 가슴에 댄다. 시술자는 머리를 받친 왼팔과 어깨를 잡은 왼손으로 환자의 목과 머리를 들어 올리면서 오른손 엄지지손가락으로 환자의 흉골을 지긋하게 누른다. 교정은 머리를 들어 올리고 가슴을 눌러 전만으로 휜 목뼈를 후방으로 가게 한다. 이 교정요법은 경추와 흉추하부가 전만으로 휘어 가슴팍이 심하게 전만이 된 사람에게 요긴한 교정요법이다. 교정은 목을 들어 올리면서 가슴을 뒤로 밀어 내어 전만으로 된 척추를 뒤로 나가게 한다. 한 번 교정을 할 때 3~4회 쉬어가면서 반복한다.

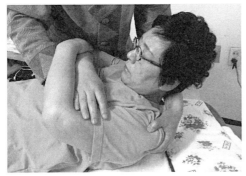 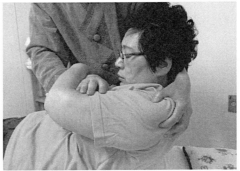

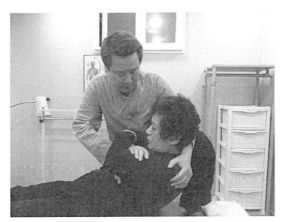

이 자세는, 바로 앞 교정자세의 시술자가 힘을 쓰기 용이한 자세이다. 시술자는 왼발을 침대위에 올려놓고 왼손으로 어깨를 잡고 오른손은 엄지손가락을 앞가슴 흉골부위에 대고 왼손과 왼팔, 왼쪽 무릎을 이용 목의 하부, 흉추상부의 전만상태를 뒤로 밀어내는 교정요법이다.

5. 경추전방전위 교정(좌식)

누워서 하는 교정이 끝나면 환자를 앉게 해 좌식 상태에서 다시 교정을 한다.

박○○씨는 경추가 왼쪽 옆과 전방으로 휘었으므로 항상 옆으로 휜 옆 라인 휨을 먼저 교정을 한다.

1) 경추 좌측전위 교정

- 환자를 앉게 하고 경추의 측방 휨 교정에 앞서 목을 먼저 견인을 한다. 시술자는 환자의 뒤에 위치해 양손 엄지손가락을 귀 뒤로 하고, 나머지 손가락을 귀 밑으로 해서 턱과 뺨을 잡는다. 양손의 힘을 동조해서 지긋하게 목을 들어 올려 목을 견인을 한다.

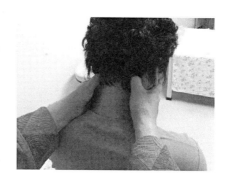

- 견인요법이 끝나면 그 자세에서 좌측전위 교정을 한다. 시술자는 왼손으로 환자의 턱을 잡는다. 오른손 엄지손가락을 환자의 목뼈(경추) 전위된 뼈의 추체좌측측면에 댄다. 왼손으로 잡은 턱을 지긋하게 당기면서 추체에 댄 엄지손가락을 지긋하게 왼쪽에

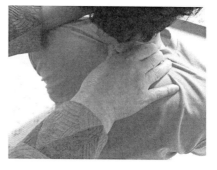

서 오른쪽으로 민다. 교정은 턱을 당기면서 왼쪽으로 휜 뼈를 오른쪽으로 미는 것이다. 두 손이 힘을 공조해서 지긋하게 당기고 미는 것이다. 목뼈가 왼쪽으로 휜 부정렬이 된 것이므로 왼쪽으로 휜 뼈가 오른쪽으로 가야한다. 턱이 왼쪽으로 돌아가면 목의 척추는 오른쪽으로 옮겨가는 움직임이 일어난다. 3~4회 정도, 쉬어가면서 측면교정을 한다.

2) 경추 전방전위 교정

- 시술자는 환자의 전면에 위치한다. 시술자는 왼손바닥으로 환자의 뒷목의 하부와 흉골의 상부를 잡는다. 오른손 엄지손가락은 환자의 가슴 앞쪽 쇄골과 흉골의 관절부위 볼록한 골두(骨頭)에 댄다. 왼손으로 등을 당기면서 오른손 엄지손가락으로 볼록한 쇄골 부위를 뒤로 민다. 목뼈의 하부와 흉추의 상부가 전만으로 되면 앞가슴의 쇄골이 볼록하게 앞으로 밀려나오는 경우를 본다. 그러므로 이 부분을 뒤로 밀어 교정을 한다. 앞가슴의 쇄골 양쪽 다 볼록한 부위를 뒤로 밀어내는 교정을 한다.

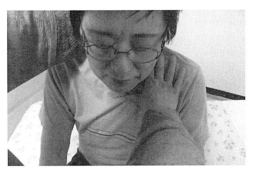

- 한쪽 손의 손바닥으로 목의 뒤쪽 하부를 잡고 한쪽 손 엄지손가락으로 쇄골의 골두를 뒤로 미는 자세로, 앞가슴 쪽의 여러 위치에서 흉곽이나 쇄골을 뒤로 미는 교정을 한다. 경추와 쇄골의 접합부분, 쇄골과 상완골의 접합부분 등. 목뼈가 전방이 되면 가슴흉곽이 앞으로 되짚어지는, 앞가슴이 튀어나오는 경우가 있으므로, 앞가슴의 쇄골의 골두, 흉골에서 뒤로 미는 교정을 해야 한다.

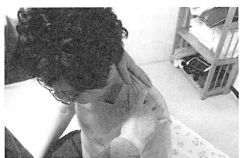 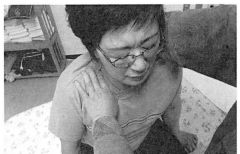

- 시술자는 환자의 앞에 위치해서 왼팔을 환자의 뒷목으로 해서 왼쪽 어깨를 잡고 오른손 엄지손가락을 쇄골과 경추의 접합부위에 대고, 왼손과 왼팔로 목을 앞으로 당기면서 오른손 엄지손가락으로 쇄골을 뒤로 민다.

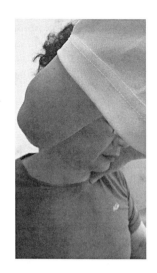

- 앞가슴의 쇄골의 볼록한 부위를 뒤로 미는 교정자세. 왼손으로 목의 뒤쪽을 잡고, 오른손 엄지손가락을 쇄골의 볼록한 부위에 대고 나머지손가락으로 어깨를 잡고 민다.

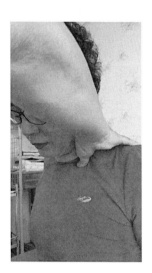

- 오른손으로 뒷목의 하부를 잡고 왼손 엄지로 가슴 앞의 쇄골의 볼록한 부분을 미는 자세

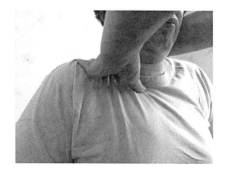

- 왼손으로 뒷목을 잡고 오른손 엄지손가락으로 가슴 앞의 쇄골의 볼록한 부분이나 흉골을 미는 자세. 엄지손가락으로 가슴 앞에서 뒤로 미는 자세는, 경추의 전방전위 또는 흉추 1, 2번 등. 전방으로 인하여 가슴이 되짚어지는 자세가 될 때 용이한 교정요법이다.

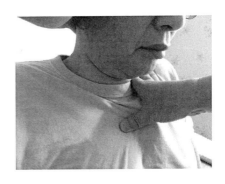

- 시술자가 왼손으로 환자의 목 뒤로 해서 왼쪽 어깨까지 겹쳐서 잡고 오른손 엄지손가락으로 앞가슴의 볼록한 쇄골이나 볼록한 흉골을 뒤로 밀어 전방전위에 대한 교정을 한다.

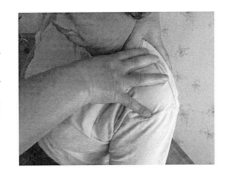

- 시술자가 오른손으로 목 뒤로 해서 오른쪽 어깨까지 겹쳐서 잡고 왼손 엄지손가락으로 앞가슴의 쇄골의 볼록한 부분, 흉골의 볼록한 부분을 미는 교정이다.

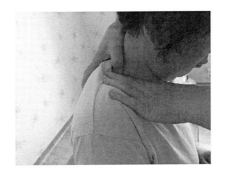

경추, 흉추 등의 전방전위에 대해서 사진으로 설명했다. 사진과 해설 등을 잘 읽어보고 숙련을 하시기 바란다.

◑ 경추변형 사례/부산시 수영구 망미동 김○○씨(남, 50대)

1. 증상

어느 날부터 목고개를 우측으로 돌리면 뼈가 무엇에 걸리면서 통증이 오고 더 이상 고개를 옆으로 돌리수가 없었다. 그리고 어깨통증과 견갑골과 척추 사이에 통증이 왔다. 누워 있으면 아리는 통증 때문에 잠을 자기가 힘이 들었다.

2. 판별

1) 문진(問診)으로 확인

• 베개를 약간 높게 써왔다. 베개를 높게 쓰면 목뼈는 뒤(후방)로 물러나는 자세가 된다.

• 목고개를 수그려 좀 있으면 목이 무겁고 통증이 와서 목고개를 들어주어야 한다. 목고개를 수그려서 좀 있으면 통증이 온다는 것은 목뼈가 뒤로 물러날 때 통증이 온다는 것이므로, 즉 목뼈가 후방으로 휘었다는 것이다.

• 목고개를 수그릴 때는(수그리는 순간) 통증이 안 오고, 목고개를 뒤로 젖힐 때와 우측으로 쳐다볼 때 어깨로 뻗치는 통증과 운동장애가 온다.

• 특별히 충격을 받은 것은 확인되지 않았다.

• 목고개를 이리저리 움직거리거나 특별히 취하는 자세는 확인되지 않았다. 목을 자주 돌리거나 목을 이리저리 움직거리는 것은 목뼈를 잡고 있는 힘줄을 느슨하게 할 수가 있다.

• 목고개를 수그려서 하는 컴퓨터 작업을 많이 하고 있다. 목고개를 수그리면 목뼈는 뒤로 물러나는 운동이 일어나고 이런 자세를 오랫동안 하면 목뼈가 길항력을 벗어나 뒤로 물러날 수가 있다.

2) 운동(運動) 상태 확인

• 고개를 앞으로 수그려 보게 하니까 고개를 앞으로 수그리는 데는 별 이상이 없었다.

• 목고개를 뒤로 젖혀 보게 했다. 목고개를 뒤로 젖혔을 때 반쯤 젖히니까 뼈가 맞닿는

느낌과 더 이상 목고개를 젖힐 수가 없는 운동제한이 왔다. 그리고 어깨로 통증이 뻗쳐나갔다. 목고개를 앞으로 수그렸을 때는 운동장애가 없었고 어깨로 뻗치는 방산통도 나타나지 않았다. 우리 신체는 많이 쓰면 쓰는 쪽으로 질이 나서 그쪽으로 운동이 잘 되게 되어 있다. 목고개를 수그릴 때는 운동이 잘 되고 아무런 운동장애가 없다는 것은, 목고개를 앞으로 수그리는 운동이 뒤로 젖히는 운동보다 더 많이 일어나고 있었다는 것이다. 목고개를 수그리면 목뼈는 뒤로 물러나는 운동이 일어난다. 이 자세가 습관에 들어갔다면, 즉 목고개를 수그리는 동작이 자주 일어났다면 목뼈는 뒤로 물러난다. 목고개를 수그려서 하는 작업이나 수그리는 일이 많이 일어났다면 목뼈는 뒤로 자주 물러나다가 길항력이 무너지면 목뼈는 후방으로 부정렬이 생길 수가 있다. 척추의 운동 상태에 있어서, 척추변형에 의한 통증이 만성이 되면 뼈가 변형이 된 쪽으로 운동을 가하면 운동장애와 국소통증, 방산통이 오는 것은 거의 전형적이다. 즉 척추가 전만으로 물러나는 변형이 되었다면 전만으로 굴신하는 운동이 안 되고, 후만으로 변형이 되었다면 후만으로 배굴하는 운동이 안 된다는 것이다. 그러므로 문진에서 운동 상태로는 목뼈의 후방전위 상태로 판별할 수 있다.

- 목고개를 우측으로 돌려 보게 하니까 목이 우측으로 잘 안 돌아가는 운동장애가 왔다. 시선을 우측으로 쳐다보려고 하면 어느 선에서 더 이상 목고개를 우측으로 쳐다 볼 수 없는 운동 제한과 통증이 왔다. 그리고 어깨까지 통증이 뻗쳤다. 앞에서도 설명을 했지만 척추는 운동이 많이 일어난 쪽은 질이 나 운동이 잘 된다고 했다. 그리고 운동이 많이 일어난 쪽의 반대쪽으로 뼈가 물러나는 운동이 일어난다고 했다. 허리를 굽혀서 하는 일을 오랫동안 한 사람들을 보면 허리가 구부정해진다. 이것은 척추가 허리를 굽히는 반대쪽으로 굽었다는 것이다. 그리고 이 굽은 쪽에서 되펴는 운동을 하면 운동이 잘 안 된다. 목의 옆 라인 운동 제한, 즉 목고개가 옆으로 잘 안 돌아가는 운동 제한이 오는 것은 목이 안 돌아가는 그쪽으로 뼈가 물러(휜)났다는 것이다. 목뼈의 옆 라인 운동 장애는 목뼈가 옆으로 휜 쪽으로 운동이 안 된다는 것이다. 목뼈의 옆 라인이 휘는 운동역학은 시선을 쳐다보는 방향과 머리의 정수리를 기울이는 습관과 관계가 있다. 운동역학은, 시선을 왼쪽으로 쳐다보면 목뼈의 옆 라인이 오른쪽으로 물러나는 운동이

일어난다. 머리정수리를 왼쪽으로 기울이는 자세를 취하면 목뼈의 옆 라인이 오른쪽으로 휜다. 직업적으로 모니터를 보는 자세에서, 정면에서 오른쪽으로 물러앉아 왼쪽으로 쳐다보는 자세를 오랫동안 가져왔다면 목뼈는 오른쪽으로 휠 수가 있다. 정수리를 왼쪽으로 기울이는 습관이 있으면 목뼈는 오른쪽으로 휜다.

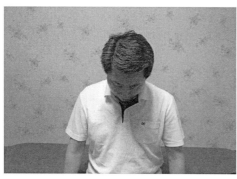

운동 상태에서, 목고개를 수그리는 운동은 운동이 잘되고 운동장애가 없었다.

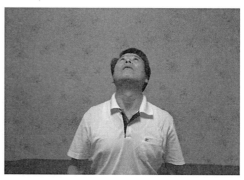

운동 상태에서, 목고개를 뒤로 젖히는 운동은 어느 상태까지 젖히면 목뼈가 맞닿는 느낌과 운동제한이 걸리고 더 이상 뒤로 젖힐 수가 없고, 목이 뻣뻣하고 어깨로 통증이 뻗쳐 왔다.

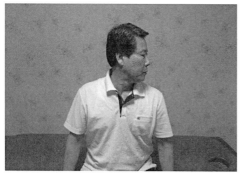

시선을 왼쪽으로 쳐다보는, 목고개가 왼쪽으로 쳐다보는 자세는 별 운동장애가 없었다.

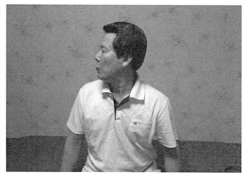

시선을 우측으로 쳐다보는 자세, 목고개를 우측으로 돌리니까 어느 정도 가다 더 이상 목고개가 안 돌아가고 목의 통증과 어깨로 뻗치는 통증이 온다.

- 운동 상태로 보면 김○○씨는 목뼈 우측전위 및 후방전위 상태로 판별된다.

3) 촉진(觸診)으로 확인

• 목고개를 숙이게 하니 목뼈의 하부, 뼈가 심하게 돌출했다.

• 목뼈의 전위(휨)된 위치, 왼손 엄지손가락을 추체의 측면에 대고 오른손으로 환자의 턱을 오른쪽으로 지긋하게 당기니까 어느 선에서 운동장애와 어깨로 통증이 뻗치는 것을 확인. 우측으로 운동장애와 통증이 나타남을 확인할 수 있었다.

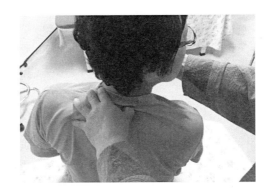

• 왼손으로 환자의 턱을 잡고 오른손으로 목을 잡고 왼쪽으로 목을 당겼을 때는 목의 운동장애나 통증이 별로 없었다.

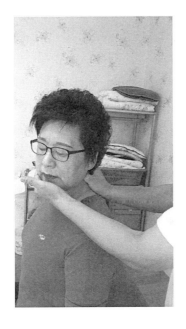

- 목고개를 왼쪽으로 돌려보는 요령. 시술자는 왼손으로 환자의 턱을 잡고 오른손 엄지
  손가락으로 변형이 된 목뼈의 추체측면에 대고 턱을 당긴다. 왼쪽으로 턱을 당겼을 때
  는 별 이상이 없었다.

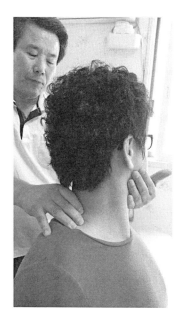

- 환자의 목뼈가 돌출한 부위에 오른손 엄지손가락을 대고 왼손으로 턱을 잡고 목고개
  를 뒤로 지긋하게 당기니까 어느 선에서 운동장애와 통증이 어깨로 뻗치는 것을 확인
  할 수 있었다.

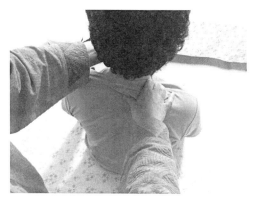

- 촉진(觸診)으로 목뼈(경추)가 후방으로 전위됨을 확인했다.

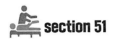
section 51

경추 후방전위 및 우측전위 교정

1. 근육이완요법

1) 온열요법

2) 지압요법

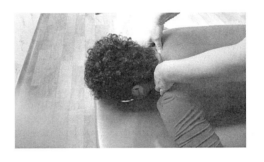

- 시술자는 환자를 침대에 엎드리게 하고 침대의 오른쪽에 선다. 양손 엄지손가락으로 목의 하부에서 시작, 흉추하부까지 지압을 하는 것이 좋다. 지압점은 척추의 후방돌기에서 1~1.5㎝ 떨어진 외측 부위에 한다.

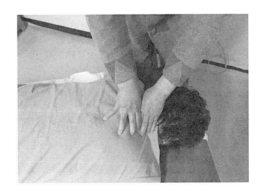

- 근육이 심하게 경결이 되어 있을 때는 양손 엄지손가락을 함께 모아서 지압을 하기도 한다.

- 시술자가 환자의 머리맡에서 양손 엄지손가락을 함께 모아서 목의 하부에서부터 아래로 지압을 한다. 경추하부와 흉추상부가 후방으로 전위(돌출)됐을 때, 같이 돌출된 근육을 펴게 하기 위해서 쓰는 요법이다.

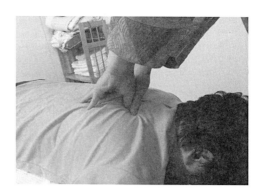

2. 견인(牽引)

지압으로 근육의 이완요법이 끝나면 환자로 하여금 천장을 처다보고 바로 눕게 한다.

1) 시술자는 오른손으로 환자의 뒷목의 후두부를 잡고 왼손 엄지손가락을 환자의 가슴흉골 부위에 대고, 왼손 엄지손가락은 환자의 몸을 고정(固定)하는 역할을 하면서 오른손으로 지긋하게 목을 견인한다.

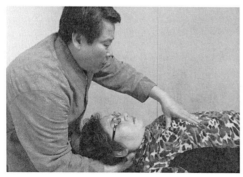

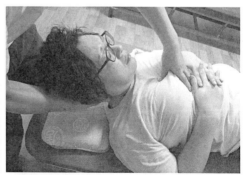

2) 시술자는 오른손으로 환자의 뒷목의 후두부를 잡고 왼손은 턱을 잡는다. 양손이 힘을 동조해서 지긋하게 목을 견인한다.

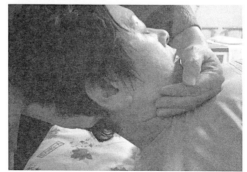

3. 경추 우측전위 교정

환자는 경추 후방전위 및 우측전위 상태이므로 목의 옆 라인 변형부터 교정을 한다.

1) 앙와위(仰臥位) 자세 교정
목의 견인이 끝나면 그 자세에서(앙와위자세) 경추 우측 휨 교정을 한다.

- 시술자는 환자의 머리맡에서 오른손으로 환자의 턱을 잡는다. 왼손은 환자의 목의 하부를 깊숙이 내려서 목을 손바닥 안으로 들어오게 잡는다. 교정은, 턱을 잡은 오른손은 턱을 우측으로 돌리고 목의 하부를 잡은 왼손은 환자의 목의 하부를 왼쪽으로 비틀어서 목을 오른쪽으로 돌린다. 오른손과 왼손이 힘을 동조해서 환자의 목을 오른쪽으로 돌린다. 턱을 오른쪽으로 돌리면 뒷목의 근육들이 오른쪽에서 왼쪽으로 틀리면서 우측으로 물러난 뼈를 왼쪽으로 당겨오는 교정이 된다. 즉 오른쪽 옆 라인이 물러난 것을 왼쪽으로 당겨 정렬을 회복시키는 것이다.

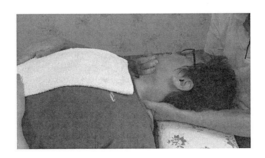

목의 옆 라인 휜 교정이 끝나면 견인을 한 번 하고 환자를 엎드려 눕게 한다.

2) 복와위(伏臥位)자세 교정
견인을 하고 환자를 엎드리게 해 엎드린 자세에서 압박교정을 한다.

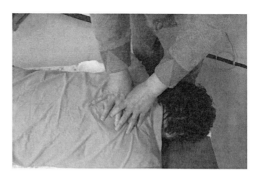

- 튀어나온 뼈 옆에서 1~1.5㎝에서 떨어진 위치에 한 번 더 지압을 해서 근육을 이완을 시킨다. 즉 경추 5번이 후방으로 돌출을 했다면 경추 5번 후방돌기에서 외측 1~1.5㎝ 떨이 위치에 양손 엄지손가락을 함께 모아서 지긋하게 눌러 지압을 한다. 그리고 5, 6번 사이와 4, 5번 사이에도 지압을 한다. 척추의 양쪽 다 지압을 한다. 지압을 할 때 엄지손가락을 근육 속으로 찔러 넣으면 볼록하게 솟은 근육도 가라앉히고 돌출한 뼈도 교정을 하는 효과도 있다.

- 수건을 돌출한 뼈 위에 얹어 압박을 할 때 통증을 줄인다. 시술자는 환자의 옆으로 선다. 양손 엄지손가락을 돌출한 뼈의 후방돌기 위에 세로로 놓는다. 양손 엄지손가락이 힘을 합해서 뼈를 지긋하게 밀어 넣는다. 이때 뼈가 밀려들어가는 힘이 손가락에 받도록 힘을 지긋하게 쓴다. 이때 힘의 강약을 잘 조절해야 한다. 너무 힘을 가하면 무리가 따르므로 손가락에 지긋하게 힘을 가해야 한다.

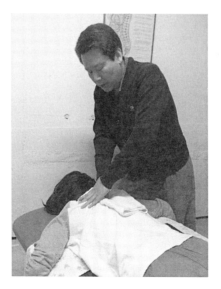

복와위(伏臥位) 자세에서의 압박교정이 끝나면 환자를 앉게 해 앉은 자세에서 교정을 한다.

4. 경추 후방전위 및 우측전위 좌식(坐式) 교정

엎드려서 하는 교정이 끝나면 환자를 앉게 해서 교정을 한다.

1) 경추 우측(우측 옆 라인)전위 교정

목뼈가 후방으로 휨과 우측으로 휘는 변형이 되었다면 우측으로 휜 부분을 먼저 교정을 하고 후방으로 휜 부분을 교정하는 순서로 교정을 해야 한다.

• 목뼈 5, 6번 뼈의 우측 옆 라인 휨의 교정요법이다. 시술자는 환자를 앉게 하고 뒤에서 약간 우측으로 치우쳐 선다. 시술자는 오른손으로 환자의 턱을 잡고 왼손 엄지손가락을 목뼈 5번 추체의 우측측면에 댄다. 시술자는 턱을 잡은 손을 지긋하게 우측으로 당기면서 추체에 댄 왼손 엄지로 추체를 지긋하게 왼쪽으로 민다. 목뼈의 운동역학에서 목고개를 오른쪽으로 돌리면 목뼈는 왼쪽으로 옮겨가는 운동이 일어난다. 목뼈가 오른쪽으로 휜 변형이 되었으므로, 오른쪽으로 부정렬이 된 뼈를 왼쪽으로 보내는 교정을 해야 한다. 교정은 오른손으로 턱을 당기면서 왼손으로 추체를 좌측으로 민다. 턱을 당기는 오른손과 추체를 미는 왼손이 힘을 동조해서 지긋하게 당기고 민다.

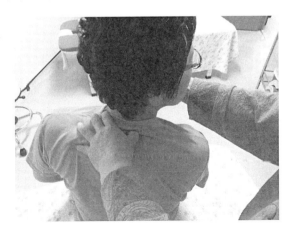

- 목뼈의 측면교정에 있어서 엄지손가락을 뼈의 측면에 대는 위치점이다. 목뼈 환추 (목뼈 1, 2번)의 우측 옆 라인 휨에 대한 교정 자세이다. 만약 목뼈 1, 2번(환추)이 우측으로 휜 변형이 되었다면 왼손 엄지손가락을 추체의 우측면에 대는 위치점이다.

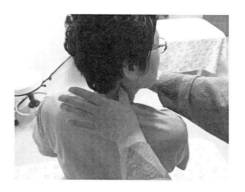

- 목뼈 1, 2번(환추)의 우측 휨의 교정요법이다. 환자를 앉게 하고 시술자는 오른손으로 환자의 턱을 잡고 왼손 엄지손가락을 목뼈 1, 2(환추)의 우측면에 대고 오른손으로 턱을 지긋하게 당기면서 왼손 엄지손가락으로 추체를 왼쪽으로 지긋하게 민다. 교정은 턱을 잡은 오른손과 추체를 미는 왼손이 힘을 동조 지긋하게 당기고 민다. 교정 시, 오른손으로 턱을 잡은 손을 우측으로 당기고 왼손 엄지손가락으로 밀 때 오른쪽으로 물러나 있는(배불림 현상) 뼈가 지긋하게 밀려가는 느낌이 손가락에 느껴지게 하는 것이 좋다. 이 교정법은, 목고개를 오른쪽으로 돌리면 목뼈는 왼쪽으로 움직이는 목뼈의 운동역학에 근거를 둔 교정요법이다. 목뼈의 우측 휨은 목뼈가 정렬상태에서 우측으로 휜(물러남) 것을 말한다.

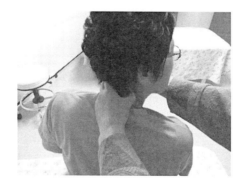

목뼈의 우측 휨은, 목고개를 우측으로 돌릴 때 목이 안 돌아가는 운동장애가 올 수 있으며, 환추 등 목의 상부에 변형이 생기면 우측 귀 밑으로 뻗치는 통증이나 후두부 우측의 통증과 우측편두통이 올 수도 있다. 그리고 뼈가 돌출이나 함몰 시 그 부위(국소)에 통증이 나타나기도 한다. 환추가 목 속으로 파고드는 전방으로 전위가 되면 두통이 나타나기도 하는데 머릿속이 아픈 것 같은 통증을 경험하기도 한다. 목의 하부의 뼈가 우측으로 물러나는 변형이 되면 목고개를 우측으로 돌릴 때 운동장애와 어깨나 팔로 뻗치는 통증과 저림, 마비 등이 나타나기도 한다.

2) 경추 후방전위 교정

김〇〇씨의 목뼈 변형, 목뼈 5번 후방으로 휨(돌출)과 우측으로 휨에 대한 교정에서 좌식자세 후방교정요법에 대해 살펴본다.

• 근육이완방법

- 근육이완은 돌출한 뼈를 밀어 넣기 위해 돌출한 뼈와 그 뼈 위와 아래 위치 등에 근육을 이완 시키고 나서 돌출한 뼈를 밀어 넣는다. 시술자는 환자의 뒤에 서서 한 손은 환자의 턱을 잡고 한 손은 엄지손가락으로 돌출한 뼈 위와 아래 등. 척추의 후방돌기에서 1~1.5㎝ 떨어진 부위에 대고 턱을 당기면서 근육을 지긋하게 밀어 휘어서 근육이 이완되게 한다. 근육이완은 턱을 잡은 손을 당기면서 척추 옆에 댄 엄지손가락으로 근육을 눌러, 목을 뒤로 당기면서 근육을 밀면 근육이 휘면서 근육이완과 튀어나온 뼈를 들어가게 하는 효과를 동시에 얻게 한다.

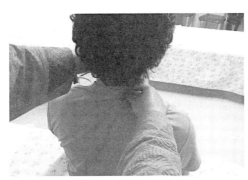 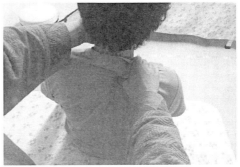

- 한 손은 어깨를 잡고 한 손 엄지손가락을 척추와 견갑골 사이에 대고 어깨를 당기면서 엄지손가락을 지긋하게 눌러, 근육이 휘면서 이완이 되게 한다. 목뼈가 후방으로 전위가 되면, 대게 등이 굽는 경우가 많고, 그렇게 되면 목뼈하부가 변형이 되면서 흉추상부도 변형 되어 척추(흉추)와 견갑골 사이에 통증이 수반이 되는 경우가 많다. 즉 흉추상부도 후방으로 휨이 되는 수가 많다. 그렇기 때문에 흉추상부도 교정을 해 주어야 한다.

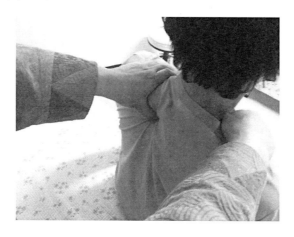

- 한 손은 어깨를 잡고 한 손 엄지손가락을 견갑골과 척추 사이에 대고 어깨를 당기면서 엄지손가락을 눌러 근육이 이완되게 한다.

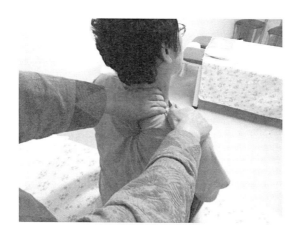

• 후방돌출교정

근육이완이 끝나면 돌출한 뼈를 밀어 넣는 후방돌출교정을 한다.

- 돌출한 뼈의 후방돌기에 엄지손가락을 대는 자세이다.

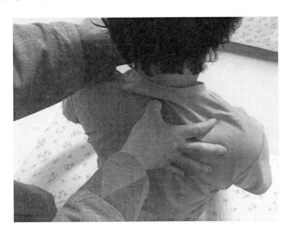

- 시술자는 환자의 뒤에 서서 왼손은 환자의 턱을 잡고 오른손 엄지손가락을 돌출한 경추 5번에 대고 턱을 당기면서 엄지손가락으로 후방으로 돌출한 뼈를 밀어 넣는다. 교정은 턱을 잡고 당기는 손과 뼈를 밀어 넣는 손이 힘을 동조해서 지긋하게 당기고 지긋하게 밀어 넣는다. 이때 튀어나온 뼈가 밀러 들어가는 느낌을 손가락에 받는다. 교정자세는 턱을 뒤로 당기면, 목이 뒤로 휘면서(젖혀지는) 밀어 넣는 자세가 된다. 교정은 힘을 지긋하게 써야 하고, 쉬어가면서 3~5회 밀어 넣는, 시술자가 만족하는 정도의 교정을 한다.

-후방으로 돌출한 뼈에 엄지손가락을 대는 자세이다.

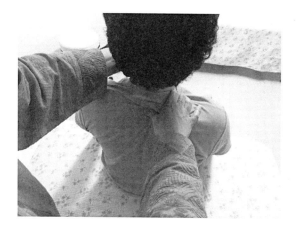

- 후방으로 돌출한 뼈를 밀어 넣는 교정. 턱을 당기면서 엄지손가락 압교정으로 밀
어 넣을 때 목이 뒤로 휘면서 교정이 이루어진다.

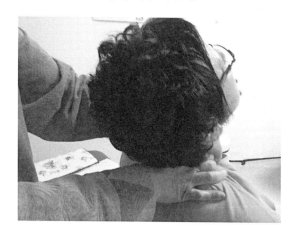

좌식교정이 끝나면 환자를 누워서 쉬게 하고 교정을 마친다.

◗ 요추변형 사례/부산시 진구 가야동 김○○씨(여, 50대)

1. 증상

어느 날부터 앉아있으면 꼬리뼈가 아팠다. 그러니까 의자에 앉거나 차의 의자에 앉아서 조금 있으면 꼬리뼈가 아리고 통증이 와서 엉덩이를 들었다가 앉고 했다. 그리고 얼마쯤 지나니까 엉덩이에 통증이 왔고, 특히 다리 대퇴의 앞쪽 무릎 위쪽으로 통증이 왔다. 그리고 누워서 자세를 바꿀 때 요통도 수반했다.

2. 판별

1) 문진(問診)으로 확인

김○○씨는 앉아있으면 꼬리뼈가 내려앉는 것 같은 통증이 온다고 했다. 그래서 앉아 있다가 통증이 오면 일어서야 한다고 했다. 일어서면 통증이 사라진다고 했다. 그리고 그런 통증이 오기 얼마쯤 지나서 허리가 아프기 시작했다. 누워서 좀 있으면 어떤 때는 허리가 격심하게 통증이 오고, 그리고 일어나려고 자세를 바꾸면 깜작깜작 놀라는 통증이 왔다고 했다. 아침이면 허리가 더 아프고, 그래서 일어나 조금 움직이면 좀 부드러워지면서 통증이 조금 났다고 했다. 그러니까 잠을 자고 일어난 아침이 더 심하게 아프다고 했다.

2) 운동(運動)상태로 확인

이 분의 운동 상태에 있어서, 신체(상체)를 앞으로 수그리는 운동이 잘 안 된다. 허리를 앞으로 수그리면 뻣뻣하면서 허리 부위와 다리가 땅기는 현상이 있다. 그리고 다리를 쭉 뻗고 앉으려고 하면 무릎이 펴지지 않고, 앉아서 다리를 쭉 뻗고 앞으로 수그리려고 하면 수그리는 운동이 잘 안 되었다. 그러나 허리를 뒤로 짖힐 때는 **수그릴** 때보다 좀 운동이 잘 되었다. 그리고 잠을 자고 일어난 아침이 더 뻣뻣하고 운동이 잘 안 되고, 일어나서 좀 움직이고 나면 훨씬 운동이 잘 되었다.

3) 촉진(觸診)으로 확인

허리 부위를 촉진한 결과 요추 5번 부위가 함몰되어 있었다. 허리 부위(복부)에 부유물을 고이고 요추의 후방돌기의 정렬상태를 확인결과 요추 5번 후방돌기가 전방(복부) 쪽으로 함몰되어 있었다.

- 복부에다 나무목침 2개를 포개서 환자의 복부에 받치면, 허리뼈의 후방돌기가 정렬상태에서 뼈가 후방으로 전위가 되면 전위된 부위가 후방으로 돌출하고, 뼈가 전방으로 전위가 되면 복부 쪽으로 함몰되어 있는 것을 볼 수 있다.

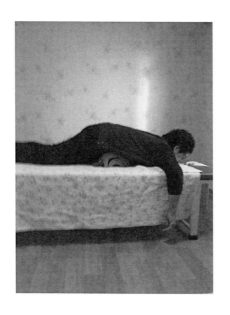

- 판별(判別)

이 부분은 척추의 무게중심에 있어서 깊이 생각해야 한다. 무게중심은 척추의 정렬 상태를 말하는 것이다. 척추의 정렬 상태는 척추(뼈)마디의 관절화 상태를 말하는 것이다. 척추의 관절화는 척추(뼈)마디가 서로 어긋나지 않고 연결고리가 잘 되어 있는 것을 말한다. 척추마디는 어긋나면 우리 신체의 무게를 무게중심에서 감당하지 못한다. 신체의 무게를 무게중심에서 감당하지 못하면 척추의 변형을 일으켜 운동장애, 저림, 마비 등을 불러온다. 척추마디가 어긋나면 신체의 움직임 있어서 깜짝깜짝 놀라는, 허리의 불안을 가지고 와 기침이나 순간적인 움직임 등에서 척추가 불안하고 신체의 굴신과 배굴 운동 등 운동에서 장애를 가지고 온다. 그리고 척추(뼈)의 변형으로 척추간협착, 추간판탈출, 염증유발, 혈액장애 등을 가지고 온다.

척추의 후방돌기가 후방으로 돌출 한 것이 아니고 전방(복부)으로 함몰되어 있다는 것은 척추마디가 요추 부위만곡에서 복부 쪽으로 내려앉았다는 것이다. 즉 요추가 전방 쪽으로 오목한 만곡에서 뼈마디가 전방(복부) 쪽으로 전위가 되는 전방전위 상태라는 것이다. 요추 부위의 복부 쪽으로 오목한 만곡에서 뼈가 복부 쪽으로 내려앉으면 뼈 간격에 있어서, 척추의 측면 상태에서는 뼈의 위치가 전방(복부) 쪽으로는 넓어지고 뒤쪽은 좁아지는 상태가 된다. 이렇게 척추마디 간격에 있어서 복부 쪽으로 간격이 넓어지고 허리뒤쪽은 좁아지면 신체의 운동에 있어서 신체를 앞으로 수그리는 운동에 장애를 가지고 온다. 즉 요추가 복부 쪽으로 휘므로 인하여 신체를 앞으로 수그리려고 하면 잘 안 수그려 지는 운동장애가 있을 수가 있고 반대로 신체를 뒤로 젖히는 운동은 상대적으로 장애가 덜 하는 상태가 될 수가 있다. 그리고 요추가 앞(복부) 쪽으로 쏠리면서 신체의 무게가 앞쪽으로 쏠려 복부내의 압통이나 꼬리뼈 등에 통증을 가지고 올 수 있다.

이 분은 뼈의 위치 상태, 운동 상태 등. 모든 정황으로 요추가 전방전위되었다고 판별할 수 있다.

3. 견인

1) 시술자는 환자에게 양손으로 침대의 위모서리를 잡게 하고, 양다리를 잡고 지긋하게 견인한다.

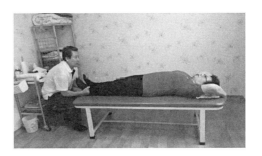

2) 견인을 강하게 하려면, 환자에게 침대의 위쪽 모서리를 잡게 하고 시술자는 오른쪽 발을 침대 위에 올려 환자의 다리를 무릎 위에 얹혀 오른손으로 환자의 양발을 모아잡고 왼손은 상복부의 늑골바로아래 왼손바닥을 대고 고정을 하면서 오른쪽 다리와 양손을 이용 환자의 허리를 지긋하게 견인을 한다.

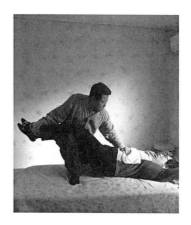

4. 신전(伸展)

1) 시술자는 왼쪽 발을 침대 위에 얹는다. 환자의 왼쪽 다리를 접어, 왼손으로 환자의 발목을 잡고 오른손으로는 환자의 대퇴부위를 잡는다. 그대로 환자의 다리를 가슴 쪽으로 지긋하게 붙인다. 이 상태는 환자의 요추(허리)가 전만으로 휘었기 때문에 다리를 복부 쪽으로 당기는

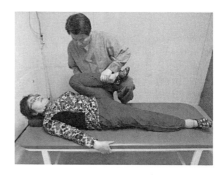

운동을 하면 전만으로 휜 요추가 후방으로 나가는 운동이 일어난다. 동시에 요추주위의 근육에 이완을 주어 교정하기가 원만하다. 한쪽에서 5~10회 정도 다리를 접어서 복부쪽으로 미는 운동을 시키고 반대쪽도 한다.

2) 한쪽 다리씩 접어서 신전하는 하는 운동이 끝나면, 두 다리를 함께 접어서 굴신하는 운동을 시킨다. 시술자는 환자의 두 다리를 접어 오른손으로 무릎 쪽으로 잡고, 왼손은 엉덩이 밑으로 잡고, 다리를 접어서 무릎을 굽혀 허리를 굴신하는 운동을 시킨다.

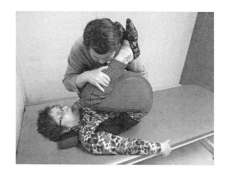

5. 전방교정(前方矯正)

1) 시술자는 왼발을 침대 위에 얹고, 왼손으로 환자의 양발을 모아잡고, 오른손 엄지로 복부의 요추 5번 가로선에 댄다. 엄지손가락으로 복부를 밀면서 왼손으로 잡은 환자의 다리를 복부 쪽으로 휘어, 전방으로 휜 요추를 뒤(후방)로 밀어낸다. 한번 교정을 할 때 쉬어가면서 3~5회 정도 전방에서 후방으로 밀어내는 요추 전방전위 교정을 한다. 요추 5번은 양쪽장골상극을 가로선으로 그으면 바로 아래 위치한다. 복부에 수건을 접어서 놓고 하면 복부를 누르기가 원만하다.

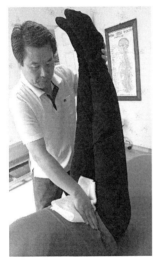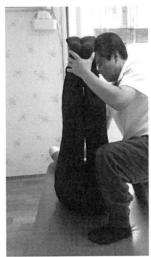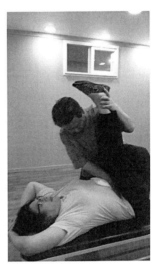

교정이 끝나면 5~10분 정도 쉬었다 일어나게 한다.

◑ 요추변형 사례/부산시 사상구 주례동 박○○씨(남, 50대)

1. 증상

서 있으면 요추의 가로선, 요추 5번을 가로선으로 하여 요추(뼈)5번 양쪽으로 통증이 온다. 통증이 와서 신체를 앞으로 수그리는 운동을 하면 잠깐 통증이 덜 하는 상태다.

2. 판별

1) 문진(問診)으로 확인

통증은 주로 서 있으면 허리를 가로선으로 해서 허리의 양쪽으로 통증이 오고, 통증이 와서 상체를 앞으로 수그리면 통증이 줄어든다고 했다.

서 있으면, 요추 부위가 전만으로 오목한 만곡에서 요추가 전만(복부) 쪽으로 쏠리는 형태가 된다. 이때 요추의 정렬 상태가 어긋나 복부 쪽으로 뼈마디가 함몰된 부분이 있다면, 길항력에서 벗어난 뼈는 전만 쪽으로 쏠리는 현상이 나타날 수 있다. 즉 사람이 서면 복부가 앞으로 나오게 되고, 복부가 앞으로 나오는 요추 부위가 복부 쪽으로 무게중심이 쏠린다. 이때 요추가 정렬 상태를 벗어나 있는 뼈가 있다면, 정렬 상태를 벗어난 요추는 복부 쪽으로 휘면서 근육을 당기게 되고, 근육에 매달려 있는 뼈가 복부 쪽으로 쏠리면서 근육을 복부 쪽으로 당기게 되어 허리 배근에 통증이 나타난다.

2) 운동(運動) 상태로 확인

신체를 앞으로 수그리는 운동이 잘 안 됨, 아침에 자고 일어나면 허리가 뻣뻣하다.

3) 촉진(觸診)으로 확인

복부를 들어 올리는 부유물을 고여 보니까 요추의 후방돌기의 정렬 상태에서 요추 5번이 전방(복부) 쪽으로 탈락(함몰)되어 있었다.

- 목침을 두 개 포개서 방석을 얹어 복부에 받치면 높이가 맞다.

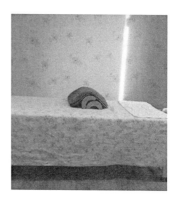

- 복부에 부유물을 고인 상태. 이렇게 복부에 부유물을 고이면, 요추의 후방돌기가 정렬 상태에서 뒤로 튀어나온 것은 돌출하고, 앞(복부) 쪽으로 휜 부분은 함몰상태를 확인할 수 있다.

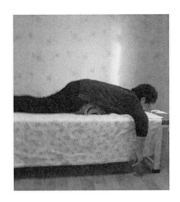

4) 판별

박○○씨는 요추 5번 전방전위 상태로 판별된다. 앞에 나온 요추 5번 전방전위 사례의 교정요법을 참고한다.

| 치료법 |

1. 지압봉 사용

척추후만이나 척추후방전위로 인하여 뼈가 뒤로 물러나왔을 때, 근육이 뒤로 휘고 추체(뼈)도 뒤로 돌출하여 손(手)으로 근육을 휘기 힘이 들 때 지압봉을 사용하면 용이하다.

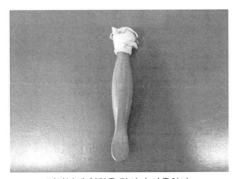

지압봉에 헝겊을 감아서 사용한다.

1) 사람을 세워 놓고 교정을 하는, 나무자세교정에서 시술자는 환자를 발을 어깨넓이 만큼 벌려 서게 하고 교정위치점을 양 장골상극을 기준으로 해서, 장골상극 가로선 아래로는 요추 5번 위로는 요추 4번이 위치하고 있으므로, 변형된 뼈를 찾는다.

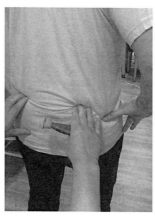 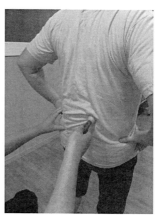

2) 요추가 후방으로 전위가 되면 돌출한 뼈를 밀어 넣어야 한다. 뼈를 밀어 넣기 전에 돌출한 뼈 주위(1.5~2㎝) 옆에 지압봉을 대고 환자의 상체를 뒤로 젖히면서 지긋하게 근육을 밀어 뒤로 굽은 근육을 휘어 밀어 넣는다. 근육이 뒤로 굽지 않았더라도 지압봉을 근육에 대고 상체를 뒤로 젖히면서 근육을 휘어 부드럽게 해 놓으면 돌출한 뼈를 밀어 넣기가 용이하다. 단, 지압봉을 뼈에 직접 대고 밀면 안 된다. 지압봉은 돌출한 척추(뼈) 추체에서 1.5~2㎝ 옆의 근육에 대서 시술해야 한다.

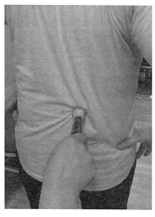 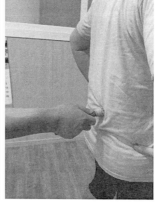

3) 시술자는 환자의 측면에 서서 한쪽 발을 환자 전면에 두고 한쪽 손을 환자의 앞 상체를 잡고 지압봉을 시술 위치에 대고 상체를 뒤로 젖히면서 지긋하게 근육을 밀어 근육을 휜다.

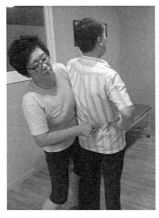 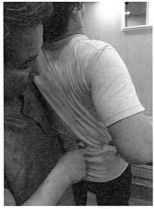

4) 지압봉으로 근육을 밀어 넣는다.

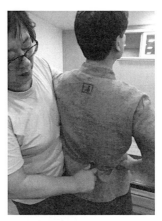

5) 지압봉으로 근육을 부드럽게 한 다음, 돌출한 뼈에 엄지손가락을 대고 상체를 뒤로 젖히면서 돌출한 뼈를 밀어 넣는다.

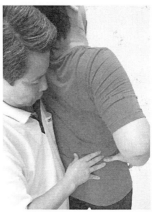

2. 골반측만 교정요법(나무자세)

척추의 변형으로 골반이 심하게 옆으로 튀어나오면(측만) 환자를 세워 놓고 하는 나무자세교정이 효과적이며 신체를 나무처럼 휘게 하면서 튀어나온 부위에서 반대쪽으로 밀어야 튀어나온 것이 잘 들어간다.

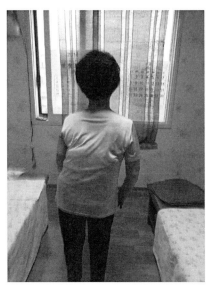

골반이 좌측으로 틀어진 자세

1) 나무자세 골반교정요법 1

좌측 측만, 환자를 서게 한 다음 발을 어깨넓이만큼 벌려 서게 한다. 환자의 발끝은 나란히 한다. 시술자는 환자의 왼쪽 측면에서 약간 뒤에 선다. 시술자는 우측 발은 환자의 뒤에 두고 좌측 발을 환자의 앞에 둔다. 시술자는 왼손으로 환자의 우측 장골상극 또는 요부하부를 잡는다. 골반이 옆으로 많이 튀어나왔을 때는 주로 장골의 상부를 잡고 교정한다. 시술자는 환자의 왼쪽 장골상극에 우측 엄지손가락을 댄다. 왼손으로 환자의 장골을 지긋하게 댕기면서 오른손 엄지손가락 또는 수근부(手筋部)로 튀어나온 장골을 민다. 장골을 당기면서 엄지손가락으로 장골을 밀 때 튀어나온 장골이 밀려들어가는 느낌을 손가락에 받도록 힘을 쓴다. 교정을 할 때 환자의 몸이 휘면서 밀려들어가도록 힘을 써서 하면 아주 효과적이다. 한 번 교정을 할 때 3~5회 정도 하고 휴식하며 나누어서 한다.

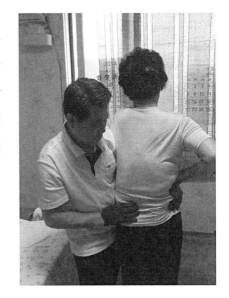

2) 나무자세 골반교정요법 2

환자를 발을 어깨넓이만큼 벌려 서게 한다. 시술자는 환자의 뒤에 서서 우측 발을 환자의 우측 발 옆에 붙여서 둔다. 시술자는 우측팔과 손으로 환자의 우측옆구리 또는 환자의 앞가슴 쪽으로 잡는다. 시술자는 왼손 엄지손가락으로 환자의 튀어나온 왼쪽 골반의 장골상극 측면에 대고 나머지 손가락으로 장골 앞쪽으로 잡는다. 시술자는 오른손으로 환자의 몸을 왼쪽으로 휘면서(환자의 몸이 왼쪽이 들어가고 오른쪽이 굽게 함) 튀어나온 왼쪽 장골을 밀어 넣는다. 이때

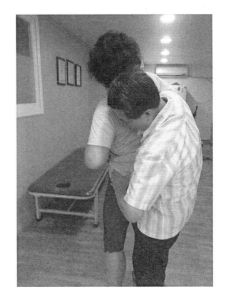

지긋하게 밀어 넣어야 하고, 환자의 몸이 휘면서 밀려들어가게 해야 효과적이다. 골반의 우측 측만은 이와 반대로 교정하면 된다.

누군가에 의해서, 이 책으로 시작하여 연구가 있다면 근골계, 척추의 보존요법 (도수치료)은 확실하게 발전할 수 있을 것이라고 확신한다.